乳腺腺叶超声
Lobar Approach to Breast Ultrasound

主　编　（法）多米尼克·艾米（Dominique Amy）

主　审　裴晓华

主　译　崔建春　曹　洪　欧阳志

副主译　张董晓　雍　伟　曲义坤　郑世鹏

北方联合出版传媒（集团）股份有限公司

辽宁科学技术出版社

沈　阳

First published in English under the title
Lobar Approach to Breast Ultrasound
edited by Dominique Amy

Copyright © Springer International Publishing AG, part of Springer Nature, 2018
This edition has been translated and published under licence from
Springer Nature Switzerland AG.

©2023，辽宁科学技术出版社。
著作权合同登记号：第06-2022-27号。

图书在版编目（CIP）数据

乳腺腺叶超声 /（法）多米尼克·艾米（Dominique Amy）
主编；崔建春，曹洪，欧阳志主译. —沈阳：辽宁科学技术出
版社，2023.6
ISBN 978-7-5591-2909-3

Ⅰ.①乳… Ⅱ.①多… ②崔… ③曹… ④欧… Ⅲ.①乳房
疾病－超声波诊断 Ⅳ.①R655.84

中国国家版本馆CIP数据核字（2023）第031105号

出版发行：辽宁科学技术出版社
　　　　　（地址：沈阳市和平区十一纬路25号　邮编：110003）
印 刷 者：辽宁新华印务有限公司
经 销 者：各地新华书店
幅面尺寸：210mm×285mm
印　　张：21
插　　页：4
字　　数：450千字
出版时间：2023 年 6 月第 1 版
印刷时间：2023 年 6 月第 1 次印刷
责任编辑：凌　敏
封面设计：刘　彬
版式设计：袁　舒
责任校对：黄跃成

书　　号：ISBN 978-7-5591-2909-3
定　　价：248.00 元

投稿热线：024-23284363
邮购热线：024-23284502
E-mail:lingmin19@163.com
http://www.lnkj.com.cn

致Florence、Aude和Jérôme

也要感谢Michel Teboul、J. Amoros和P. Scaramucci，这3位是导管超声检查的坚定支持者，他们的英年早逝是我们莫大的损失

感谢M. T. Castay和C. Bartoli的帮助

审译者名单

Reviewer & Translators

主 审

裴晓华　北京中医药大学第三附属医院

主 译

崔建春　辽宁省人民医院
　　　　中国医科大学人民医院乳腺甲状腺外科

曹 洪　南华大学附属第二医院乳腺甲状腺外科

欧阳志　湖南省中医院（湖南中医药大学第二附属医院）乳腺外科

副主译

张董晓　首都医科大学附属北京中医医院乳腺科

雍 伟　成都市第七人民医院
　　　　成都市肿瘤医院乳腺甲状腺外科

曲义坤　佳木斯大学附属第一医院乳腺甲状腺外科

郑世鹏　郑州大学第一附属医院乳腺外科

译 者（按姓氏笔画排序）

于文力　辽宁省妇幼保健院
　　　　辽宁省妇女儿童医院病理科

王 琳　青岛大学附属医院乳腺科

朴明姬　辽宁中医药大学附属医院

刘 伟　山东宁阳县第一人民医院乳腺甲状腺外科

刘大铭　辽宁省人民医院
　　　　中国医科大学人民医院超声科

刘梦友　安徽利辛县人民医院乳腺甲状腺外科

江玉霞　河北涉县中医院乳腺甲状腺外科

杜向东　河北邢台市第三医院功能科

李 伟　南华大学附属第二医院乳腺甲状腺外科

杨 亮　辽宁宽甸中心医院普通外科

余 江　中国医科大学附属盛京医院整形美容外科

宋仁凤　青海省西宁市湟中区第一人民医院普通外科

张 颖　辽宁省人民医院
　　　　中国医科大学人民医院乳腺甲状腺外科

罗 瑜　成都市中西医结合医院
　　　　成都市第一人民医院超声科

岳媛媛　成都市中西医结合医院
　　　　成都市第一人民医院超声科

周诗力　南华大学附属第二医院超声医学科

洪林巍　辽宁中医药大学附属医院超声科

费 翔　辽宁省人民医院
　　　　中国医科大学人民医院乳腺甲状腺外科

董晓申　中国医科大学附属第一医院乳腺外科

谢 刚　四川绵阳市中心医院病理科

推荐序

Foreword

　　我国乳腺癌以绝经前发病为主，且年轻化的趋势明显。近10年，乳腺癌的规范化诊疗在我国各大三级医院得到了广泛开展，乳腺癌5年和10年的生存率已经分别达到了90%和80%以上。但我国乳腺癌的平均保乳率只有10%～20%，是明显偏低的，与欧美发达国家60%以上的保乳率相比较，还是有很大的差距。

　　在《乳腺腺叶超声》这本书中，作者指出随着乳腺腺叶超声技术的不断进步以及大病理切片技术的推广使用，浸润性乳腺癌中多灶性病变的比例达25%，而如果再加上原位癌部分的病例，多灶性病变的比例则达到了60%～65%。正是由于这样大比例的多灶性病变的存在，国外的保乳术后因切缘阳性而行二次手术的比例高达20%～40%。所以，以解剖性腺叶切除为目标的乳腺病态腺叶理论才受到越来越多的学者们的认可和重视，乳腺病态腺叶理论为提高保乳手术的彻底性、降低保乳术后的切缘阳性率奠定了理论基础。在我国乳腺癌保乳工作逐渐起步的关键时期，将《乳腺腺叶超声》这本书引入我国，将会更好地助力于保乳工作的稳步发展。

　　本书作者中的瑞典提博尔·托特（Tibor Tot）教授和法国多米尼克·艾米（Dominique Amy）教授，是国际上最著名的乳腺病态腺叶理论的奠基者和倡导者，翻译他们的著作，将有助于缩短我国在这一领域内与欧美国家之间的差距，并为我国在一领域内快速发展甚至实现超越提供有利的契机。

　　虽然本书是以腺叶超声为主要内容的乳腺癌诊疗著作，但参与翻译工作的学者中乳腺临床专业者占比达70%，说明我们乳腺临床工作学者们对乳腺超声检查的重视达到了非常高的程度，这将会更好地促进乳腺癌的规范化诊疗，值得提倡和推广。

　　希望国内乳腺领域的同道们、医学生们以及基层医务工作者们，能够阅读此书，共同学习和交流！为我们医学事业的进步作出贡献！

中华中医药学会外科分会主任委员

北京中医药大学厦门医院院长

殷明华

2022年11月26日

重视超声技术

提高临床水平

卜献民

辽宁省人民医院副院长卜献民

前言

Preface

伟大的变革，一定是新的理论在指导！

在《中国早期乳腺癌保乳手术临床实践指南（第2022版）》中，对于单发乳腺肿瘤进行保乳手术，我们普遍采用肿瘤周围组织切缘阴性作为保乳成功的病理学依据；而对于多灶性病变进行保乳手术，被认为会增加局部复发风险，相当于相对禁忌证。

但如果按提博尔·托特（Tibor Tot）和多米尼克·艾米（Dominique Amy）两位主编在他们的《乳腺癌腺叶疾病》和《乳腺腺叶超声》两部著作中阐述的乳腺病态腺叶理论去理解，肿瘤细胞是聚集在乳腺腺叶内的，即使是多灶性的，只要我们能够精准地完成解剖性腺叶切除手术，就能够保证将肿瘤彻底切除，从而避免保乳术后的局部复发。

对于有乳头溢液的病例，经溢液的乳头开口注入染色剂，可以使整个病变腺叶显影，从而实现病变腺叶的解剖性切除。但对于无乳头溢液的病例，按本书中所述的"乳腺腺叶超声技术"通过对乳腺腺叶主导管的寻找，可基本实现腺叶结构的可视化；但如果想实现病变腺叶完全解剖性切除，还需要寻找到能够让病变腺叶充分显影的有效方法。乳管镜、乳腺腺叶超声以及乳腺大病理切片技术，是提博尔·托特（Tibor Tot）和多米尼克·艾米（Dominique Amy）两位主编在他们的著作中着重强调的、深入研究乳腺病态腺叶理论所需要的关键技术和手段，这无疑为我们接下来的工作指明了方向。

本书主编多米尼克·艾米（Dominique Amy）教授，法国人，是世界著名的放射科医生、乳腺超声检查专家，为欧洲乳腺超声学会的副主席。来自世界各国乳腺临床、超声以及病理专业的18位专家，参与了本书的撰写。全书40余万字，插图900余张，图文并茂，向我们详细介绍了乳腺病态腺叶理论在解剖、超声、放射线、手术以及病理检查中的应用以及重要意义。

希望本书能够对从事乳腺外科、普通外科、超声科、放射科、病理科、解剖学等相关学科领域的医生、基层医务工作者以及医学生有所帮助。由于我们的翻译以及认识水平有限，难免有不足或不当之处，敬请读者批评、指正。

在本书翻译过程中，译者们的单位领导和同事、相关学会的领导和老师、译者的家人和朋友以及出版社的领导和老师们，都给予了我们巨大而无私的帮助，在此一并致以衷心的感谢！

崔建春　曹洪　欧阳志

张董晓　雍伟　曲义坤　郑世鹏

2022年11月24日

序言

Foreword

在我既往的住院医师生涯中，医生对于罹患乳腺疾病的女性患者的常规操作是进行术中诊断并即时手术。这种情况使得患者永远不知道离开手术室时她的双侧乳房是否会完好无损。那些年确实是乳腺手术史中的"至暗时刻"，在术中利用冷冻切片诊断乳房肿物的性质，其结果可能会导致患者麻醉苏醒后发现乳房已被切除了。

得益于影像学技术的进步，既往的那种切开探查手术活检技术已经得到了改进，现在人们可以利用乳房X线摄影、磁共振成像（MRI）和超声检查，对可疑病灶进行准确定位，进而来指导外科手术的操作。通过类似的方式，术前医生可以在影像学图像的引导下，识别手术需要切除的病变范围，这种技术已经达到了比较精准的层面。然而，乳腺超声技术在乳腺癌的诊断和术中应用方面，一直落后于其他影像学技术，更不幸的是，它仍然被放射科医生和乳腺外科医生认为是乳房X线检查的"助手"。大多数临床医生认为乳腺超声是乳房X线检查和MRI检查的辅助影像学检查。事实上，在多数情况下放射性检查是由技术人员进行摄片，再由放射科医生进行静态阅片的。所有的这些乳腺影像学检查都是为了提高对乳腺恶性肿瘤诊断的准确性，帮助临床医师进行术前分析并引导手术中准确切除肿物。

一个问题

目前这种利用影像引导下的活检技术，无论是通过乳房X线检查、磁共振成像还是超声引导，在实际上真的是将乳腺癌病灶的"整个范围"都完整切除了吗？在外科学和放射肿瘤学相关领域期刊中发表的一些肿瘤学论文中，关于这个问题的答案显而易见。外科学期刊中的报道显示，影像引导下的乳房部分切除术后因切缘阳性导致的二次手术率为20%～40%。然而，在已通过手术切除和病理切缘阴性评估后，并进行标准疗程的放疗的情况下，有研究随访发现肿瘤的短期和长期的局部复发率仍保持升高和稳定状态。

局部复发和二次手术的困局

在多数情况下，我们可以通过技术革新来明确诊断及完整切除乳腺癌的全部病变组织，这样就可以降低术后手术切缘的阳性率和术后长、短期内的复发率。在目前的手术条件下，由于外科医生无法准确识别和切除所有可能存在的癌变组织，因此达不到对乳腺癌的完全手术切除。这是因为外科医生的术野中没有一个肉眼可见的可以完整定义手术切除范围的解剖标志。在乳腺手术的操作过程中，需要切除什么组织、需要切除组织的准确定位和需要切除组织的范围，这3点是达到真正"精准"手术的关键。乳腺癌发生于乳腺的导管–小叶系统，在不能准确显示病变受累的导管小叶或导管区段的情况下，进行包括导丝定位或植入定位在内的任何手术方式，都将是盲目切除病灶，存在术后肿瘤残留的风险。

寻根溯源：解剖学是乳腺癌外科手术的基础

关于这一结论的论据早已见诸文献报道，但因为时间关系，该结论并未引起大多数科研人员的注意及深入研究。然而，某些好学的研究者通过研读那些时间较久远的期刊论文，可能发现新的思路来解释为什么某些类型的乳腺癌切除范围不足。截至目前，从这一角度进行研究的人员包括Wellings、Parks、Gallager、Martin和Tot。Holland等科研人员在《Tis及T1–2期乳腺癌的组织学多灶性》（*Histologic Multifocality of Tis, T 1–2 Breast Carcinomas*）一文中指出，选择适当的手术切除范围对于乳腺癌治疗有特别的意义。值得注意的是，并不是所有的癌都局限于原发部位，很大一部分癌的病灶与原发灶有一定的距离，而且这个距离可以延伸到原发灶几厘米以外。那么问题来了：现如今，这种术前活检定位随后手术切除的乳腺部分切除术或乳腺肿物切除术，能不能准确地定位病变的导管或小叶的范围？基于Holland的研究，我们能找到肯定的答案。根据Holland的研究结果，没有人能肯定地说所有类型的乳腺癌病理分析的标本切缘为阴性。现如今，乳腺癌可根据分子分型分为Luminal A型乳腺癌或Luminal B型乳腺癌、HER2阳性乳腺癌和三阴性乳腺癌，这种情况表明，无论是对于手术还是其他治疗方案来讲，并非所有癌使用相同的治疗方案都会见效。乳腺癌的各种分子亚型表明，对于某种特定亚型的癌可能确实需要有比阴性切缘更大的阴性边缘。

问题

一位外科医生如何能在不了解疾病进程的情况下准确、完全地切除乳腺癌的病灶呢？在我看来，在没有准确指引的情况下答案是否定的。我可以引用二次手术和术后局部复发率的统计数据作为证据，而且这些统计数据并不是应用更为复杂昂贵的影像学方式得来的，也不在于积累整体化大数据而忽略个体化数据。每个患者的乳腺癌组织都有其独特的解剖学方式。毫无疑问的是，乳腺癌患者的个体化解剖结构可以为那些被认为可选择保乳手术的患者提供更合理和更完整的手术切除范围依据。

解决方案：乳腺导管的可视化解剖

1995年，Dr. Michel Teboul和Michael Halliwell编写的《乳腺及乳腺导管超声图谱》（*Atlas of Ultrasound and Ductal Echography of the Breast*）一书出版了。这部关于乳腺超声的开创性著作以乳腺分叶超声诊断为依据，这也是本书内容的创作基础。Michel Teboul教授专注于统计、描述和定义超声下乳腺导管–小叶图像采集的技术特点与图像结果的解释分析。作为一名科学研究者，Michel教授对超声下乳腺组织的认知远超于X线下及查体下对乳腺组织的认知。这种对乳腺导管和腺叶解剖的可视化认知，目前可用于更完整的乳腺切除手术中。导管超声造影（DE）为外科医生提供了乳房解剖结构的可视化图像，其不仅显示了疾病的范围，还明确了完全切除所需的范围。许多人将因为导管超声检查的进步而获益。我们这些有幸认识Michel的人都应该意识到，他在长时间里花费了巨大精力来推广这种技术，我们都应该对Michel表达深深的敬意。本书对他所做的贡献致以崇高的敬意！DE的实际应用，可以在正常或病理情况下深入明确乳腺解剖结构，为疾病的诊断和治疗提供帮助。与Michel相识、相知并一起学习，是我莫大的荣幸。

最后：看到有人这么执着地为别人指引方向，这真的颇有"讽刺"意味。不知怎么的，我打赌Michel会在傻笑。我会想念他的。再见，我的朋友！

Dario Francescatti

Chicago, IL, USA

作者名单
List of Contributors

Dominique Amy, M.D. Centre du Sein, Aix-en-Provence, France

Jeremy Bercoff, Ph.D. R&D Ultrasound Department, SSI SupersonicImagine, Aix-en-Provence, France

Ellison Bibby, M.Sc. Hitachi Medical Systems UK, Northants, UK

Giovanni Botta, M.D. Department of Pathology, Sant' Anna Hospital, Torino, Italy

Jean-Marie Bourgeois Centre Medical Delta, Nimes, France

Vedrana Buljević, M.D. Spinciceva 2, Split, Croatia

Aristida Colan-Georges, M.D., Ph.D. Imaging Center Prima Medical, County Clinical Emergency Hospital, Craiova, Romania

Giancarlo Dolfin, M.D. Gynecologist, Oncologist, Torino, Italy

Enzo Durante, M.D. Institute of General Surgery, Ferrara, Italy

Dominique Fournier Institut de Radiologie, Sion, Switzerland

Darius Francescatti Department of Surgery, Rush University Medical Center, Chicago, IL, USA

Cornelis A. Hoefnagel, M.D. Nuclear Medicine Consultant, Badhoevedorp, The Netherlands

Jose Parada Clinica por Imagenes Dres. Parada, Montevideo, Uruguay

Norran Hussein Said, M.D., F.R.C.R. Egyptian National Breast Screening Program, Nasser Institute, Cairo, Egypt

Ashraf Selim Radiology Department, Cairo University, Cairo, Egypt

Mona Tan MammoCare, Singapore, Singapore

Tibor Tot, M.D., Ph.D. Pathology & Cytology Dalarna, Falun County Hospital, Falun, Sweden

Ei Ueno Tsukuba International Breast Clinic, Tsukuba, Ibaraki, Japan

目录

Contents

第1章 引言

Introduction

Jean-Marie Bourgeois, Dominique Amy

本书综合叙述了关于乳腺解剖单位腺叶的内容。

本书非常注重合著者共同分享的乳腺解剖学基础——腺叶的概念。

Tot提出了他的"病态腺叶理论"。

Fournier通过对乳腺腺叶的完整拓展来研究乳腺结节。

Hoefnagel追踪了每个乳腺腺叶的淋巴引流。

Parada和Buljević在毫米级病变的介入超声检查中标记了乳腺腺叶的导管轴。

Amy和Dumitru描述了乳腺腺叶解剖及其变异。

Selim、Said和Georges详细介绍了乳腺腺叶超声及其符号学。

Ueno，一位乳腺腺叶超声检查的先驱，在本书中描述了"无肿块的乳腺阴性癌。"

Durante、Dolfin和Tan详细阐述了他们的腺叶手术技术。

本书翻开了乳腺超声检查历史的"第三篇章"。

20世纪70年代奠定了乳腺病变超声诊断的基础（Kobayashi）。20世纪90年代开始的乳腺腺叶解剖（Teboul、Stavros）使"第二篇章"得以呈现。自2000年起，腺叶概念就一直占据其应有的地位，即Tot提出的"病态腺叶理论"。

本书并不是所有乳腺病理学的定论。它并不会解决我们每天在超声检查中面临的所有问题，甚至可能会提出问题（这是进步的体现）。

本书是许多已出版的出版物的补充，其目的并不在于重复所有已经发表的乳腺超声检查以及超声技术的内容。

本书是对30多年来失败经验、相关研究、有关发现和乳腺超声交流的总结。同时，通过再次将解剖学作为分析基础，我们希望能够改变检查、诊断、治疗技术，以获得更好的理解和良好的可重复性。

通过分析几十年来已发表的早期著作，拼凑既往专家们留下的零碎知识，适应超声领域最新技术进展，我们希望能够在乳腺疾病领域开拓出新的视野。

这些年来，这些著名的专家Cooper、Gallager、Nakama、Going、Ueno、Tot、Stavros、Dolfin、Francescatti（仅引述以上），始终与我们站在一起，尤其是Michel Teboul。据Stavros称，Michel

J.M. Bourgeois (✉)
CFFE, Centre Medical Delta, Nimes, France
e-mail: jmbourgeois@ultrason.com

D. Amy
Centre du sein, Aix-en-Provence, France
e-mail: domamy@wanadoo.fr

© Springer International Publishing AG, part of Springer Nature 2018
D. Amy (ed.), *Lobar Approach to Breast Ultrasound*, https://doi.org/10.1007/978-3-319-61681-0_1

Teboul "开创了乳腺影像学的解剖学方法"（sic）（图1.1）。

最终，Tot凭借其丰富的经验和"病态腺叶理论"，为所有研究人员的工作奠定了坚实的基础。我们希望本书中的内容无愧于他们的教导。如缺乏广泛的统计数据和分析调查，我们将受到严厉谴责。希望乳腺"病态腺叶理论"概念的成功，可以引导我们的同行们在初步诊断以及手术中增加经验。

参考学习本书，可能会使外科医生因为操作中看不到腺叶，且很难描绘出腺叶边缘而感到不舒服，除非他们同意在手术室使用超声。

本书中的内容可能会激怒习惯于研究2cm×2cm小切片，并不支持腺叶全局视野和多病灶病理的解剖病理学家，除非他们同意使用10cm×10cm大切片（新技术、新投资）。

放射科医生应当进行放射扫描和弹性成像训练，否则他们可能会因为没有大型探头、缺乏腺叶的解剖学知识而不习惯于这种放射技术，从而感到不适。

肿瘤学家可能对本书不感兴趣：这种新的概念和方法并没有严格遵循常规。但与放射科学者的良好合作将卓有成效，并且将在大量多灶性和多中心性病变的发现、肿瘤侵袭性的评估、新辅助化疗管理辅助方面，提供更多信息。

最后，由于缺乏充足的设备，或者自动化乳腺超声仪不完全适合乳腺解剖学分析和腺叶理论的诊断方法，因而可能无法获得制造商的全力支持。

但本书及其提出的这一概念将得到那些完全了解乳房腺叶解剖结构、相信从中可获得益处的患者的充分认可。对多数患者来说，了解一定的解剖学知识、检查技术以及可能的病理学发现，是他们接受和遵从治疗的必要前提。

我们有几十年的导管放射状超声实践操作以及对同行们进行相关培训的经验，每年参加诸多会议及专题讨论。我们已经在致力于学习这种诊断或治疗方法的绝大多数同行中获得了充分认可：他们对于发掘解剖学以及其他知识展现出极大的热情，对于提升诊断技巧怀有真切的兴趣。

众所周知，很多问题均无法立即寻出答案：

很多人问，为什么没有对乳房进行精确的解剖学分析？

为什么我们的一些同行对此兴趣匮乏，甚至有一些人毫无兴趣？

为什么导管放射状超声和腺叶的概念仍作为如此保守的秘密？

为什么腺叶上部比下部大？为什么靠近乳晕的部分比末端的腺叶更发达？

为什么终末导管小叶单位（TDLU）的病理学发展更特异？

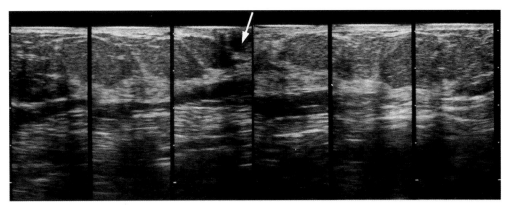

图1.1　1991年Pr.E.Ueno展示的大型重建乳腺超声断面图：两个腺叶的放射状扫描，乳头位于中间箭头指示处（courtesy of Pr.E. Ueno, Japan）

图1.1　绝经后的乳房

腺叶的形态学类型（以高回声或低回声为主，早期或晚期退化）与病理学之间是否存在联系？

弹性成像和多普勒血管研究能显著改变治疗决策吗？

长期生存与手术技术（乳腺腺叶切除术vs乳房肿块切除术）之间真的存在关系吗？有必要进行更多病例的补充性多中心研究吗？

这份清单并非详尽无遗；对我们而言，尚有很多其他答案和问题，但我们确信，腺叶理论和导管放射状超声分析意味着我们在乳腺癌的诊断方面取得了真正意义上的进展。

现在我们简要探讨技术方面的问题，在此重要的是回顾一些基本原则。在很多付费课程、会议和交流过程中，在超声和弹性成像领域，乳腺超声实践通常被概括为缺乏精确度、缺少培训和指南。在超声成像中，主要的基本原则是探头必须严格垂直于皮肤且保持完全水平，避免用探头倾斜扫描乳房（图1.2、图1.3）。

因此，在乳腺超声检查中建议移动患者而不是移动探头，以使探头位于理想的位置。事实上，当探头的位置过于倾斜会显示瞬态人为伪影，会导致错误的病理图像（图1.4～图1.7）。

对于乳腺超声检查，必须遵循一条非常严格的准则：应避免探头在皮肤表面过度挤压乳房。过度挤压会导致影像学信息丢失，可能对乳房浅表组织（筋膜和Cooper韧带）显像不利，并且隐藏发展为乳腺癌的早期迹象。

乳腺超声检查必须用"手指"进行，而不是用"手"，因为用手会禁锢探头，挤压乳腺小叶（图1.8、图1.9）。

超声扫描必须为系统的放射状扫描（非放射状扫描仅在已知病理情况下进行）。注意3D探头仅用于验证已探测到的异常情况，不建议用3D探头对整个乳房进行系统筛查。在乳腺肿瘤中，尤其是对于"微小乳腺癌"，冠状面扫描很重要。

探头必须尽可能长。由于不存在长度超过

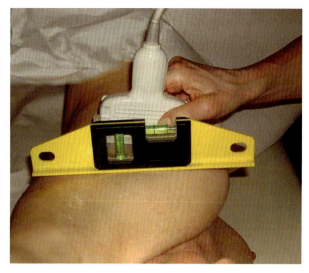

图1.2　最佳超声技术：水平探头严格垂直于皮肤，此处为乳房外部和胸壁

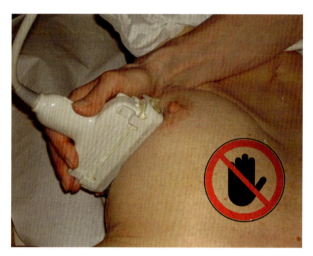

图1.3　探头倾斜扫描乳房的错误技术。可以造成伪影（图1.4～图1.7），弹性成像［应变和/或横波弹性成像（SWE）］无效

10cm的高频探头，Hitachi和SuperSonic Imagine提供了适用于乳腺超声造影的理想探头（10cm）。其他制造商提供较短的7cm探头供临床使用。

为获得检查乳腺病变理想的探头，另一个可用的方案是使用特制水袋夹在探头上，使其成为探头的组成部分，其较容易拆卸、清洁和更换。

尽管制造商对水袋有很多争议和嘲笑，但其仍具有诸多优点：

－它能够允许线性传感器表面和曲面体表之间有

图1.4 探头倾斜扫描：在腺叶末端，两个低回声区域似乎非常可疑

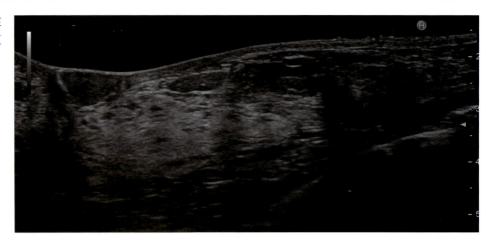

图1.5 完全水平探头的同一腺叶：伪影消失

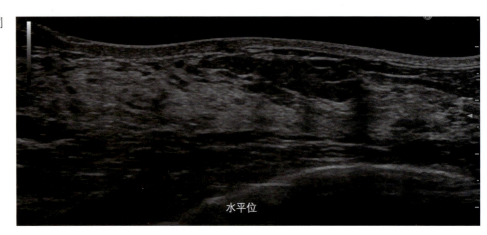

图1.6 另一个探头倾斜的腺叶扫描，由于探头位置不良，在腺叶远端出现伪影

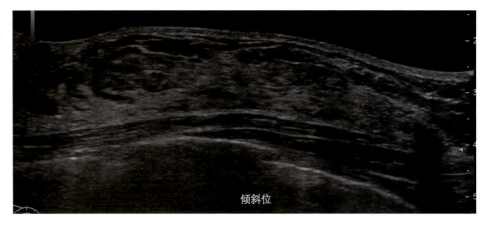

更好的接触（尤其是使用长10cm的线性探头时）。

- 它可以更好地显示非常浅表的、近场伪影可能会掩盖其细节的组织层。
- 它可以将所关注的近场区域置于传感器的最佳焦点区域。

- 它提高了对比度、分辨率。
- 即使乳头出现瘢痕和回缩，它仍可以更好地分析乳头、乳头内和乳头后的结构。
- 它明显限制了乳晕后方或后韧带伪影。

图1.7 当探头变为水平时，所有可疑区域出现

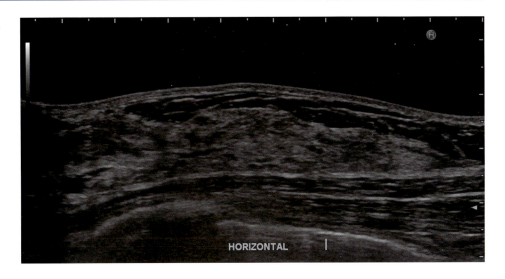

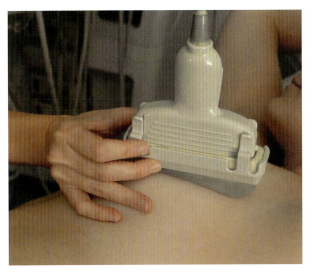

图1.8 探头（带专用水袋）的最佳位置为水平位置，仅用手指固定（无乳房压缩）

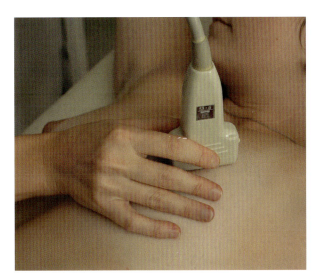

图1.9 仅接触皮肤的B型成像和弹性成像［应变和/或横波弹性成像（SWE）］的理想探头位置

– 它可以较好地分析腋窝区。

– 它避免了对乳房的过度挤压。

– 它可以防止硅胶垫或硅胶块、超声耦合剂、有回声的物件等置入检查位置时出现的超声波束减弱。

乳腺超声检查的理想方法是避免使用推荐应用于病变或肿瘤检查的"复合模式"，其缺点是"擦除"了交叉扫描隐藏的微小解剖结构（导管和小叶）。

在识别和评估细小病灶时，使用新的多普勒技术至关重要：在毫米级检查中，经典的超声符号学标志并不总是令人信服。额外的多普勒和弹性成像对于诊断的准确性必不可少。Angio PLUS是一种新的彩色多普勒成像模式，旨在慢血流和微血管成像。与彩色多普勒一样，Angio PLUS显示B型灰阶图像上叠加的平均多普勒速度、平均多普勒功率和/或血流方向的彩色血流图。

采集：与常规彩色多普勒用聚焦光束连续穿透介质不同，Angio PLUS依靠Aixplorer超快技

术，发射具有多个转向角度的非聚焦光束（平面波），然后对从转向平面波接收到的后向散射信号进行相干复合，与传统的彩色多普勒相比，平面波方法显示出了更快的多普勒采集速度，从而产生更长的信号群和更高的帧率。

处理：传统彩色多普勒中用于分离组织运动和血流的高通壁滤波器在低速尺度下表现不佳，导致强烈的组织运动（闪光）伪影和低速血流信息的丢失。为了克服这个问题，Angio PLUS使用了一种先进的时空壁过滤技术，在慢流血液信号的保存方面有显著改进。与传统多普勒相比，超快平面波穿透与智能壁滤波相结合，具有更好的灵敏度、分辨率和慢流提取。Angio PLUS用于新生血管成像有很好的应用前景。

TriVu：TriVu在单个三重实时模式中结合了SWE和Angio PLUS技术。首次同时显现组织形态、血管和组织硬度。下面给出了乳腺病变的TriVu示例（图1.10～图1.13）。

使用新型移动式超声仪器对患者进行术前和术后扫查（参见第18章）对于患者良好的随访至关重要。在不久的将来，通过Wi-Fi连接到特定探头的智能手机的引入将改变专业会诊中术前超声或专科检查的应用。

在此技术部分的最后需指出，乳腺超声检查的最终报告必须包括腺叶分析、乳房形态类型的解剖学描述，以及对手臂成90°操作探及病变部位的极其精准的描述（病变到乳头的距离、距离皮肤的深度），此描述需符合国际BI-RADS分类。

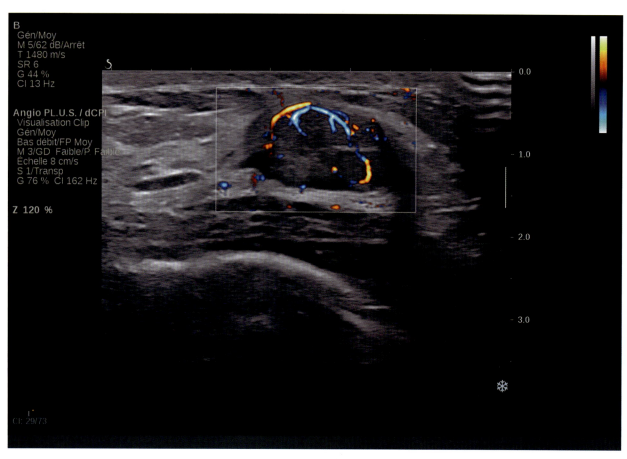

图1.10 结节内部和周围具有和谐曲线微血管的良性病变的血管Angio PLUS多普勒

图1.11 明显恶性病变（证实为微小乳腺癌）的不规则微血管（直径和方向）

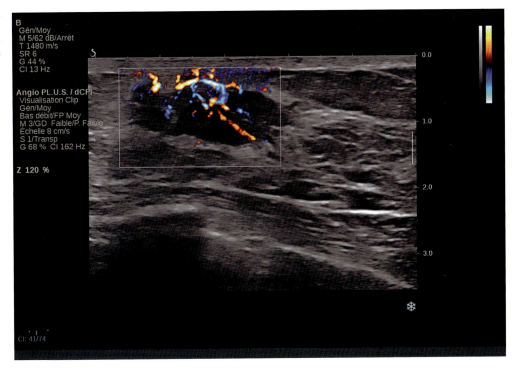

图1.12 结合血管Angio PLUS多普勒（典型的不规则微血管）和SWE弹性成像硬度（评分5）的TriVu分析，诊断为小型恶性病变

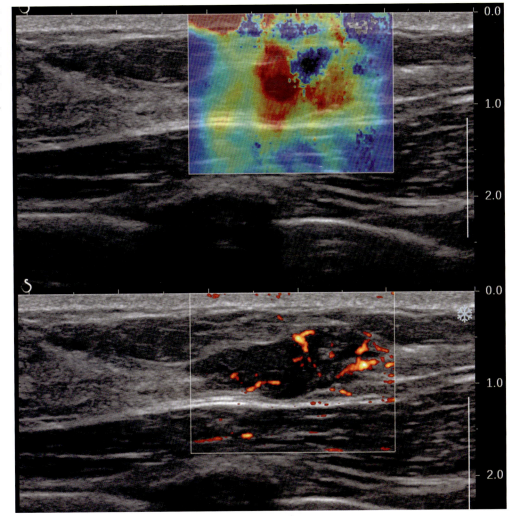

图1.13 1840/2017：A.Cooper 轮廓（放射状切面）和一名患有严重上皮增生的年轻女性的腺叶/放射状超声扫描的完美相关（courtesy of Welcome Institute librairy. London: Cooper A.P. 1840 On the anatomy of the breast）

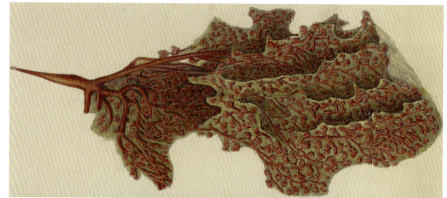

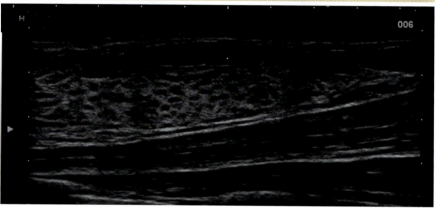

参考文献

[1] Cooper AP. On the anatomy of the breast. London: Longman, Orme, Green, Brown, and Longmans;1840.

[2] Going JJ, Mohun TJ. Human breast duct anatomy, the 'sick lobe' hypothesis and intraductal approaches to breast cancer. Breast Cancer Res Treat. 2006;97:285–291.

[3] Stavros T. Breast ultrasound. Philadelphia, PA: Lippincott; 2006.

[4] Dolphin G. The surgical approach to the "sick lobe". In: Francescatti DS, Silverstein MJ, editors. Breast cancer: a new era in management. New York, NY: Springer; 2014. p. 113–132.

[5] Teboul M, Halliwell M. Atlas of ultrasound and ductal echography of the breast. Oxford: Blackwell Science; 1995.

[6] Gallager S, Martin J. Early phases in the development of breast cancer. Cancer. 1969;24:1170–1178.

[7] Tot T. The sick lobe concept. In: Francescatti DS, Silverstein MJ, editors. Breast cancer: a new era in management. New York, NY: Springer; 2014a. p. 79–94.

[8] Tot T. The sick lobe concept. In: Francescatti DS, Silverstein MJ, editors. Breast cancer: a new era in management. New York, NY: Springer; 2014b. p. 79–94.

[9] Nakama S. Comparative studies on ultrasonogram with histological structure of breast cancer: an examination in the invasive process of breast cancer and the fixation to the skin. In: Kasumi F, Ueno E, editors. Topic in breast ultrasound. Tokyo: Shinohara; 1991.

[10] Ueno E. Real-time two dimensional Doppler imaging in the breast diseases. Proceedings of the 55th annual scientific meeting of Japan Society of Ultrasonics in Medicine. 1990;73–74.

[11] Francescatti DS. Goers, Donalds (Eds) Breast cancer: a new era in management. New York, NY: Springer; 2014.

[12] Kobayashi T. Clinical ultrasound of the breast. Berlin: Springer Sciences; 1978.

第2章　乳腺癌复杂成像中的腺叶概念

The Lobar Concept in Imaging the Complex Morphology of Breast Carcinoma

Tibor Tot

2.1　简介

乳腺癌是一种异质性、进行性的疾病，而不是一组疾病，个别病例在临床和影像学表现、大体、亚体和显微形态、肿瘤细胞表型和遗传结构及其对治疗的敏感性、肿瘤转移能力和预后等方面存在差异。乳腺癌的诊断和治疗基本上有3种通用的方法：①关注个体病例的差异；②关注病例的共同特征；③结合上述两种方法。

（1）个体病例之间的差异在所有的诊断观察水平上都是明显的，但目前利用最多的是那些在蛋白质表达（分子表型）和在肿瘤细胞的基因组改变（内在肿瘤类型）方面的差异。现代肿瘤治疗的目的是用药物破坏肿瘤细胞，这些药物是针对肿瘤细胞表达或过表达的蛋白质开发的（靶向治疗）。在新辅助治疗中，药物的杀伤作用可能使肿瘤缩小，从而使手术更容易。在辅助治疗中，目的是杀伤手术干预后残留在机体内的肿瘤细胞，以这种方式防止复发。不幸的是，由于同一患者体内肿瘤细胞群体的异质性以及肿瘤细胞对靶向治疗药物产生耐药性，这些努力往往会受

到干扰。

（2）所有乳腺癌，不论其组织病理学、表型和遗传特征如何，均以单灶、多灶或弥散的方式分布于乳腺内；肿瘤占乳腺组织的一定部分，有一个三维的范围；所有浸润性癌的大小定义为乳腺内最大浸润灶的最大尺寸；许多浸润性癌表现出肿瘤内或肿瘤间异质性。术前使用现代多模式放射学方法可以高精度地揭示上述4个一般特征，最好的方法是在手术标本中适当地记录这些参数的连续大尺寸组织学切片。手术的目的是切除所有的恶性肿瘤灶，无论肿瘤的分子或遗传特征如何，以一定宽度的清晰手术切缘达到此目的。不幸的是，这些尝试都有其局限性，乳房放射学的敏感性仍然低于100%，部分病灶可能在术前未被发现，并在看似激进的手术干预后仍留在乳房内。术后放疗的目的是摧毁乳腺癌的剩余部分。

（3）上述两种治疗方法通常在日常实践中结合使用，患者通常接受外科、肿瘤和放射治疗。每一个个例都应该经由多学科的肿瘤委员讨论，并决定哪一个治疗模式将被应用。该决定应基于对放射学和病理报告中提供的参数的仔细分析，其中应包括该决策所需的所有要素。

目前，相关的科学文献报道的研究大多集中

T. Tot, M.D., Ph.D.
Pathology & Cytology Dalarna, Falun County
Hospital, Falun, Sweden
e-mail: tibor.tot@ltdalarna.se

在肿瘤参数、治疗选择和预后方面。在这些相关的出版物中，多病灶、疾病范围和肿瘤异质性往往被忽略。这导致了在当前乳腺癌治疗的主流观点中，肿瘤被认为是一种单灶非异质性疾病，其在"墨汁上无肿瘤"的情况下充分手术，并通过靶向治疗得到有效治疗。这种方法的缺点是频繁地局部复发，再手术，以及肿瘤对应用的治疗药物产生耐药性。一种更平衡的方法，即将参数相同的肿瘤谨慎地划归同一个亚组，可以改善上述主流方法的缺点。高质量的多模态乳腺放射学方法是实现这种平衡的条件之一，另一个方法是更好地理解乳腺癌形态学的复杂性。本章旨在支持乳腺团队的成员描述这种复杂性的形态，并基于我们机构发现的大量的乳腺癌病例，这些病例样本被记录在大尺寸的组织学切片中，并进行了详细的放射-病理相关性研究。它还将重新引入先前发表的腺叶概念，表明单个乳腺腺叶内存在基因改变的祖细胞群，并最终在该乳腺叶区域内形成恶性后代集群。这一概念成为乳腺影像学和外科手术中腺叶入路的理论基础。

2.2　正常解剖学以及小叶组织学特征

乳腺是一个具有腺叶形态的器官。乳腺小叶是一种复杂的结构，中央的泌乳管在乳头上有一个开口，分支呈段状、亚段状，终末管以成百上千个盲目结束的腺泡组成的小叶结束。一个小叶和它们的终末导管通常被称为终末导管小叶单位（TDLU），因为它代表了一个产生乳汁的生理单位。所有这些结构都是显影的，它们的管腔被单层内层上皮、单层肌上皮和连续的基底膜所包围。周围的间质是小叶特化的活性成分，在小叶内和大的导管周围对激素更敏感。

小叶和TDLU的大小<1mm，在放射学图像上几乎看不到。膨胀的导管和小叶更容易被发现。小叶是几厘米大的结构，可通过乳腺导管造影检

测，但在乳腺X线片、传统超声或磁共振成像中看不到。导管超声能有效地显示乳腺小叶，并能显示小叶大小和形状的变化。

2.3　健康小叶与病变小叶的细微差异

病变小叶概念的核心思想是将乳腺癌定义为一种腺叶性疾病，即肿瘤的结构通常在乳房的单个叶中发展。裂片在胚胎发育早期通过从最初的芽形成主要分支而形成。这一过程受到祖细胞水平的调控，其子代既是正常的上皮细胞又是肌上皮细胞的来源。小叶出现病变的假说机制是祖细胞的早期基因改变，这些祖细胞以这种方式发展为潜在的恶性后代。因此，在同一乳房的病变小叶与健康小叶偏离时，病变（已发生）的祖细胞在该叶内不均匀分布。病变腺叶（病变叶）对致癌因素具有更高的敏感性，这可能是由于定向祖细胞的存在所致。

2.4　病变腺叶内的早期恶性肿瘤及其发展模式

祖细胞的完全恶性转化是几十年遗传改变的进一步积累的结果。在细胞复制过程中，突变和其他基因改变最为常见。定向祖细胞的完全恶性转化需要一定数量的复制，这表明完全恶性转化是有生物学定时的，可能在病变腺叶的远处同时发生。这个过程可能涉及几个远处的TDLU（所谓的周围生长型，即外周型）、病变叶的一个部分（所谓的节段型），或整个叶或相邻的大部分（所谓的腺叶型）。这些模式在纯原位癌和早期浸润性癌（定义为最大尺寸<15mm的肿瘤）中最容易识别，而在更晚期的病例中，肿瘤经常浸润到病变叶以外的区域。这些病变叶内癌的发展模式在局部复发和生存方面具有预后意义：外周型通常与病程进展缓慢的低级别疾病相关，死亡率

低，但由于其多灶性和广泛性，在很长一段时间后具有很大的局部复发潜力；病变叶内的腺叶型肿瘤发展表明这是一种侵袭性疾病，死亡率高，复发率高，病程较快；节段型疾病的预后介于这两种情况之间。

2.5　实践中的亚肉眼评估

2.5.1　亚肉眼评估的定义

上述亚肉眼评估在指导手术操作和肿瘤治疗中是必不可少的，因此应在术前用放射学方法仔细评估。手术后仔细评估手术标本是必要的：以确认或完成术前影像学检查结果；评估手术干预的结果；如有需要，要进行手术治疗；为肿瘤治疗提供形态学预后和预测参数。

疾病范围定义为在同一乳房内包含所有恶性结构的乳腺组织的体积。通过多模态放射学方法在三维和二维组织学上进行评估。与放射学相比，组织学仍然是一种更敏感的方法，除15%～20%的病例中经放射学证实的恶性病变外，还能检测出放射学上隐匿的恶性病变。放射学上隐匿性病灶多为非钙化的原位癌灶或非常小的浸润性病灶。疾病范围40mm或更大的（考虑到恶性过程所涉及的乳腺体积大小）与疾病范围较小的病例相比，保乳手术后的局部复发率几乎高3倍，且疾病特异性生存率降低。图2.1显示了相当大的比例，40%～50%的病例在每个大小的肿瘤类别中都是广泛存在的（范围≥40mm）。

肿瘤大小定义为乳腺内最大的浸润性乳腺癌病灶的最大尺寸。圆形/椭圆形肿物病变相对容易测量。测量针状肿块的大小时应不包括毛刺征，即使它们含有浸润性乳腺癌结构。遵循这一规则，放射学和病理肿瘤大小测量的一致性将会很高。根据肿瘤大小将病例分为早期和晚期，一致

性为85%。只有当肿瘤嵌入足够大的石蜡块中而不碎裂，并且在其横切面的最大尺寸水平上时，组织学上的肿瘤大小测量才优于放射学上的测量。另一方面，在新辅助治疗后，肿瘤消退的病例中，组织学肿瘤大小的测量是不可靠的。肿瘤大小是一个可靠的预后参数，也被用作新辅助治疗必要性的指标。

肿瘤病灶可表现为乳腺组织内的单灶、多灶或弥漫性病变分布，随疾病的范围而定。这涉及肿瘤的原位成分和侵袭成分；因此，两者都应单独评估，并结合成一种总体增长模式。单灶性肿瘤代表单灶性疾病（原位、浸润性或两者兼有），在我们的系列研究中乳腺癌的占比为39%，如表2.1所示。在这些病例中，疾病的范围要么等于肿瘤大小，要么由于病变周围存在原位肿瘤成分而略大。图2.2a和图2.3显示1例单灶性癌。多灶性被定义为在同一个乳房内同时存在多个边界清楚的肿瘤病灶（原位、侵袭性或两者兼有），且与病灶之间的距离无关，如图2.2b和图2.4e、f所示。在我们连续的大范围组织学病例中，1/3的乳腺癌包含多个侵袭性肿瘤病灶，而在另外1/3的病例中，单灶性侵袭性病灶与多灶性或弥漫性原位成分相关（表2.1）。然而，由于多病灶的定义和使用的放射学及病理学方法的不同，多病灶的发生率在发表的系列文献中有很大的差异。根据上述定义，多病灶是一个稳健的预后参数，其与血管侵袭和淋巴结阳性概率加倍相关，与单灶性疾病相比，疾病特异性生存率降低。这与侵袭性成分的多灶性和多灶性的聚集性生长有关。发表的相关Meta分析也证实多病灶对预后有负面影响。弥漫性、浸润性乳腺癌很少见，约占所有病例的6%（表2.1）。弥漫性生长通常导致乳腺X线片上界定不清的结构扭曲，难以检测，在大尺寸组织病理学上呈蛛网状（图2.2c和图2.4c、d）。这些肿瘤的大小难以测量，它们的范围特征更好。弥漫性、浸润性癌是筛查时代最具侵袭性的肿瘤。

图2.1 2008—2016年，瑞典达拉那1796例乳腺癌病例，按肿瘤分期和疾病程度划分。广泛定义为占用乳房体积≥40mm的最大尺寸

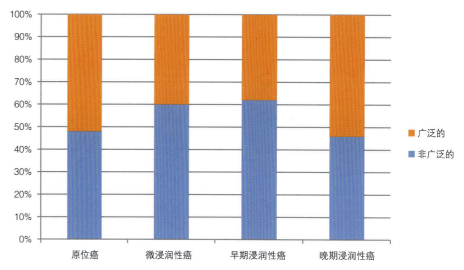

图例：
- 广泛的
- 非广泛的

横轴：原位癌　微浸润性癌　早期浸润性癌　晚期浸润性癌

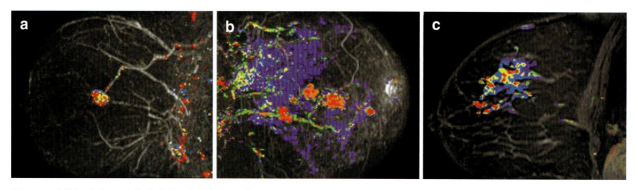

图2.2 磁共振成像显示乳腺癌的3种基本生长模式。（a）单灶性癌；（b）多灶性癌；（c）弥漫性癌

表2.1 乳腺癌病例分期、浸润性和累计生长模式（达拉那，2008年至2016年9月）

		单灶性	多灶性	弥漫性	总计
乳腺原位癌		33%（81/242）	27%（64/242）	40%（97/242）	13%（242/1887）
早期浸润性癌（15mm以下）	浸润性成分	70%（485/688）	84%（203/242）	0	36%（688/1887）
	混合类型	44%（304/688）	31%（212/688）	25%（172/688）	51%（957/1887）
中晚期浸润性癌（15mm以上）	浸润性成分	50%（481/957）	39%（374/957）	11%（102/957）	
	聚集型	37%（351/957）	33%（325/975）	29%（281/957）	
所有类型乳腺癌	浸润性成分	59%（966/1645）	35%（577/1645）	6%（102/1645）	87%（1645/1887）
	混合类型	39%（736/1887）	32%（601/1887）	29%（550/1887）	100%（1887/1887）

聚集型：肿瘤原位成分和浸润性成分的联合生长模式

2.5.2 早期乳腺癌亚肉眼评估

早期乳腺癌预后良好。这一类别包括纯原位癌和直径<15mm的浸润性癌（也包括直径<1mm的微浸润性癌）。与"主流观点"认为乳腺癌如果可手术就应"早期"相反，我们的定义是基于此类病例的预期有利的长期结果，类似于其他器官的早期癌。

2.5.2.1 原位癌

原位癌具有恶性祖细胞及其子代细胞保持正常形态能力的特点。这意味着保留了乳腺组织的导管–小叶结构、细胞的双相（上皮–肌上皮）分化、由间质形成的连续基底膜结构和有限的间质反应。这一规则存在例外，尽管很少，但挑战病理学家划定原位癌和浸润性癌。在75%的病例中，肿瘤细胞填充原有的TDLU和导管，导致其扩张和扭曲。大多数原位癌累及TDLU，要么是单灶性（如果涉及单个TDLU或相邻的TDLU），要么是多灶性（如果远处TDLU涉及未累及的TDLU之间）。这些肿瘤往往具有较低的组织学分级，通常由小的单形细胞组成，通常表达雌激素受体，但不表达HER2。另一方面，弥漫性原位癌主要累及较大的导管，形成难以描述的网状结构；它们往往表现为高组织学分级，由大的多态细胞组成（图2.4a、b）。表2.1显示了本系列中单灶性、多灶性和弥漫性原位癌病例的百分比，图2.3显示了这些肿瘤的范围和分级分布。簇状钙化表明TDLU内的原位癌，而线状分支钙化与涉及导管的原位癌相关。然而，钙化是原位癌存在的一个相当不确定的指标，低级别的原位肿瘤大约有30%的钙化，而高级别的原位肿瘤大约有50%的钙化。重要的是，在1/4的病例中，原位癌不形成导管和TDLU，而是发展为肿块性病变或累及先前存在的良性结构（特别是乳头状病变）或像Paget病那样的皮肤。

原位癌的适当术前评估包括对疾病范围的评估，因为它是有关局部复发的最重要的预后因

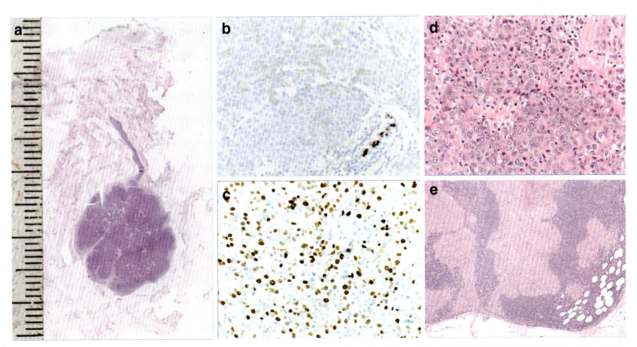

图2.3 带有原位成分的单灶性浸润性乳腺癌。（a）大尺寸组织病理学图像；（b）肿瘤细胞雌激素受体染色阴性，染色正常腺体；（c）Ki67染色显示肿瘤细胞具有较高的增殖活性；（d）低分化浸润性癌显微图像；（e）淋巴结转移

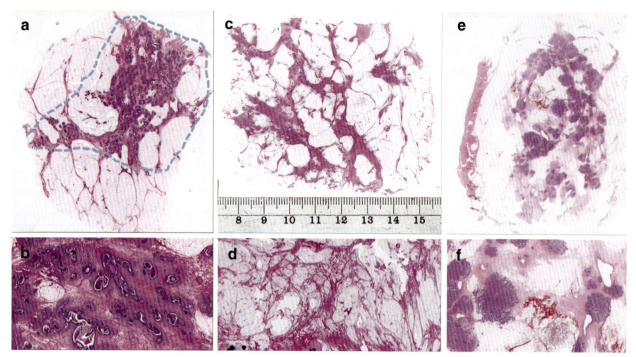

图2.4 弥漫性和多灶性乳腺癌。（a）弥漫性原位癌的大尺寸组织病理学图像；（b）来自图像a的组织学细节，显示原位癌所涉及的弥漫性大导管网络；（c）弥漫性浸润性乳腺癌大断面组织学图像；（d）组织学图像显示弥漫性浸润性癌典型的蛛网状生长模式；（e、f）多灶性浸润性乳腺癌

素。原位成分的组织学分级与发生浸润性疾病的风险和致命结局的风险相关（图2.5），高级别病变比低级别病变高得多。所有原位癌传统上分为小叶原位癌和导管原位癌，它们可能同时存在于病变的叶内，也可能同时存在于同一导管或TDLU内。这并不能说明肿瘤的起源位置，因为小叶原位癌和导管原位癌都可能起源于病变叶的任何部位。由于小叶细胞很少表达E-钙黏蛋白，这说明两者之间存在遗传差异。

尽管原位癌是从质中描绘出来的，但它并非完全无害。在20年的随访期间，有3%~7%的患者死于本病，年轻患者更常见，在一半预后不良的病例中，没有发现侵袭性复发。

2.5.2.2 早期浸润性乳腺癌

早期乳腺癌瘤体小，不排除其形态复杂。事实上，它们几乎和高级别的乳腺癌一样，经常是多病灶的，并且经常与多灶性或弥漫性原位成分有关（表2.1）。广泛性病例（范围≥40mm）的比例在早期和晚期的类别中也相似（图2.2）。侵袭性肿瘤成分本身在病叶区域形成一个或多个针状或圆形/椭圆形肿块。

早期浸润性乳腺癌病灶的组织学特征明显优于晚期乳腺癌。它们很少为高级别，很少有高增殖，很少有三阴性（表2.2）。因此，亚肉眼形态评估的重要性高于早期类别的分子形态评估。事实上，侵袭性成分的多灶性和广泛的弥漫性原位成分的存在是早期乳腺癌的既定预后参数。然而，HER2阳性肿瘤是一个例外，它们在早期浸润性癌和晚期浸润性癌中一样常见。这表明HER2阳性疾病在生物学上不同于HER2阴性癌，从它的自然史开始，它就具有广泛性和侵袭性。这类病例多为病变叶内腺叶生长模式的典型例子。

然而，如上所述，早期浸润性乳腺癌的预后

图2.5 按范围、生长方式和组织学分级划分的原位癌（瑞典达拉那，连续242例，2008年至2016年9月）。弥漫性病例倾向于高等级，而多灶性病例则相反。单灶性原位癌没有广泛的（范围≥40mm）

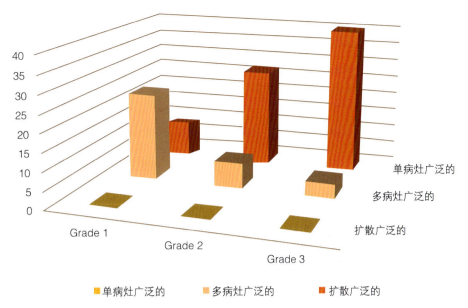

单病灶广泛的
多病灶广泛的
扩散广泛的

Grade 1　　Grade 2　　Grade 3

■单病灶广泛的　　■多病灶广泛的　　■扩散广泛的

表2.2 浸润性乳腺癌自然史分期的组织学和分子特征

	早期浸润性癌	中晚期浸润性癌	总计	*P*值
Ⅲ级	12%（83/674）	27%（259/950）	21%（342/1624）	*P*<0.0001
ER阴性	9%（59/664）	15%（147/953）	13%（206/1617）	*P*=0.0003
PR	25%（168/664）	33%（316/952）	30%（484/1616）	*P*<0.0001
HER2	**10%（65/667）**	**13%（121/952）**	12%（186/1619）	*P*=0.0653
Ki67高表达	22%（146/650）	39%（370/948）	32%（516/1598）	*P*<0.0001
Luminal A型乳腺癌	52%（330/638）	35%（329/952）	41%（659/1590）	*P*<0.0001
Luminal B型乳腺癌	40%（255/638）	50%（480/952）	46%（735/1590）	*P*=0.0001
HER2阳性乳腺癌	**3%（20/638）**	**4%（36/952）**	4%（56/1590）	*P*=0.2942
三阴性乳腺癌	5%（33/638）	11%（107/952）	9%（140/1590）	*P*<0.0001
基底样型乳腺癌	6%（41/663）	14%（129/929）	11%（170/1592）	*P*<0.0001
总计	42%（688/1645）	58%（957/1645）	100%（1645/1645）	

除HER2状态外，其他参数均存在显著差异

一般是良好的。<15mm浸润性癌患者的总体生存期与未患癌的女性没有显著差异，前提是癌是通过乳腺X线摄影筛检发现的。虽然大多数早期乳腺癌雌激素受体阳性，但抗激素治疗似乎对这类患者的长期生存只有有限的影响。辅助治疗对罕见的HER2阳性乳腺癌和三阴性早期癌的益处仍有待研究。

2.5.3 晚期乳腺癌的亚肉眼评估

乳腺癌病例的预后与肿瘤大小的增加"平行"，从15mm截断点开始，预后越来越差。这说明肿瘤大小≥15mm的病例最好单独分类。如表2.2所示，这些肿瘤不仅比早期的肿瘤更大，而且更容易携带不利的生物学特性。这可能是肿瘤细胞在自然病程中侵袭性克隆过度生长或去分化的结果，但在这些病例中，由于肿瘤生长更快而发现较晚也是一种可能的解释。肿瘤的组织学类型、组织学分级、肿瘤细胞的分子和遗传特征对预后的影响明显大于早期浸润性病例。然而，亚肉眼形态参数在这一类别中仍具有预测能力，如图2.6所示。

如前所述，病理作为一种比放射学更敏感的方法，可以在相当比例的病例中发现放射学上未见的隐匿性病变。非钙化的原位病灶，小的浸润性乳腺癌病灶，以及罕见的弥漫性浸润性癌可能仍然在放射学上未被发现。详细的病理检查的病例可能揭示，放射学上显示为单灶形态简单的病灶实际上是多灶性或弥漫性复杂病灶。因此，即使在晚期病例中，术后的放射–病理关联也是确定亚肉眼评估的必要条件。

2.5.3.1 分子表型

详细的乳腺癌遗传特征揭示了一些固有的类型。出于实际原因，这些类别是使用替代的临床–病理参数定义的。虽然已经提出了许多分类系统，但St. Gallen系统是接受度最高的，尽管它在定义细节方面是随着时间的推移而发展的。在2013年版本中，该系统区分了腔内A、腔内B、HER2过表达和"基底样"类乳腺癌。管腔型肿瘤的特点是雌激素和孕激素受体表达，HER2不过度

表达，增殖活性低。腔内B样肿瘤又分为两类：管腔B样HER2阴性肿瘤（Ki67增殖指数高或孕酮受体水平低，<20%）和管腔B样HER2阳性肿瘤。HER2过表达类型包括非腔内（雌激素受体阴性）和HER2阳性的肿瘤。"基底样"固有范畴定义为三阴性（导管）；这些肿瘤不表达雌激素或孕激素受体，也不表达HER2。乳腺癌的分子表型已成为新辅助治疗和辅助治疗环境中肿瘤治疗的主要决定因素。然而，分子表型与亚肉眼体形态参数的明显关系再次表明，即使在晚期病例中，也需要对乳腺癌进行多参数表征，正如2015年版本的St. Gallen推荐中所强调的那样。

2.5.3.2 肿瘤内与肿瘤间异质性

恶性肿瘤进展过程的时间和空间的演变导致相当多的病例出现不同的肿瘤细胞克隆在遗传和表型特征上相互偏离。不同的细胞克隆可能存在于同一个原发或转移灶内（瘤内异质性），也可能存在于同一个乳房内同时或不同时发展的多个肿瘤灶内（多灶性肿瘤的瘤间异质性），也可能表现为原发肿瘤与循环肿瘤细胞和/或转移灶之间的差异。肿瘤内部和肿瘤间的异质性是一个复杂的问题，对靶向治疗药物的成功临床研发构成了明显的障碍。这对诊断病理学的未来发展也是一个真正的挑战。

图2.6 2008—2015年瑞典达拉那1439例连续浸润性乳腺癌患者中，按浸润性乳腺癌病灶和St. Gallen 2013年文献中报道的分子表型划分的腋窝淋巴结宏观转移率（%）

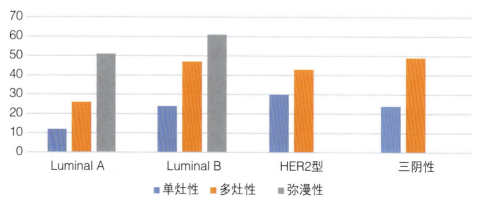

2.6 结语

- 乳腺癌是一种腺叶性疾病，因此腺叶入路诊断乳腺癌是合理的。

- 大多数乳腺癌具有复杂的亚肉眼形态，有着多发性或弥漫性原位和/或浸润性乳腺癌结构，在几乎一半的病例中，有着最大尺寸≥40mm的乳房体积。

- 早期乳腺癌定义为原位肿瘤和/或<15mm的浸润性癌，具有良好的分子特征和良好的预后，少数例外。

- 多灶性和弥漫性病变分布是不利的预后参数。

- 在术前需要采用适当的放射学方法来适当地描述乳腺癌的形态。

- 乳腺癌形态学的复杂性表明，诊断和治疗疾病需要采用跨学科的方法。

参考文献

[1] Lakhani SR, Ellis IO, Schnitt SJ, Tan PH, van de Vijver M, editors. WHO classification of tumours of the breast. Lyon: International Agency for Research on Cancer (IARC); 2012.

[2] Boros M, Marian C, Moldovan C, Stolnicu S. Morphological heterogeneity of the simultaneous ipsilateral invasive tumor foci in breast carcinoma: a retrospective study of 418 cases of carcinomas. Pathol Res Pract. 2012;208:604–609.

[3] Kahán Z, Tot T, editors. Breast cancer, a heterogeneous disease entity. The very early stages. Dordrecht: Springer; 2011.

[4] Tabár L, Tot T, Dean PB. Breast cancer: the art and science of early detection with mammography: perception, interpretation, histopathologic correlation. Stuttgart: Thieme; 2005.

[5] Tot T, Tabár L, Dean PB. Practical breast pathology. 2nd ed. Stuttgart: Thieme; 2014.

[6] Tot T, Viale G, Rutgers E, Bergsten-Nordström E, Costa A. Optimal breast cancer pathology manifesto. Eur J Cancer. 2015;51:2285–2288.

[7] Goldhirsch A, Winer EP, Coates AS, Gelber RD, Piccart-Gebhart M, Thürlimann B, Senn HJ, Panel members. Personalizing the treatment of women with early breast cancer: highlights of the St Gallen International Expert Consensus on the Primary Therapy of Early Breast Cancer. Ann Oncol. 2013;24:2206–2223.

[8] Foschini MP, Morandi L, Leonardi E, Ishikawa Y, Masetti R, Eusebi V. Genetic clonal mapping of in situ and invasive duc-tal carcinoma indicates the field cancerization phenomenon in the breast. Hum Pathol. 2014;44:1310–1319.

[9] Tot T. DCIS, cytokeratins, and the theory of the sick lobe. Virchows Arch. 2005;447:1–8.

[10] Tot T. The theory of the sick breast lobe and the possible consequences. Int J Surg Pathol. 2007a;15:369–3751.

[11] Tot T, editor. Breast cancer – a lobar disease. Dodrecht: Springer; 2011a.

[12] Tot T. Subgross morphology, the sick lobe hypothesis, and the success of breast conservation. Int J Breast Cancer Article ID. 2011b;2011:634021. https://doi.org/10.4061/2011/634021. 8 pages.

[13] Amy D. Lobar ultrasound of the breast. In: Tot T, editor. Breast cancer – a lobar disease. Dodrecht: Springer; 2011. p. 153–162.

[14] Amy D, Durante E, Tot T. The lobar approach to breast ultrasound imaging and surgery. J Med Ultrasonics. 2015;42(3):331–339.

[15] Tan MP, Sitoh NY, Sitoh YY. Optimising breast conservation treatment for multifocal and multicentric breast cancer: a worthwhile endeavour? World Journal of Surgery. 2016;40(2):315–322.

[16] Teboul M, Halliwell M. Atlas of ultrasound and ductal echography of the breast: the introduction of anatomic intelligence into breast imaging. London: Wiley-Blackwell; 1995.

[17] Going JJ, Mohun TJ. Human breast duct anatomy, the 'sick lobe' hypothesis and intraductal approaches to breast cancer. Breast Cancer Res Treat. 2006;97:285–291.

[18] Tot T, Gere M. Radiologically unifocal invasive breast carcinomas: large-section histopathology correlate and impact on surgical management. J Cancer Sci Ther. 2016;8:50–54.

[19] Lindquist D, Hellberg D, Tot T. Disease extent ≥4cm is a prognostic marker of local recurrence in T1-2 breast cancer. Pathol Res Int. 2011;2011:860584.

[20] Tot T. The metastatic capacity of multifocal breast carcinomas: extensive tumors versus tumors of limited extent. Hum Pathol. 2009;40:199–205.

[21] Tot T. Breast cancer: the relation of some radiological and morphological parameters to molecular phenotypes and prognosis. J OncoPath. 2014;2(4):69–76.

[22] Chung AP, Huynh K, Kidner T, Mirzadehgan P, Sim MS, Giuliano AE. Comparison of outcomes of breast conserving therapy in multifocal and unifocal invasive breast cancer. J Am Coll Surg. 2012;215(1):137–146.

[23] Pekar G, Gere M, Tarjan M, Hellberg D, Tot T. Molecular phenotype of the foci in multifocal invasive breast carcinomas: intertumoral heterogeneity is related to shorter survival and may influence the choice of therapy. Cancer. 2014;120(1):26–34.

[24] Vera-Badillo FE, Napoleone M, Ocana A, Templeton AJ, Seruga B, Al-Mubarak M, Al Hashem H, Tannock IF, Amir E. Effect of multifocality and multicentricity on outcome in early stage breast cancer: a systematic review and meta-analysis. Breast Cancer Res Treat. 2014;146(2):235–244.

[25] Tot T. Diffuse invasive breast carcinoma of no special type. Virchows Arch. 2016;468(2):199–206.

[26] Otten JDM, Broeders MJM, Den Heeten GJ, Holland R, Fracheboud J, De Koning HJ, Verbeek AL. Life expectancy of screen-detected invasive breast cancer patients compared with women invited to the Nijmegen Screening Program.

Cancer. 2010;116:586–591.

[27] Narod SA, Iqbal J, Giannakeas V, Sopik V, Sun P. Breast cancer mortality after a diagnosis of Ductal Carcinoma In Situ. JAMA Oncol. 2015;1(7):888–896.

[28] Tot T, Pekár G, Hofmeyer S, Sollie T, Gere M, Tarján M. The distribution of lesions in 1-14-mm invasive breast carcinomas and its relation to metastatic poten- tial. Virchows Arch. 2009;455:109–115.

[29] Tot T. Early (<10 mm) HER2-positive invasive breast carcinomas are associated with extensive diffuse high-grade DCIS: implications for preoperative map- ping, extent of surgical intervention, and disease-free survival. Ann Surg Oncol. 2015;22(8):2532–2539.

[30] Bustreo S, Osella-Abate S, Cassoni P, Donadio M, Airoldi M, Pedani F, Papotti M, Sapino A, Castellano Optimal Ki67 cut-off for luminal breast cancer prognostic evaluation: a large case series study with a long-term follow-up. Breast Cancer Res Treat. 2016;157:363–371.

[31] Tot T. The clinical relevance of the distribution of the lesions in 500 consecutive breast cancer cases docu- mented in large-format histological sections. Cancer. 2007b;110:2551–2560.

[32] Tot T, Gere M, Pekár G, Tarján M, Hofmeyer S, Hellberg D, Lindquist D, Chen TH, Yen AM, Chiu SY, Tabár L. Breast cancer multifocality, disease extent, and survival. Hum Pathol. 2011;42(11):1761–1769.

[33] Sorlie T, Perou CM, Tibshirani R, Tibshirani R, Aas T, Geisler S, Johnsen H, Hastie T, Eisen MB, van de Rijn M, Jeffrey SS, Thorsen T, Quist H, Matese JC, Brown PO, Botstein D, Lønning PE, Børresen-Dale AL. Gene expression patterns of breast carcinomas distinguish tumor subclasses with clinical implica- tions. Proc Natl Acad Sci USA. 2001;98:10869–10874.

第3章 腺叶解剖

Lobar Anatomy

Dominique Amy

本章的目的是填补在既往及最近的文献中，关于从放射学、MRI和超声角度观察乳腺腺叶成像时存在的一个重要空白。

乳房X线检查是一种放射学技术，但是它不能识别乳房的解剖结构，此外其更重要的缺点是不能显示乳腺的上皮细胞。

MRI采用平方正交切片俯瞰不同腺叶，进行具体分析。此技术是基于注射化学增强对比剂后新血管生成的改变。

最后出现在医学成像领域的是核医学技术——闪烁扫描术，它可以研究淋巴结，但不能提供任何解剖细节的信息。

传统超声成像采用系统的正交超声切面，无法清楚地显示腺叶结构。当出现径向切面时，一般只涉及对乳管的研究。很少发现有彩超对腺叶及其内容物的描述，此外，小叶、上皮增生或终末导管小叶单位等术语从未在传统超声中使用过。传统超声分析的是乳腺的内部成分，即结缔组织和脂肪组织，偶尔也有上皮组织（不幸的是，在超声检查中上皮组织与脂肪非常相似）。因此，如果病变未精确位于导管或小叶中，则在毫米级时可能会被忽略。传统的超声检查主要用于寻找病变、肿块或间隙。虽然许多研究者建立的超声病变符号学非常有用、精密和复杂，但与乳房的解剖结构无关。

在20世纪80年代和20世纪90年代，E. Ueno和M. Teboul等作为该领域的先驱，他们引导我们对乳房进行了系统径向分析，以揭示其腺叶解剖。此外，在过去的20年中，技术的显著进步，使得在以往研究中几乎看不到的毫米级乳腺结构得以呈现成为可能。最好的例子是，对10cm大的乳房解剖病理切片的惊人超声切面分析见图3.1（参见第2章和第5章）。这使得通过回声图结构进行分析成为可能，而在此之前，这些结构（小叶、Cooper韧带、TDLU、筋膜）在很大程度上一直被忽略。最后，连接在大（10cm）探头上的水囊的使用成为改善导管径向超声的决定性因素。

为了确保乳腺超声检查的重现性更好，无论乳房腺叶的位置如何，我们小组决定以相同的方式系统地呈现所有的超声切面（图3.2），乳头始终位于超声检查屏幕的左上方，腺叶的远端位于右侧，皮肤位于屏幕的上部，胸壁位于下部。每个腺叶具有相同结构的独立解剖和功能元件，因此以相同的方式依次分析它们是相对合理的。

D. Amy, M.D.
Centre du sein, Aix-en-Provence, France
e-mail: domamy@wanadoo.fr

© Springer International Publishing AG, part of Springer Nature 2018
D. Amy (ed.), *Lobar Approach to Breast Ultrasound*, https://doi.org/10.1007/978-3-319-61681-0_3

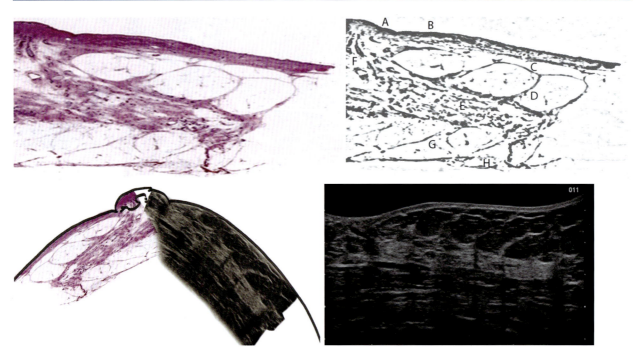

图3.1 解剖病理切片与超声扫描对比。解剖结构：（A）乳头；（B）乳晕；（C）皮肤；（D）胸肌；（E）叶；（F）Cooper韧带；（G）浅筋膜；（H）皮肤支持带；（I）Cooper下韧带；（J）下筋膜（courtesy of Pr. T. Tot, Falun）

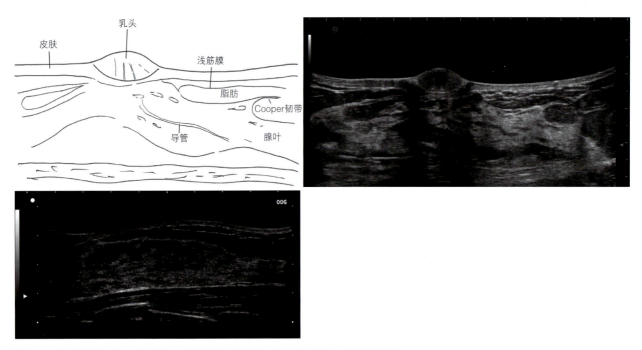

图3.2 大叶分析：左上为乳头，右侧为腺叶末端，表面为皮肤，底部为胸壁

技术"检查表"（分贝水平、增益、焦距、对比度等的选择）以及分析"检查表"（研究每个腺叶、其内部结构和相关的间接外围信号）对他们来说都是相同的，因此该技术是可复制的，并且完全独立于操作者：它不再依赖于操作者，而仅仅是依赖于解剖结构。

对精确的解剖布局有一个完善的了解是至关重要的，以便能够理解在各种检查中遇到的所有生理和病理变化。虽然许多参数可能会改变超声切面的外观，但基础的经验使得我们可以把它们纳入检查报告中。

关于腺叶在青春期后最初的发育和形成、成年后的生长、绝经后的退化以及在晚年的消失的见解，将在第5章中介绍。

在这些腺叶内，乳腺超声必须专注于研究最重要的解剖元素，即腺泡—导管轴，它包含所有的上皮（因为上皮细胞具有乳腺病理）。我们必须记住，乳腺病理可以是导管性的、小叶性的，或混合两种类型的病理。

乳腺超声分析从探查导管轴及附在导管轴上的小叶开始，接着是周围的结缔组织和脂肪组织，最后是皮肤和皮下覆盖层以及更深的肌肉层。此外，胸骨旁、锁骨下、腋窝、上外侧胸骨区的探查也是理所当然的，是检查的重要组成部分，绝不能忽视。

在对腺叶进行超声描述之前，有一点需要强调。

通常对腺叶的描述为，它是一个类似三角形的结构，具有乳头顶点和一个较大的底部。但是这种被许多研究者所描述的经典外观，与超声检查中提到的"体内"并不完全相同。腺叶大部分呈矛状，像雏菊花瓣一样拉长，末端有1或2条韧带。只有位于乳房下部5—7点钟方向的腺叶才会呈金字塔状或三角形分布，这是由于乳房的重力导致了腺叶的相对压缩。

为了证实我们刚刚所说腺叶的形状，我们比较了它们通过MRI和超声（即"在体内"）出现的方式。我们把MRI与相同平卧位产生的等效超声切面进行对比，结果表明，只有9点钟和3点钟方向的腺叶切面是放射状的。比较的结果揭示了腺叶解剖外观的完美叠加，并证实了它们的细长矛形（图3.3）。

因此，通过MRI和/或导管径向超声检查观察到的腺叶解剖描述与基于象限切除或乳房切除解剖切片的外科或解剖病理学描述存在"理论"差异。

由于血管形成、温度、韧带切片的改变以及解剖病理切片的技术处理和制备而引起的收缩改变了叶的形状，使其呈现三角形的收缩外观（"体外"外观）。然而，这并不会以任何方式改变腺叶的性质、结构和解剖现实。

每个乳房有12～15个腺叶，分布于不同的内、外象限。为了更好地分析和理解腺叶超声，

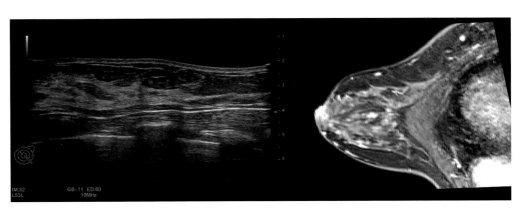

图3.3 MRI与导管超声检查的腺叶对比：大叶矛形明显相似

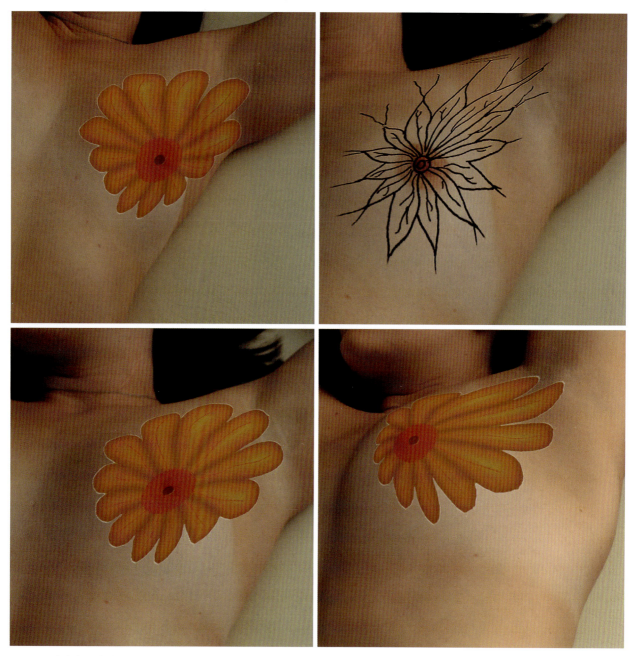

图3.4 乳腺腺叶分布，小叶分布于内下象限，长叶分布于外上朝向腋窝方向

他们按照经典的时钟计数法进行标记：R12对应右乳房12点钟方向的腺叶，L6对应左乳房6点钟方向的腺叶。这种普遍接受的方法使得超声检查完美重现（图3.4、图3.5）。

3.1　导管

在腺叶超声检查中，导管分析是从乳头到其远端。虽然有些导管宽不到1mm，某些甚至更难分析，但它们大多数都是完全可见的。巨大的技术进步和高频大探针的引入，以及可能的、或多或少明显的上皮增生以及导管扩张的进展，使导管的识别更加容易。与导管周围间质之间的声波阻抗差异使人们可以遵循主要的导管路线。虽然它们是相当扭曲的，但探针的微小移动可以使它们拉直回到超声光束的轴线上，因此可以更好地

图3.5 乳腺腺叶分布，小叶分布于内下象限，长叶分布于外上朝向腋窝方向

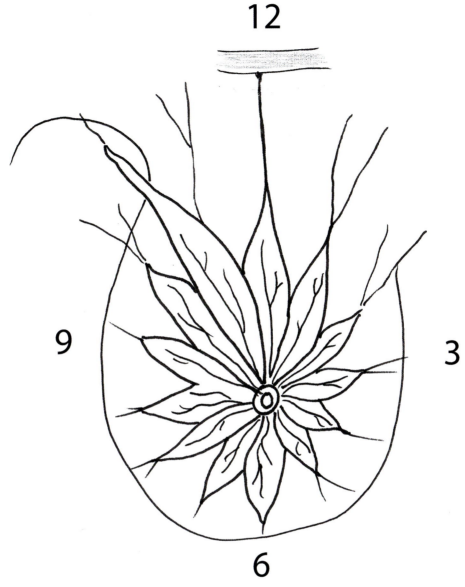

分析它们的内容。

分析14个左、右腺叶中的3个或4个似乎是一项烦琐的任务，但实际上，只有扩张或不典型的导管需要进行更详细的研究，其他的都可以视为正常。如果没有扩张，检查可以相当迅速和直接。

由于探针上装有水囊，所以乳头总是能被很仔细地分析。乳头内、乳头后部和乳晕后部的导管清晰可见。当它们膨胀时，超声表现为低回声，扩张时为无回声，上皮增生时为"假实性"（图3.6、图3.7）。

3.2 腺小叶

如果没有初步的培训，这些结构很难识别。它们沿导管轴分布（在导管轴上方和/或上方倾斜位置），经常聚集在一起，形成大量低回声结

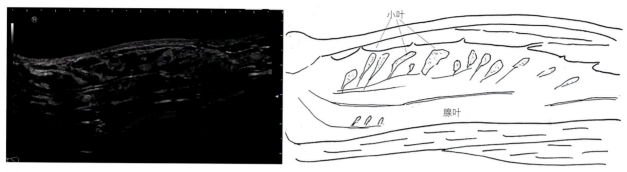

图3.6 径向扫描聚焦于与小叶增生相关的叶内侧部分的导管轴。

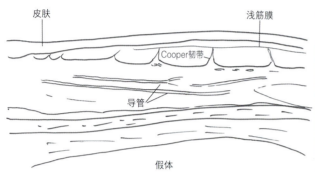
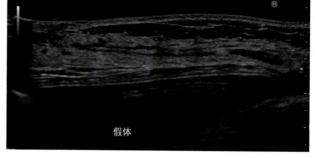

图3.7 假体将腺叶的主导管推回，它们变成线性且完全可见

构，内部回声良好。腺小叶可以像路边的树一样沿着导管轴展开，也可以像乡村的小树林那样聚集成小群。每个乳房里有成千上万个小叶，但只有一小部分是可见的。导管后部有一些小叶，仅位于叶的下部，较难研究。

小叶的大小取决于其解剖位置：较大的小叶与腺叶上部的导管相连，靠近乳晕；较小的小叶位于下方导管及其周围，M. Teboul已经完美地描述了小叶的各种形状（三叶草形、曲柄形、蘑菇状、叶状、袋状等）。但目前认为，对于小叶形状所出现的任何一种改变都可能与某种病理因素有直接关系，或者是其他某种因素所导致的严重程度的表现。

在癌症学中，区分导管异常和小叶异常通常是必不可少的；因此，了解小叶的各种超声表现非常重要（图3.8～图3.14）。

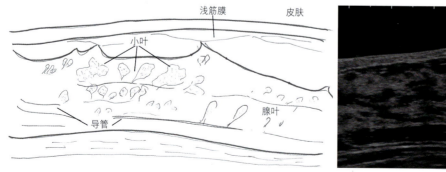
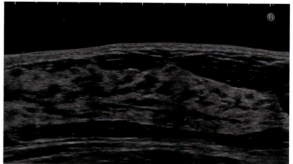

图3.8 典型的导管及小叶增生，呈低回声、实性，沿导管轴分布。腺叶上部的小叶较大

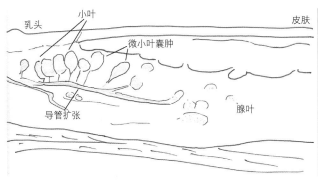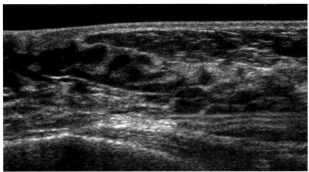

图3.9　合并导管扩张、小叶增生和微小叶囊肿

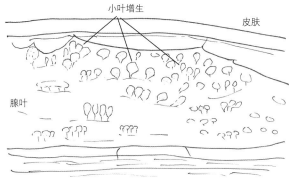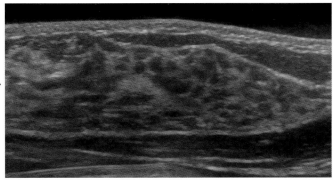

图3.10　年轻女性的典型特征是生理性增生合并小叶扩张，其中的腺管难以识别。小叶边界在脂肪环境中能够被很好地辨认

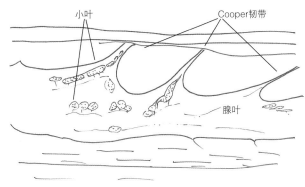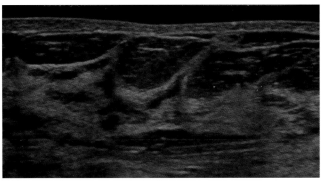

图3.11　位于Cooper韧带的小叶，颈带段典型增生。管腔很薄

3.3　腺叶

　　腺叶由称为上、下筋膜的结缔组织覆盖膜分隔。这些高回声筋膜的毛刺与Cooper韧带（上部和下部）的基部相对应。鉴于存在结缔组织、叶内脂肪、导管和小叶组成的间质，有无上皮增生，有无生理改变或病理事件，以及有无血管和淋巴管，叶内容物主要是高回声和不均匀回声。

　　腺叶在乳头周围呈放射状；它们在乳晕后面聚集成一团，其中每个个体的界线无法识别。另一方面，导管轴有助于指导我们的研究。在其远端，高回声的韧带结构使腺叶明显分开并延长，

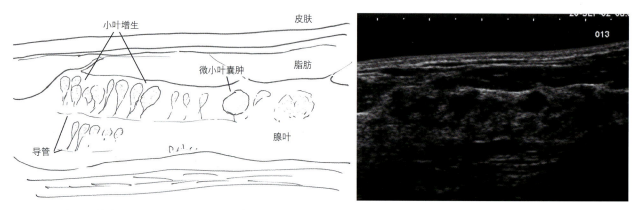

图3.12 位于导管旁的主要的小叶增生，就像路边的树篱。其中一个在右侧，表现为一个小的毫米级小叶微囊肿对应的无回声模式，面对Cooper韧带轴

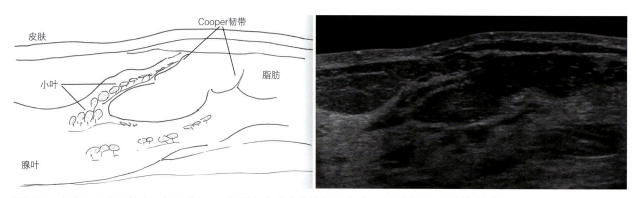

图3.13 在腺叶的节段部分，扩张的Cooper韧带包含几个链状的腺小叶。皮肤下的浅筋膜清晰可见

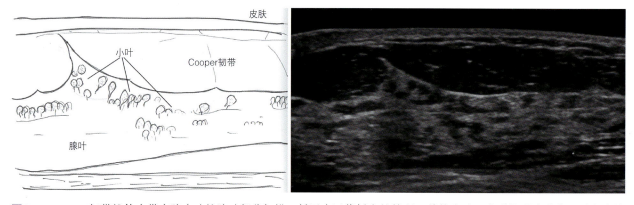

图3.14 Cooper韧带锥体中带有腺小叶的腺叶部分扫描：低回声区像树木的外观。其他小叶以小群的形式分布，看起来就像乡村的树林

在脂肪低回声环境中清晰可见。

需要分析的且最能说明问题的腺叶是那些位于乳房外上象限的腺叶（在青春期最先发育），对它们的研究将确定乳房的形态类型（参见第5章），或识别腺叶解剖常态及其不同的变种：伸入腋窝的腺叶非常细长，腺叶远端肿胀，远离大叶小岛非典型位置或相反的腺叶萎缩等（图3.15～图3.17）。

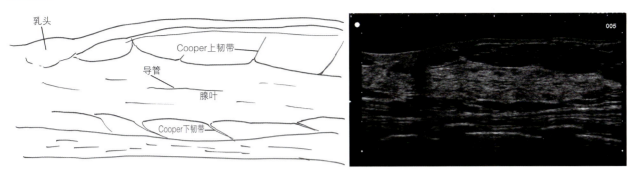

图3.15　高回声腺叶的典型表现，小叶群和细导管结合有轻微的异质性。Cooper上韧带和下韧带位于腺叶周围的脂肪组织中。介于探头上的水囊，使得乳头、乳头后面和Cooper韧带后面没有超声伪影

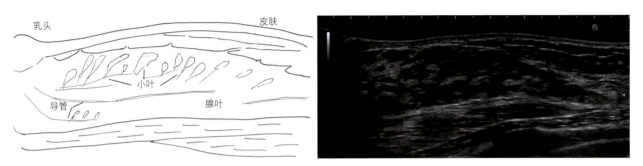

图3.16　腺叶伴有重要的小叶和导管增生。这一特征出现在20%/30%的绝经后妇女的乳腺超声检查中［绝经后腺叶典型持续存在（参见第4章）］

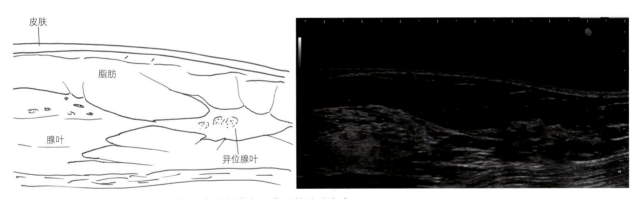

图3.17　腺叶解剖的变异，在腋窝的腺叶末端有不典型的腺叶发育

3.4　Cooper韧带

韧带在纵向径向切片和反径向切片（90°呈横行方向）上清晰可见。

很长一段时间以来，Cooper韧带被认为仅仅是结缔组织的支撑结构（就像船帆的索具），但它实际上是腺叶表面的延伸，承载着细胞物质、小叶和血管。

Cooper韧带位于叶的上部或上侧，它们的基部看起来像连接锥，由韧带自身向上延伸。韧带的方向要么垂直，要么在叶和皮肤平面之间呈对角线。韧带向上终止于被称为浅筋膜的结缔带，该结缔带通过细的皮下结缔组织线与皮肤相连：皮肤支持带。它们被脂肪组织包围，根据乳腺形

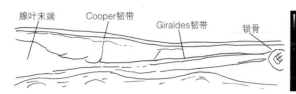
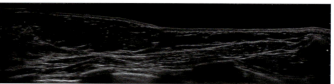

图3.18 Giraldes韧带延续腺叶末端（叶在12点钟方向）连接锁骨（此处距乳头19cm）

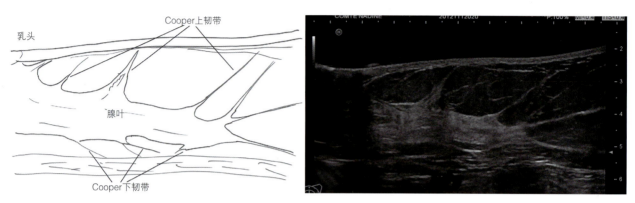

图3.19 清晰的Cooper韧带（上、下）扩张或很薄，连接浅筋膜或下筋膜（镜像型）。它们在低回声的脂肪环境中具有高回声（连接样）外观

态的不同，脂肪组织的重要性也不同。这种低回声脂肪的回声强度在不同女性之间有微小的变化（图3.19）。

在腺叶的下部，就像在镜像中一样，有针对下筋膜的下Cooper韧带，这通常很难被察觉，因为它通常靠近下方的胸肌，并被腺叶的下表面压平。为了准确地观察下韧带和下筋膜，可使患者站姿活动以清除腺叶下间隙（由于乳房的重力），或许有所帮助，但这只有在怀疑患者存在病理情况的前提下才使用。这些位置变化也使我们能够更好地扩张上韧带并"扩大"它们的叶植入物及其内容物，以便更好地分析。

有一种特殊的韧带，位于12点钟方向叶顶端的上部，被Giraldes称为乳房悬韧带。它的上端尖端位于锁骨水平。它的研究引导检查者观察锁骨下方和后部的淋巴结区域，并能发现从乳头向外延伸的非典型腺叶的存在（图3.18、图3.19）。

同样地，对乳头周围区域的超声检查必须辅之以对乳房上部、胸骨外侧、锁骨下、腋窝和胸

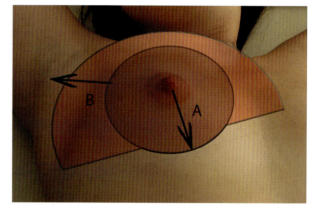

图3.20 双径向技术的描述：第一个（A）在乳头周围，第二个（B）在乳房上外侧

外侧区域的第二次外部扫描（图3.20）。

仔细观察Cooper韧带对于寻找毫米级乳腺癌的初步迹象是必不可少的。在毫米级阶段时，既没有背部超声阴影，也没有附着的腺叶改变（乳房X线检查也没有放射学征象）。Pr. T. Tot的解剖病理切片完美地揭示了韧带内细胞的存在。这些恶性细胞向皮肤的浅筋膜移动。他描述了位于韧带内小叶细胞的生长和发育现象。它们使韧带

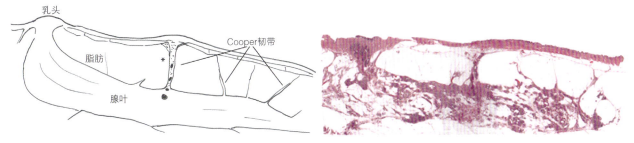

图3.21　特殊的放射状腺叶解剖病理切片：Cooper韧带扩张伴恶性细胞，累及浅筋膜和皮肤。证明Nakama和Tot的出版物中，与图3.22完全相似（courtesy of Pr. T. TOT, Falun）

图3.22　与图3.21有良好的超声相关性：Cooper韧带呈低回声毫米级扩张，浅筋膜吸引，在此早期，没有典型的超声间接征象学符号（无投射阴影）。疾病明确定位在Cooper韧带轴和主导管轴的交界处

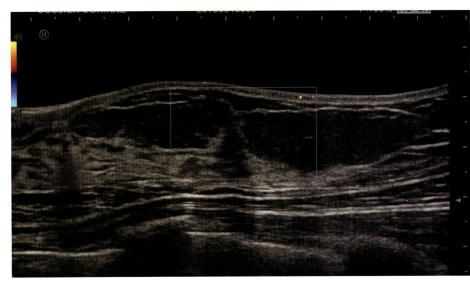

扩张、浅筋膜扭曲。Nakama描述了Cooper韧带中的恶性细胞在癌发展的早期阶段与组织细胞、成纤维细胞甚至淋巴细胞一起向皮肤迁移的现象。所有这些都证实了Gallager早在1969年在*Cancer*一书中所写的结论，即支持性结缔组织早期就受到致癌物质的影响（图3.21、图3.22）。

此外，值得注意的是，在Cooper韧带轴和导管轴的连接处，有一个特定的区域，大多数病变（良性和恶性）都倾向于在该区域发展。

最后，对Cooper韧带方向的分析很重要，因为它可以指导我们寻找远离初始病变的间接皮肤征象（向外周垂直、离心方向或向乳头方向）。

3.5　血管和淋巴管

乳房的血液循环有3个方面：

（1）浅表皮下网络。

（2）更深的腺叶内网络。

（3）位于韧带的吻合部。由于最近的新应用（使用Angio PLUS进行高精度实时微血管成像）（图3.23、图3.24），使得全数字化超声仪成为唯一能够准确观察血管形成的设备。正是因为这些最新技术的发展，使得良性和恶性之间的鉴别有了显著的改善。

正常情况下，淋巴管不可见。但是在一些特殊的晚期病例的病理中，可以观察到淋巴管扩张（在多普勒检查中没有任何改变）。

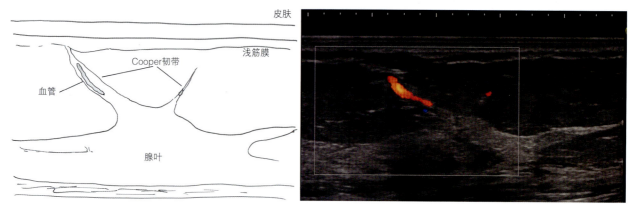

图3.23 传统多普勒超声检测Cooper韧带内存在血管（与浅筋膜相连的扩张Cooper韧带）

图3.24 新型多普勒技术（Angio PLUS）突出传统多普勒不可见的微血管

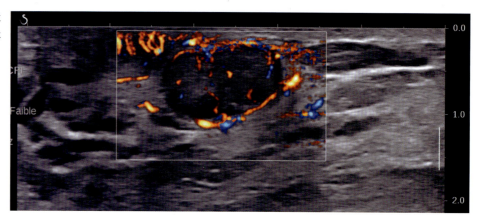

淋巴结相关内容在第11章和第12章有详细研究。

3.6 深肌层

我们将径向超声技术与传统超声技术以及已经发表的有关该主题的内容进行比较，发现它并不能提供任何具体信息。但我们可以很容易注意到，大尺寸线性探针的使用，有助于随访中发现正在治疗的乳腺癌患者的肋部病变（肋部转移），以及与实性胸膜病变相关或无关的胸腔积液。

对腺叶解剖结构及其生理和病理改变的全面了解与以下两个病例的描述绝对相关：

（1）我们的注意力立即被多叶状、实心、均匀和低回声结构引起的腺叶畸变所吸引。揭示这个结节的解剖关系是必要的：事实上，小导管连接结节和导管，下面明显有一个导管轴。因此，它的病变影响了其他多个小叶的病变，所以表现为凹凸不平的外观。在多普勒检查中，结节内未见无规律血管形成的迹象；弹性成像评分2分；病理解剖证实此病变为小叶纤维腺瘤。每个小叶由于内部生长的小纤维腺瘤而变形，将向一侧侧弯，它们的直径逐渐与皮肤平行；所有这些小叶并列在一起，纤维腺瘤呈现多小叶状的凹凸状外观（图3.25）。同一叶内沿导管轴有多个恶性病灶（多灶性疾病）。

（2）Cooper韧带底部出现了低回声扩张。Tot和Nakama证实了一种小型癌在Cooper韧带转移的早期迹象。因此，它的外形在超声成像中被描述为高而不是大，因为它固定在韧带内，并垂直向皮肤和皮下平面迁移（图3.26、图3.27）。

只有对腺叶进行彻底的解剖分析才能早期发现这种毫米级病变。

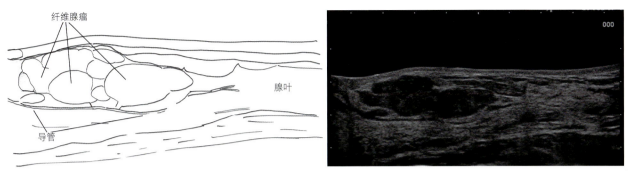

图3.25 对应于多小叶扩张的多小叶实体结构群，悬垂在具有多个小管连接的主导管轴上：经证实的具有全局水平直径的小叶纤维腺瘤束

图3.26 乳腺大叶径向解剖病理切片，乳腺病灶位于导管轴与Cooper韧带轴交点。多灶性疾病（指同一腺叶的多个病灶）（courtesy of Pr. T.TOT, Falun）

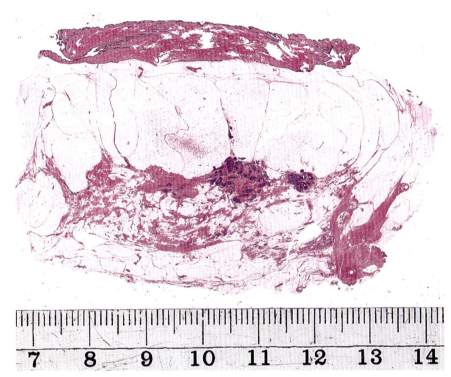

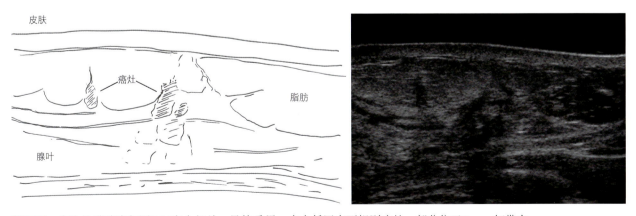

图3.27 多灶性乳腺癌与图3.26完全相关：导管受累，多个低回声不规则病灶，部分位于Cooper韧带内

参考文献

[1] Teboul M, Halliwell M. Atlas of ultrasound and ductal echography of the breast. Oxford: Blackwell Science; 1995.

[2] Ueno E. Real time ultrasound; 1991 Printed and Bound in Japan.

[3] Teboul M. Practical ductal echography, guide to intelligent and intelligible ultrasonic breast imaging. Madrid: Medgen SA; 2004. p. 240–340.

[4] Teboul M. Advantages of ductal echography (DE) over conventional breast investigation: the require- ment for an anatomically led breast ultrasonography. Med Ultrason. 2010;12:32–42.

[5] Teboul M. A new concept in breast investigation: echohistological acino-ductal analysis or ana- lytic echography. Biomed Pharmacother. 1988;42: 289–296.

[6] Tot T. DCIS, cytokeratins, and the theory of the sick lobe. Virchows Arch. 2005;447:1–8. 13.

[7] Villadsen R. In search of stem cell hierarchy in the human breast and its relevance in breast cancer evolution. APMIS. 2005;113:903–921.

[8] Tot T. The role of large-format histopathology in assess- ing subgross morphological prognostic parameters: a single institution report of 1000 consecutive breast can- cer cases. Int J Breast Cancer. 2012;2012:395415.

[9] Tot T. The sick lobe concept. In: Francescatti DS, Silverstein MJ, editors. Breast cancer: a new era in management. New York, NY: Springer; 2014. p. 79–94.

[10] Tot T. Breast cancer subgross morphological param- eters and their relation to molecular phenotypes and prognosis. J OncoPathol. 2014;2:69–76.

[11] Amy D. Echographie mammaire: echoanatomie. JL mensuel d'echographie LUS. 2000;10:654–662.

[12] Aristida C-G. Atlas of full breast US. Ed. Springer Int. Publishing: Cham; 2016.

[13] Stavros AT, Rapp LC, Parker HS. Breast ultrasound. Philadelphia, PA: Lippincott Williams & Wilkins; 2004.

[14] Stavros T. Breast ultrasound. Philadelphia, PA: Lippincott; 2006.

[15] Amy D. Lobar ultrasound of the breast. In: Tot T, edi- tor. Breast cancer, a lobar disease. New York, NY: Springer; 2011. p. 153–162.

[16] Dolfin G, Chebib A, Amy D, Tagliabue P Carcinome mammaire et chirurgie conservatrice. 30e Seminaire FrancoSyrien d'Imagerie Médicale. Tartous, Syrie Durante E; 2006.

[17] Going JJ, Mohun TJ. Human breast duct anat- omy, the 'sick lobe' hypothesis and intraductal approaches to breast cancer. Breast Cancer Res Treat. 2006;97:285–291.

[18] Dolphin G. The surgical approach to the "sick lobe". In: Francescatti DS, Silverstein MJ, editors. Breast cancer: a new era in management. New York, NY: Springer; 2014. p. 113–132.

[19] Amoros J, Dolfin G, Teboul M. Atlas de Ecografia de la Mama. Torino: Ananke; 2009.

[20] Amy D. Millimetric breast carcinoma ultrasonic detection. In: Leading Edge conference Pr. Goldberg B. USA; 2005.

[21] Cooper AP. On the anatomy of the breast. London: Longman, Orme, Green, Bown, and Longmans; 1840.

[22] Nakama S. Comparative studies on ultrasonogram with histological structure of breast cancer: an exami- nation in the invasive process of breast cancer and the fixation to the skin. In: Kasumi F, Ueno E, editors. Topic in breast ultrasound. Tokyo: Shinohara; 1991.

[23] Gallager S, Martin J. Early phases in the development of breast cancer. Cancer. 1969;24:1170–1178.

第4章 乳腺的生理进化

Physiological Breast Evolution

Dominique Amy

女性的乳房从青春期的形成到老年的退化，一直都在不断地变化。为了更好地理解乳房的病理演变，必须完美地分析解剖元素所经历的转变。

在小女孩时期和青春期，乳房腺叶发育时，这样的分析是不容易进行的。正在发育的乳腺上皮在乳头后部压成一团，周围只有很少的脂肪组织。为了更容易了解腺叶的发育情况，我们选择在男性乳房发育症病例中扫描男性乳房。男性的乳房发育与女性完全相同，男性腺叶的体积比青春期女孩的稍大，但最重要的是，它们周围有更多的脂肪组织，这使得腺叶结构之间的结构更好区分。

在乳头下方和乳晕斑块后部，出现低回声导管轴，包裹在高回声结缔组织鞘中。它们大致是沿着"手套状"路线从乳头分叉。结缔组织，即筋膜、Cooper韧带的轮廓、覆盖膜的腺叶、苍白基质等，将随着乳房的生长变得更加明显。

腺叶像雏菊的花瓣一样围绕乳头展开。但是在这个发育过程中存在一定程度的不对称。首先出现的腺叶是位于乳房的外上象限（右乳房的9点钟方向至1点钟方向），最后出现的腺叶是位于内下象限（也是在右乳房的3点钟方向至7点钟方向）（图4.1～图4.8）。

发育顺序中的这些差异对成年时以及绝经后腺叶退化的大小有影响。腺叶的内部结构因激素环境不同而存在差异，高回声伴细导管走行，其直径在正常发育的外周非常迅速地变细，或相反，如果与短暂的青少年增生有关，则以低回声为主。沿着导管轴的小叶具有非常可变的外观，与增殖量相关（通常为腺叶增生）。

由于腺叶的体积很大且周围有少量脂肪组织，Cooper韧带在青春期几乎看不见或很难看见。

所有的血管（浅层或深层以及它们的吻合）用传统的多普勒很难发现（图4.9～图4.14）。

从青春期至25岁左右，乳腺腺叶通常占据几乎整个乳腺体积，其周围的脂肪层细小且不太厚。腺叶具有可变的超声结构，大致呈低回声，并随着发育进程分化更明显：腺叶和导管轴在腺叶的最上部和靠近乳晕周围区域的腺叶区更加发达。

在乳腺发育过程中，Cooper韧带变得更加明显，但在年轻女性中，下韧带（腺叶两侧的镜像）很少可见，因为它们卡在胸肌和腺叶下表面

D. Amy, M.D.
Centre du sein, Aix-en-Provence, France
e-mail: domamy@wanadoo.fr

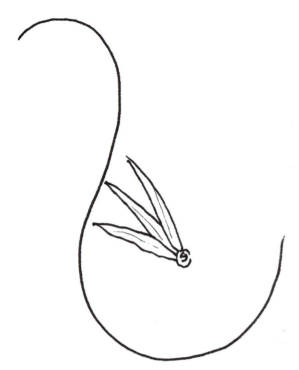

图4.1　第一腺叶早期发育（外上象限）

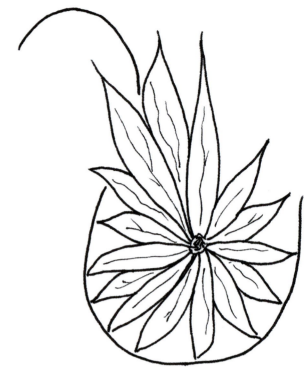

图4.3　成人乳头周围的腺叶

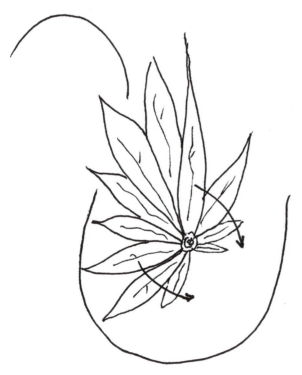

图4.2　腺叶向内下象限生长

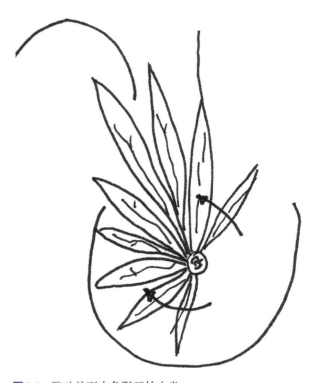

图4.4　腺叶从下内象限开始内卷

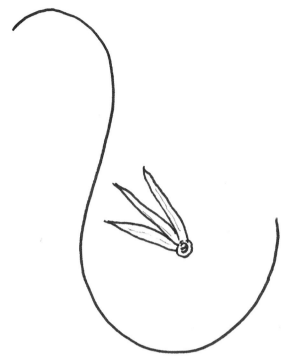

上。在乳晕后部的中央部很难识别腺叶的确切轮廓，而在腺叶的末端部分倾向于发散的外围非常清楚。

成年后，由于腺叶部分厚度会非常缓慢地失去，随之腺叶前后的脂肪组织开始出现，每一个腺叶的轮廓更容易通过两种类型的超声扫描（放射状或反放射状90°切面）跟踪。Cooper韧带是清楚可见的，并且由于腺叶的存在（无论是在它们的植入区中还是在韧带本身内），其内部分析更准确，这改变了它们的外观。

在腺叶的上边，韧带看起来像吊桥，将每个韧带连接到腺叶的凹面边缘。叶的下边通常更呈线性，布满细小的刺毛，与瞄准下筋膜的下韧带植入锥相对应。

导管和腺叶结构根据上皮增殖的重要性或无

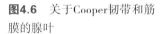

图4.5 外上侧象限迟发性残留腺叶

图4.6 关于Cooper韧带和筋膜的腺叶

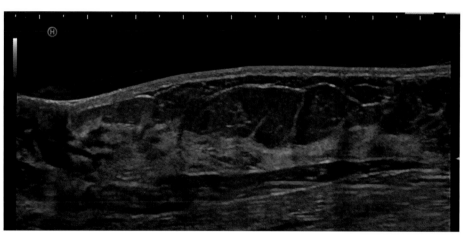

图4.7 导管轴（伴扩张）和腺叶（伴微囊肿）

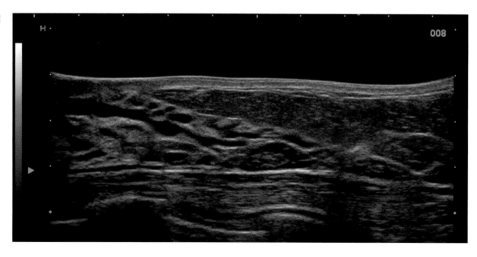

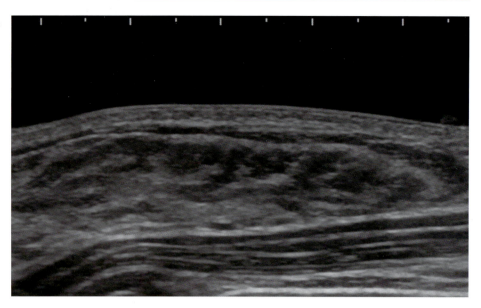

图4.8 腺叶：沿导管轴的腺叶增生

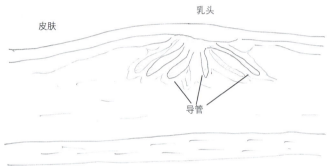 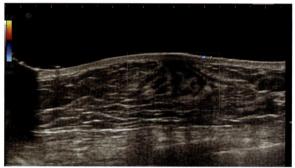

图4.9 青春期乳腺腺叶发育：乳晕后导管汇聚

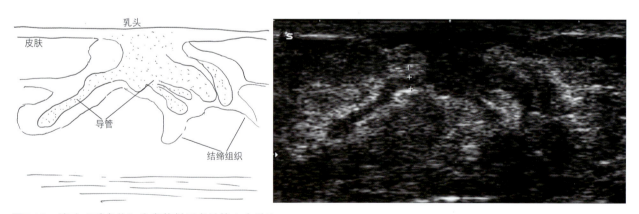

图4.10 腺叶"手套状"发育伴低回声导管上皮增生

图4.11 年轻女性腺叶具有重要生理意义的沿线性导管轴分布的小叶上皮增生

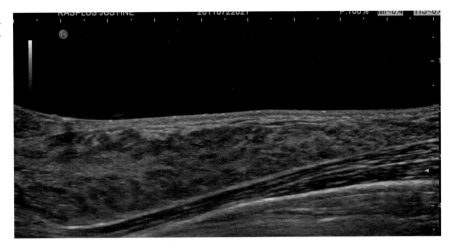

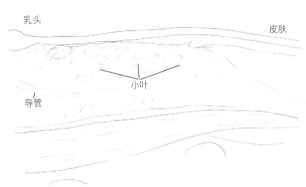

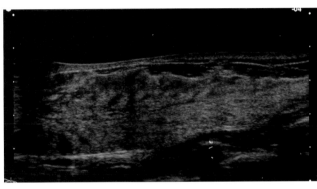

图4.12 年轻人腺叶外观:沿线性导管轴方向分布的高回声叶伴低回声腺叶上皮增生

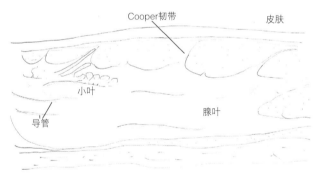

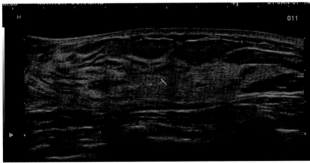

图4.13 典型成人腺叶，上Cooper韧带连接皮下浅筋膜

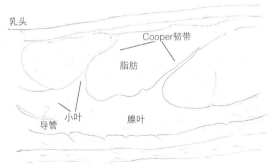

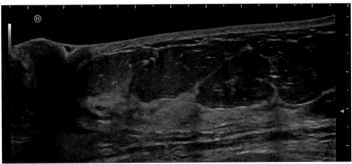

图4.14 绝经前腺叶退化：腺叶厚度变薄

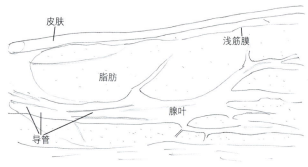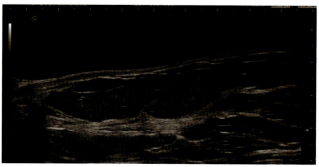

图4.15 绝经后脂肪从外周向乳头在不同导管轴间浸润

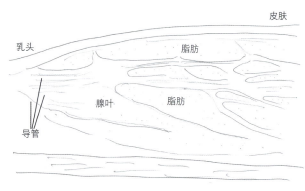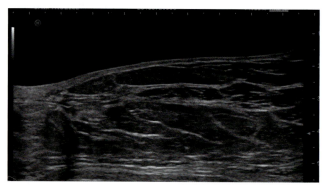

图4.16 腺叶退化，重要的脂肪进展分裂了导管轴（高回声结缔组织周围之间的低回声线）

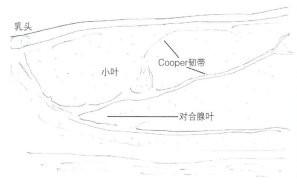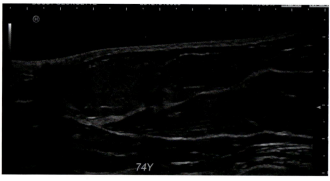

图4.17 残留的对合腺叶结缔组织（74岁老年女性）

增生而或多或少可见。腺叶数量随着患者年龄的增长而减少，首先减少的是下段和远端区以及韧带间的腺叶。

腺叶越退化，就越容易识别它们。在与导管轴成90°角的切面上，Cooper韧带呈星形分布，与腺体垂直或呈对角线（图4.15~图4.17）。

在绝经期及绝经期后，随着腺叶体积的减小和脂肪逐渐浸润填充在腺叶内，并拉开横轴（从外周开始并向乳头推进），腺叶退化增加。这种

脂肪转化伴随着腺叶（甚至是那些面对韧带的腺叶）、导管和Cooper韧带数量的重要减少。

腺体缩小，腺叶完全消失，首先影响位于内下象限的腺叶，然后影响内象限的腺叶，仅乳房外上象限的腺叶持续时间较长。最终，在乳头后部仅残留少数上皮结构。这种外观与乳腺X线片上脂肪全面消退的完全清空的乳房相对应。

因此，乳房发育的周期从一个小小的乳头发育到不对称的具有上皮、结缔组织和韧带的腺叶

结构，最后在整个乳腺的反向退化上结束。

　　乳腺的起源、生长和退化的腺叶概念只能通过超声扫描才能准确感知。这种演变模式只能通过导管–放射状超声技术来理解和分析。

　　没有其他乳腺成像技术能够直接显示解剖结构、形态类型和腺叶演变。

　　然而，对于这种理论模式（临床实践中经常遇到），有必要增加变异、非典型发展以及更罕见的现象，而且了解这些情况很重要（图4.18～图4.24）。

图4.18 乳头后方的早期导管发育

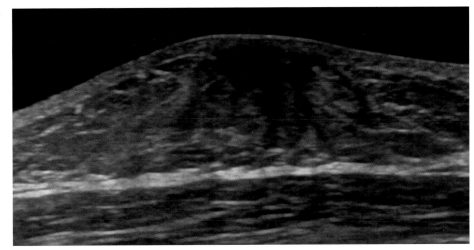

图4.19 年轻女性的腺体外观

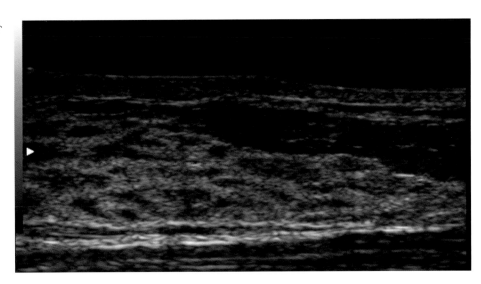

图4.20 成人腺体的外观

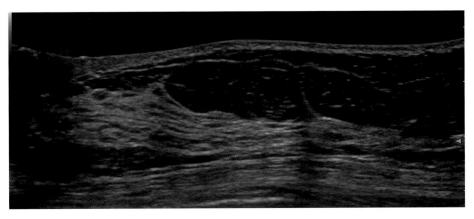

图4.21 绝经后腺体退化

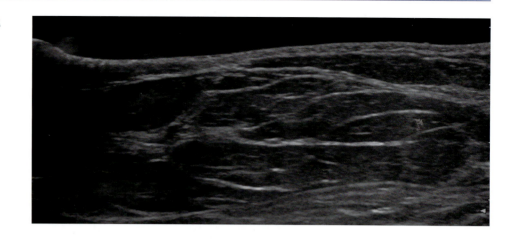

图4.22 纤维叶的形态

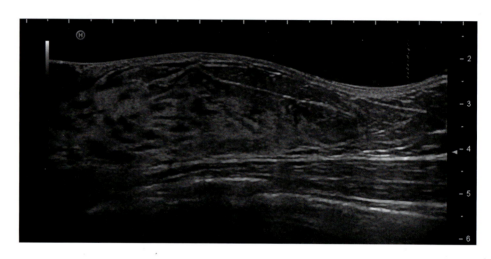

图4.23 腺体型腺叶

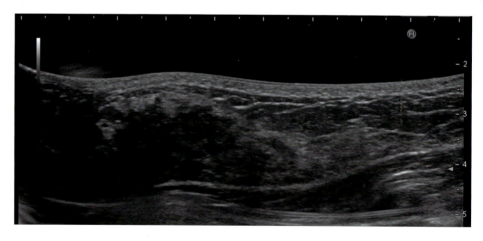

经典对合依次表现为：

– 下小叶及Cooper韧带间腺叶缩小。

– 浅表小叶消失，腺叶外变薄。

– 乳腺导管和Cooper韧带数量减少。

– 韧带的完全消失以及退化为结缔覆盖膜的腺叶

消失的过程，并不总是遵循公认的模式。

（1）在青春期早期，乳房的过早发育可能没有任何解剖学改变。

（2）女性可能会在绝经前早期出现乳房退化

图4.24 脂肪型腺叶

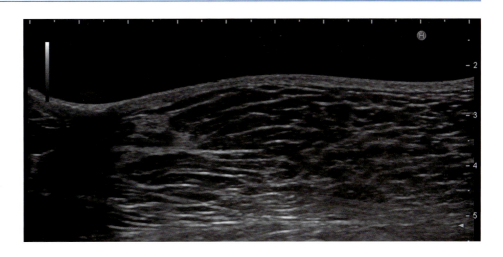

现象，但没有任何真正可识别的具体原因。

另一方面，在绝经后，（20%～30%的病例）没有腺叶退化是很常见的。年龄为70～80岁的女性常常保留完好的腺叶，尽管它未采取任何类型的治疗，然而在某些情况下，可观察到上皮增殖的重要迹象。对这些患者的生物学参数仍需进行补充研究（图4.25、图4.26）。

总的来说，也存在与某些治疗相关的生理变化，更具体地说，与激素治疗相关：长期的激素替代治疗往往会阻止退化。

妊娠和哺乳使乳房外观发生重大变化，腺叶明显膨大，形成致密的高回声肿块，在肿块内可以看到不同程度的导管进程，有时与短暂性囊性肿胀相关。压缩的脂肪组织完全消失或在腺叶

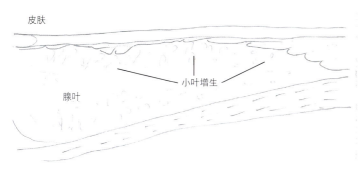

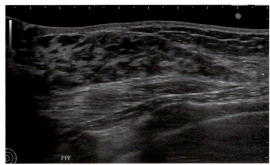

图4.25 典型的老年（71岁）女性腺叶上皮增生，见于20%～30%的绝经后女性

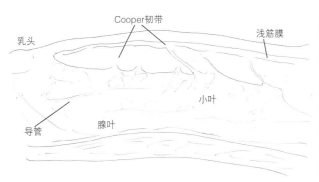

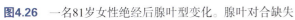

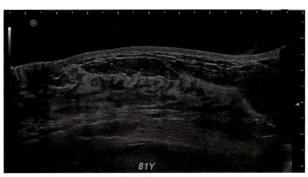

图4.26 一名81岁女性绝经后腺叶型变化。腺叶对合缺失

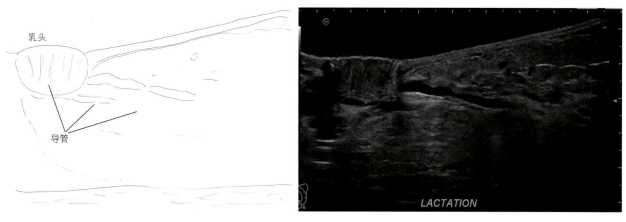

图4.27 哺乳期间典型导管扩张伴腺叶重构，经典解剖结构消失

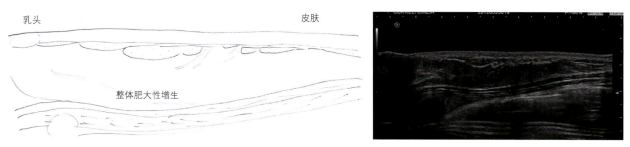

图4.28 腺型：小叶内部解剖结构被整体肥大性增生的导管和小叶完全掩盖

前减少成一条薄带。在炎症或创伤的情况下，手术后、放射治疗后和植入植入物后，也会出现变性。整个良性的范围以及恶性病理产生更多的腺叶内局部改变（图4.27）。

具体的修改将在后面的章节中提到。

当然，存在着一种与上皮增生相关的主要生理变化，其深深地改变了腺叶的外观和内在。考虑到它的重要性，也考虑到既往并没有太多的描述，甚至在许多关于乳腺成像的图书中它被完全忽略了，因此有必要回顾解剖病理学的基本概念，专门用整整一章讨论上皮增生。

为了总结这一章关于生理变化的内容，让我们回顾一下，乳房有3种形态学类型：腺型、纤维型和脂肪型（图4.28~图4.30）：

– 腺型：腺叶具有相当重要的低回声外观。虽然不是说不可能，但区分可能很困难，在一些极

端的情况下位于各个腺叶和导管之间。

– 纤维型：高回声腺叶内有明显以纤维为主的组织，掩盖了大部分低回声上皮结构。

– 脂肪型：结缔组织和上皮组织被大量脂肪组织覆盖，改变了腺叶的常见外观。导管周围的结缔组织鞘被大量低回声的脂肪扭曲。

– 然而，需要指出的是，绝大多数乳腺超声与这些极端病例无关。乳腺超声显示高回声叶及其常见的上皮结构符合典型的进化过程。腺体的外观可能对应这3种形态类型之一，脂肪型、腺型或纤维型，但仅在中等程度上。

– 如果腺叶超声扫描看起来复杂且难以解释，则必须不断参考自身对腺体解剖采用严格的技术与良好的机械设备。

– 在这些情况下，乳腺概念实现了其全部意义：从精确的解剖学研究，到腺叶的上皮结构的分

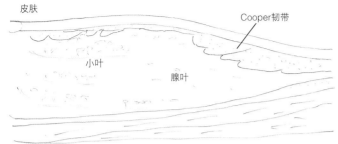
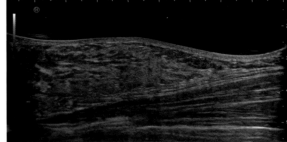

图4.29 纤维型以结缔组织为主，掩盖上皮结构

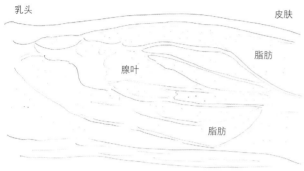
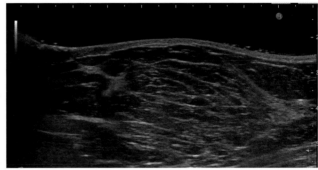

图4.30 脂肪型：导管轴间脂肪浸润（38岁女性）

析，再到它们的演变和/或退化的知识，以及对这些变化的理解，无论是生理的或者治疗后的，使得我们更容易检测乳房的最初病理改变。由于"病态腺叶理论"（Tot）的贡献，乳腺检查变得越来越全面，这成为更适应每个患者早期诊断、早期治疗的重要基础。

参考文献

[1] Teboul M. Practical ductal echography, guide to intelligent and intelligible ultrasonic breast imaging. Madrid: Medgen SA; 2004. p. 240–340.

[2] Teboul M. Advantages of ductal echography (DE) over conventional breast investigation: the requirement for an anatomically led breast ultrasonography. Med Ultrason. 2010;12:32–42.

[3] Amy D. Lobar ultrasound of the breast. In: Tot T, editor. Breast cancer, a lobar disease. New York: Springer; 2011. p. 153–162.

[4] Teboul M. A new concept in breast investigation: echohistological acino-ductal analysis or analytic echography. Biomed Pharmacother. 1988;42: 289–296.

[5] Gallager S, Martin J. Early phases in the development of breast cancer. Cancer. 1969;24:1170–1178.

第5章 导管上皮增生

Epithelial Hyperplasia

Dominique Amy, Tibor Tot, Giovanni Botta

摘要

（1）乳腺超声技术的显著改进使我们能够发现与上皮细胞增生相对应的影像改变。

（2）目前，无法通过超声区分不同阶段的增生和原位癌。

（3）识别增生的益处在于，它可以筛查出高风险的女性（根据临床情况），这些女性应通过所有的乳腺相关影像学技术详细的检查并接受特殊的监测。

（4）最新研究进展能够区分小叶性病变和导管性病变。

考虑到遇到质疑意见的数量，我们用一章的篇幅来描述超声显示的上皮细胞增生似乎是一个挑战。

第一类质疑来自我们的一些同行，他们拒绝接受超声可以识别增生的观点。对他们来说，这简直是荒谬的，因为增生的诊断完全属于解剖病理学领域，而超声仅仅是一种成像方法。

第二类质疑来自这样一个事实，即大多数同行在接受询问时承认，他们无法想象超声可以做出这样的诊断，因为以前从未做过这样的诊断。

第三类质疑与一个事实有关，允许对乳腺结构进行整体研究的10cm×10cm的大解剖病理切片没有被使用，因为我们的同行仍在实验室中使用小的2cm×2cm切片工作。

最后，我们可以补充一点，病理学分类往往很复杂，在区分普通型导管增生（UDH）与导管原位癌（DCIS）或小的早期癌方面相对缺乏准确性，挫伤了超声医师的热情。

然而，正是这些障碍使这项研究富有启发性，希望未来的技术进步能够克服所有困难。Tot和Botta的观点具有重要意义（图5.1）。

结果显示，上皮结构受增生的影响其外观与腺叶周围的脂肪组织非常相似。因此，对于明确区分什么是腺体上皮组织和周围间质组织是绝对必要的。在腺叶内，必须特别分析一个区域：人们已经注意到，大量病变位于Cooper韧带根部的TDLU水平以及韧带轴和导管轴的连接处（图5.2），这使得叶内腺泡—导管结构的检查变得更加容易：只需沿着导管轴，关注Cooper韧带的接合点即可。

D. Amy, M.D.
Centre du sein, Aix-en-Provence, France

T. Tot, M.D., Ph.D.
Department of Pathology and Clinical Cytology,
Falun Central Hospital, Falun, Sweden

G. Botta, M.D. (✉)
Department of Pathology, Sant Anna Hospital,
Torino, Italy
e-mail: giovanni.botta@unito.it

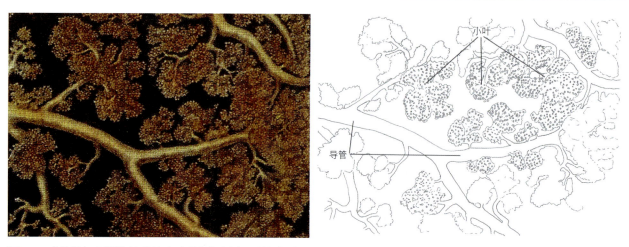

图5.1 哺乳期妇女膨胀的乳腺小叶彩色解剖病理学的标本（Cooper A.P 1840:On the anatomy of the breast. Wellcome Institute library, London.）

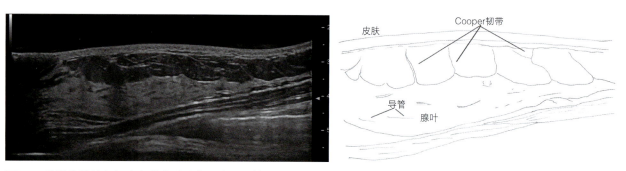

图5.2 以纤维结缔组织为主的小叶呈高回声，导管和/或小叶上皮结构不清，其上皮厚度小于1mm，超声无法辨析

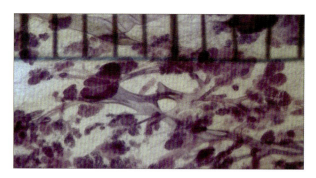

图5.3 解剖病理切片显示终末导管小叶单位连接不同的导管（courtesy of Pr. T. TOT）

受UDH影响的腺泡—导管轴有哪些超声改变？如果没有上皮增生，导管和小叶都不容易辨析。

有人注意到导管和/或小叶结构加宽，呈低回声"实性样"外观，内部回声均质，偶尔可见中央导管无回声液性暗区（图5.3）。

根据UDH/ADH（非典型导管增生）阶段性的发展，可以清晰看见导管轴或小叶，或多或少地将其描绘出来。在更多的增生晚期的病例中，它们表现为不均匀的聚集性低回声团块。根据发展的阶段导管轴或多或少发生扭曲或线性改变；小叶呈卵圆形、梨形或浓密状密集发展的阶段。导管或小叶周围的间质组织与导管本身的组织之间声阻抗的巨大差异使我们能够识别UDH。导管或小叶上皮结构的区别使我们能够更好地评估观察到的病变的起源。

在青春期，腺叶或多或少显示出重要的特征性小叶和导管扩张。这种短暂的形态后来会随着年龄的增长而改变。这种超声表现可能被不恰当地描述为"蜂窝状"或"虎皮状"表现，而事实上这只是意味着青少年上皮增生。但是对它的分析并不意味着诊断的不敏感，相反，可以用它精确理解每个乳房中包含数千个小叶的腺叶的内部结构变化（图5.4）。

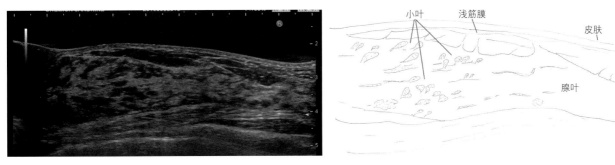

图5.4 在高回声小叶内，一些导管或小叶上皮结构显示普通型上皮增生，导管为UDH，小叶为ULH。随着它们体积的增大，由于声阻的变化，导致内部结构的改变可以表现为回声可见

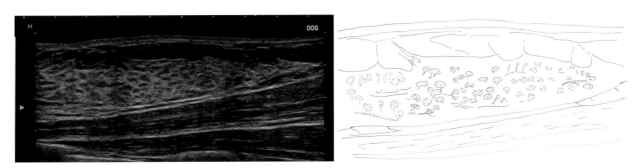

图5.5 青春期少女或年轻女性主要有以实性的小叶为主的特征性外观，小叶和导管因短暂的青春期增生而变形。经常使用的术语（纤维性腺体组织、乳腺层、异质区的改变）暴露了分析中的缺陷，我们必须单纯地强调年轻女性乳腺小叶中良性上皮增生的特征

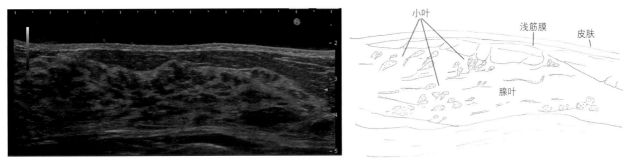

图5.6 年轻女性导管和小叶增生的主要表现：小叶内结构呈低回声

在成年女性中，无增生的腺叶表现为均质的高回声，或多或少可见细导管—小叶低回声结构。

在UDH的病例中，位于靠近乳晕区或乳晕后部的腺叶上导管沿线的小叶上皮易发生扩张。在绝大多数病例中，下部或远端导管和小叶的扭曲和扩张程度较低（图5.5、图5.6）。

ULH小叶可以位于Cooper韧带上，这会导致

其增厚。Cooper韧带不仅仅是连接和支撑结构，它们还伴随于腺叶的延伸。

在腺叶在腋窝延长处出现"非典型"发育，或偶尔产生一定距离（胸骨外侧、胸外侧、锁骨下区、沿Giraldes韧带），则在乳房X线片上似乎显示为孤立的"小叶岛"，对应于偏心不透明斑点。在这个基础上，UDH /ADH体征与纤维微囊病性营养不良、腺病或硬化性腺病的同时发生并

不罕见。因此，对乳腺上部周边进行超声扫描是必要的，以避免忽视这些组织结构的变异。UDH可以自发退化或持续很长时间而没有任何进展。

Gallager和Martin以及De Brux将增生描述为预测良性或恶性病理性发展的一个过程。定期使用激素治疗后明显增加了绝经后UDH /ADH超声图像的持续性（图5.7～图5.9）。

然而，超过20%的未接受激素替代治疗的患者，绝经前的腺叶在绝经后持续存在（没有或几乎没有退化），并伴有明显的上皮增生迹象。

为了能够确定通过超声可以观察到腺叶病变的性质，在20世纪90年代，我们在低回声叶内区进行了多次超声引导穿刺。与解剖病理学结果完全一致，证实了上皮存在增生，这使得我们能够描述

UDH / ULH的超声特征性图像。当然，我们现在可以避免在这些特定区域进行不必要的穿刺。

尽管如此，虽然超声只是一种成像技术，但它能够让我们对高风险的患者定期进行乳腺X线片和超声方面的密切监测。这两种技术的结合至关重要。

对乳腺解剖的准确理解和对生理变化的分析，特别是上皮增生结构的认识，标志着对乳腺病理学的理解有了进步，并迈出了重要的一步。幸运的是，在有疑问的情况下，如果需要，结合临床和乳房X线检查信息和MRI，以及发展的迹象应该促使我们减少诊断的错误。

术语"乳腺增生性疾病"通常用于涵盖组织学上相似的病变，例如普通型导管增生、非典

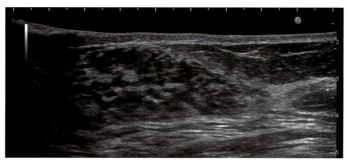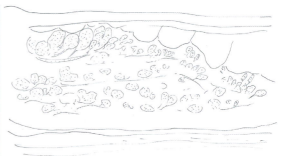

图5.7 当小叶内容物的外观非常不均匀、存在一定程度的解剖学上的混乱以及小叶和导管扩张混合时描述更棘手，因此这使得区分存在困难。小叶肥大的外观掩盖了杂乱组织内扭曲、膨胀的导管轴，显示了超声探查的局限性

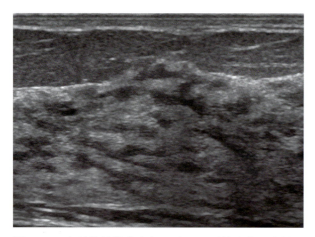

图5.8 几个导管的扩张类似于图5.9：导管腔表现为低回声模式

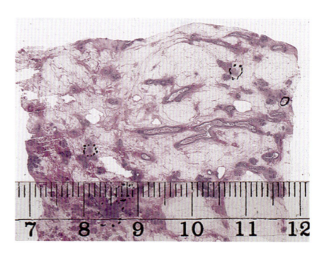

图5.9 充满上皮细胞的不同导管扩张的大尺寸解剖病理切片（courtesy of Pr.T. TOT）

型导管增生和柱状细胞的有或无非典型性的病变（最后一种常被称为平坦型上皮非典型性）。这些病变的共同组织学特征是导管、小叶或两者的上皮细胞层呈复层细胞层。

乳腺的正常导管和小叶显示单层上皮细胞和肌上皮细胞。在肌上皮增生中，导管和腺泡周围存在一层以上的肌上皮。在上皮增生中，存在复层上皮细胞，导管和小叶的管腔被上皮细胞层部分填充而变窄，或完全填充而消除。在某些情况下，管腔也可能扩张。导管有规律地增厚，小叶稍增大。这使得放射线检查更容易发现增生的导管和小叶。

普通型导管增生是一种良性病变，但它与随后发生乳腺癌的风险略微增加（1.5~2倍）有关。未发现与普通型导管增生相关的一致遗传性变化。这种病变的组织学特征是管腔内存在多形性小细胞群。细胞间距不规则，受累导管周围可见不规则裂缝状间隙。该细胞群在细胞表型上呈异质性表达，可以通过雌激素受体和/或细胞角蛋白5/6的染色来追溯。

非典型导管增生是一种不同于普通型导管增生的病变，尽管它们的名称相似。非典型导管增生在组织学外观和表型上与低级别导管原位癌相似。其特点是在小叶腔内存在单一形状的小细胞群（很少有导管），雌激素受体弥漫强阳性表达和细胞角蛋白5/6的低表达。非典型增生常见的突变基因也与低级别导管原位癌相同。非典型导管增生与随后发展为乳腺癌的风险中度增加（3~5倍）相关。

柱状细胞改变是一种以导管和/或小叶内一层或数层高圆柱形上皮细胞和细胞质突起（顶端突起）为特征的病变。柱状细胞改变为单层，柱状细胞增生为多层。这些细胞可能会表现出细胞和细胞核的异型性。如上所述，柱状细胞改变和柱状细胞增生的异型性也称为平坦型上皮细胞异型性。平坦型上皮细胞非典型性常与小叶瘤变和低

级别浸润性癌有关。

除了增生外，许多其他病变也可导致小叶增生。腺病、化生过程或腺泡的微囊性扩张经常引起上皮增生。腺病也是一种增生性病变，但在这种病变中，腺泡的数量增加而腺泡的上皮细胞保持单细胞层。腺病、化生和囊性病变的多种变体经常出现，因此被认为是乳腺组织的正常组成部分。

5.1 导管内/小叶增生

小叶及其终末导管被称为终末导管小叶单位（TDLU）。这代表了乳房的结构和功能单元（图5.10）。

正常的小叶由数量不等的盲端小管组成，也称为腺泡，每个小管具有典型的双细胞层。它由内（腔内）上皮细胞层和外（基底）肌上皮细胞层组成（图5.11）。

当上皮细胞数量增加时称为增生。

增生可发生在导管（导管增生）或小叶（小叶增生）。根据其结构和细胞学特征，局限于乳腺导管小叶系统的上皮增生通常分为五大类：

（1）普通型导管增生（UDH）。

（2）非典型导管增生（ADH）。

（3）导管原位癌（DCIS）。

（4）非典型小叶增生（ALH）。

（5）小叶原位癌（LCIS）。

这些病变的临床重要性如下：

– 筛查时代的相对常见病变（在乳房X线摄影筛查之前，它们是偶然发现的）。

– 对这些病变的发病史了解甚少（需要进一步研究）。乳腺良性疾病的统一分类和报告需要更好地描述乳腺良性疾病的特定病理与乳腺癌风险增加的关系。

– 即使它们是浸润性乳腺癌的非前体性病变，我

图5.10 终末导管小叶单位
（TDLU）系统：女性不同
的生理周期（a，绝经期；
b，青春期后）的正常形态

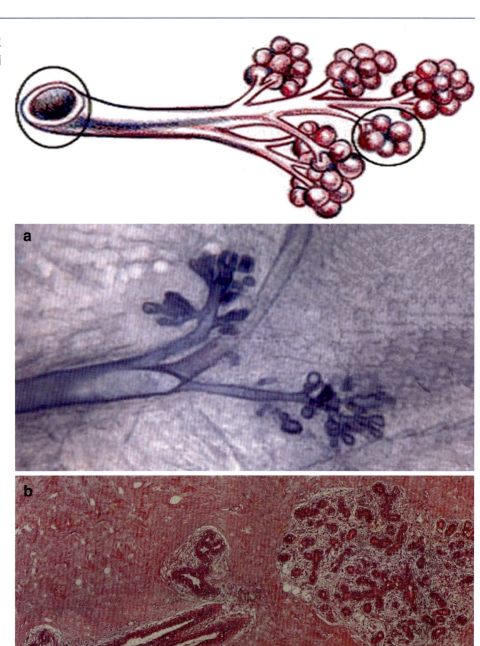

们也发现它们发展为浸润性乳腺癌的风险增加
（每组的风险不同）。

5.1.1 普通型导管增生［UDH，或无非典型性的导管增生或导管上皮内瘤变（DIN1A）］

UDH是导管内壁细胞的良性上皮增生。这些
细胞有扩大导管轮廓的趋势，在管腔内形成次级
管腔，形成边窗样，最终完全填充和扩张导管。

这些细胞都是良性的，呈无序生长模式，细
胞核大小、形状和方向各不相同。细胞排列没有
极向，也没有呈规则的流水样。没有或很少见核
分裂象。换句话说，在正常的增生中，细胞的模
式非常接近正常。周围间质无改变，如弹性纤维

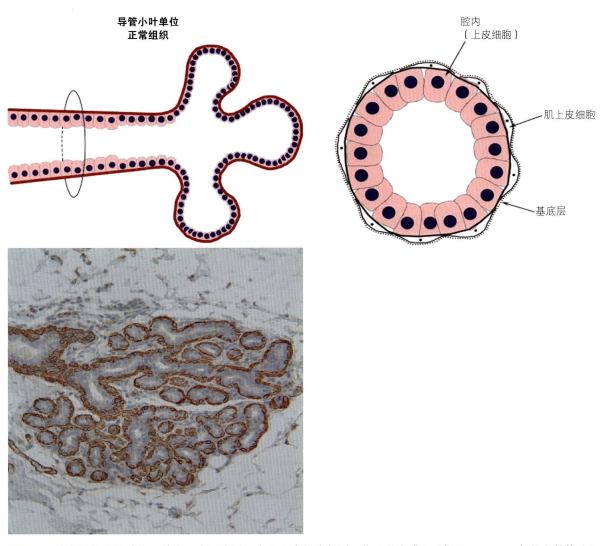

图5.11　终末导管小叶单位。单个上皮细胞层，由肌上皮细胞包围，位于基底膜上（据Modena 2006年的文献修改）。下图：终末导管和小叶都被肌上皮细胞包围（肌动蛋白免疫组化标记，棕色染色）（100×）

增生、成纤维细胞增生或反应性单核细胞浸润。

坏死少见。如果增殖的结构和细胞学特征支持UDH的诊断，那么罕见的坏死并不排除UDH的诊断。

在某些情况下，终末导管小叶单位的增生性上皮表现为所谓的柱状改变，其表现为单层或双层柱状细胞，这些细胞大小和形状规则，具有相对平坦的核特征，并与基底膜垂直排列。细胞核大小一致，卵圆形，染色质细腻。细胞腔面可见顶端突起和胞质小泡。导管腔内经常有分泌物和微钙化（表5.1）（图5.12）。

表5.1　普通型导管增生

细胞学特征	结构特征
细胞大小、形状和取向上的异质细胞群	实性、开窗或微乳头状
细胞核的大小、形状和位置不同	管腔不规则，大小和形状多样
雌激素受体（ER）：不均匀表达	特殊类型："柱状细胞病变"伴微钙化
增殖指数（Ki67）：低表达	
高分子量细胞角蛋白（CK）：马赛克样表达	

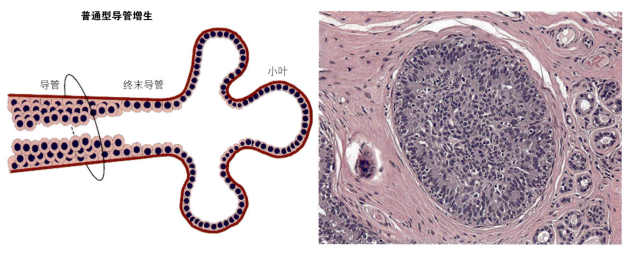

普通型导管增生

导管　　　终末导管　　　小叶

图5.12　普通型导管增生（UDH）：据Modena 2006年的文献修改的示意图（左图）和组织学示例（100×）（右图）

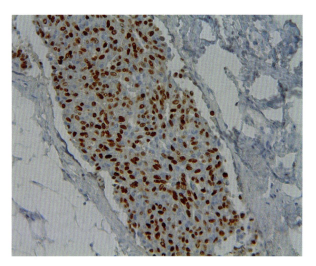

图5.13　普通型导管增生（UDH）通常呈现雌激素受体的不均匀表达（ER免疫组化，细胞核棕色染色）（100×）

5.1.1.1　病灶大小

这些病变的范围大不相同：从几毫米（如果涉及一个或几个终末导管）到几厘米（如果涉及整个腺叶）。

5.1.1.2　免疫表型和遗传学

UDH细胞表现出雌激素受体（ER）的异质性表达。有些细胞呈强阳性，有些细胞呈弱阳性，有些细胞呈阴性（图5.13）。所有细胞增殖指数（Ki67）均较低。

高分子量细胞角蛋白（CK）的马赛克表达模式（如CK5/6抗体所示）。

5.1.1.3　临床病程和预后

增生不会引起任何症状、疼痛或可以触及的肿块；它通常在筛查性乳房X线检查中被偶然发现。

确定诊断只有通过组织学检查才有确定。诊断是通过细针抽吸活体组织检查，选取其中细胞或一块组织在显微镜下检查。

至于普通型导管增生（无异型性）会不会增加继发乳腺癌的风险（相对风险1.27～1.88），除非有明显的家族史。UDH病变不直接代表癌前病变，而是乳腺癌风险普遍增加的标志。最近一项对1972—2010年发表的回顾性和前瞻性观察研究的综合分析报告总结了无异型增生的增生性疾病后乳腺癌的风险估计为1.76（95% CI：1.58～1.95）。患有良性增生性乳腺疾病的女性应该更严密地坚持每年筛查一次。

目前，没有预后因素或生物标志物可用于确定UDH患者患浸润性乳腺癌的风险增高。

乳腺良性疾病的统一分类和报道需要更好地

描述乳腺良性疾病的特异性病理与乳腺癌风险增加之间的关系。

5.1.2 非典型导管增生〔ADH，或导管上皮内瘤样病变1B（DIN1B）〕

ADH是一种非常微小的上皮细胞增生，局限于乳腺导管—小叶系统，累及1~2个导管或2个导管间隙，其总体积最大直径为2mm，并部分由普通型导管增生甚至正常的上皮细胞肿瘤细胞群结合组成，类似于低级别DCIS中所见。低级别导管上皮瘤变的特征是具有低级别细胞核、单一细胞生长方式、在管腔形成钢性桥（罗马桥）（图5.14）。一种特殊类型显示柱状上皮改变（图5.15）。

换句话说，非典型导管增生的诊断是有定量和定性标准的。在数量上，病变不应累及2条以上的导管或大于2mm；定性上，在同一导管中，常见导管增生和低度导管上皮内瘤变的形态学特征共存。

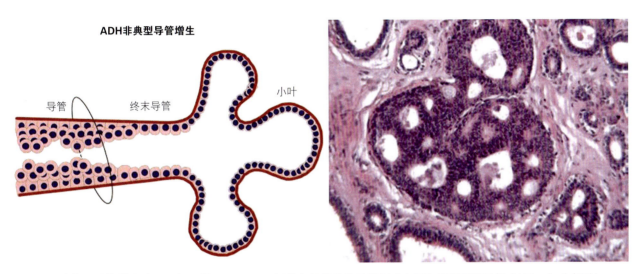

图5.14 非典型导管增生（ADH）：据Modena 2006年的文献修改的示意图（左图）和组织学示例（100×）（右图）

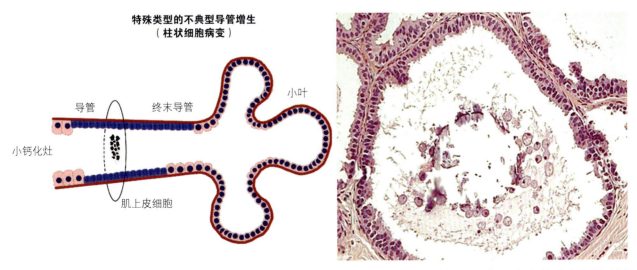

图5.15 特殊类型的不典型导管增生（柱状细胞病变）：据Modena 2006年的文献修改的示意图（左图）和组织学示例（100×）（右图）

非典型导管增生（ADH）的定义来源于外科手术切除标本，并依赖于组织学、形态学和大小范围的综合标准。因此，在空心针活检中，准确诊断ADH是不可能的。使用空心针活检枪所能获得的组织样本有限（通常是通过定向方法找到小钙化灶），可能无法提供足够的材料来明确诊断非典型导管增生（表5.2）（图5.16）。

5.1.2.1　病灶大小

根据定义，ADH≤2mm（图5.16）。

5.1.2.2　免疫表型和遗传学

有时非典型导管增生与低级别导管原位癌的鉴别是非常困难的，并且可能被病理学家认为是个可重复性差的诊断。

免疫组织化学染色有助于区分普通型上皮增生与轻度非典型导管增生或低级别的导管癌的典型病例。

ADH细胞通常表现出ER的弥漫性强阳性表达，并且增殖指数（Ki67）较低。通过CK5/6免疫组化的染色高分子量CK低表达。

遗传学研究已经确定了一些常见的基因组改变，包括16q和17p的丢失和1q的增加；这些遗传异常与低级别DCIS中的遗传异常相似（表5.2）。

5.1.2.3　临床病程和预后

ADH与随后发生乳腺癌的风险增加有关（比乳腺正常的女性高3.5～5倍）。最近发表的评估活检证明，良性乳腺病与患乳腺癌风险的研究的荟萃分析报告ADH的综合风险估计为3.28，总结风险估计为3.28（95% CI：2.54～4.23）。这些癌在双侧乳腺中的发生率大致相同。并且癌的风险程度在一定程度上由一系列异质性的病变导致。鉴别非典型导管增生和低级别导管原位癌有时非常困难，在病理学家中可能被认为是一种重复性差的诊断。

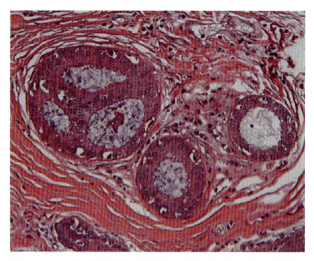

图5.16　非典型导管增生病例。根据定义，病变范围≤2mm

表5.2　非典型导管增生

细胞学特征	结构特征
两种类型的导管细胞： 1. 典型细胞（正常或普通型增生） 2. 与低级别导管原位癌相似的非典型细胞	非典型细胞增殖： - 罗马桥 - 微乳头型 - 筛状结构 - 实性结构 - 柱状改变（图5.15）
雌激素受体（ER）：高表达	微小病变：不超过2个导管或2mm的范围
增殖指数（Ki67）：低	
高分子量细胞角蛋白（CK）：缺失	

ADH不会引起任何可以感觉到的症状、疼痛或肿块；它通常因一次偶然的乳房X线筛查而被怀疑，并经空心针活检由组织学检查确诊。其标本的主要成分会影响临床的诊断。

许多人认为，在空心针活组织检查中发现非典型增生是进行手术切除的一个适应证，因为在有限的标本中，不能排除增生可能与更严重的病变有关。在大范围切除标本或按象限切除术的标本中发现ADH必须进行仔细的组织学检查，以选择最佳的临床治疗路径（随访或内分泌治疗或如果与DCIS相关，后续还要放疗）。与DCIS无关的ADH患者通常通过密切随访进行管理。

抗雌激素药物（三苯氧胺和芳香化酶抑制剂）也可用于降低患乳腺癌的风险。目前，没有生物标志物可以确定哪些ADH患者更容易发展为浸润性乳腺癌。

一些临床因素，如患者年龄小、家族史和致密乳腺增加了ADH患乳腺癌的相关风险。确定预防策略之前，应首选基于多种因素的个人风险评估。

5.1.3 导管原位癌［DCIS，或导管上皮内瘤变（DIN1C）］

导管原位癌（DCIS）是一组异质性病变，其共同特征是肿瘤上皮细胞局限于乳腺导管小叶单位，未浸润基底膜。有时癌细胞沿着导管向下扩散（累及小叶）（图5.17）。但在临床表现、组织学特征、生物标志物特征、遗传和生物潜力方面存在差异。

在大多数情况下，DCIS以单中心、叶状分布

累及乳腺；真正的多中心病灶并不常见。

病理学专家指出，阻碍对DCIS开展进一步研究的原因是其生长方式的多样性。虽然导管原位癌的分类在世界范围内尚不被接受，但在常规实践中，我们根据两个特征对DCIS进行分类：生长形态（筛状、乳头状、微乳头状、实性和粉刺癌）和核的形态、核分裂象及坏死的存在来判定分化程度（分化良好、中等或低，或G1、G2或G3）。判定等级与核异型性和核分裂象的数目相关。根据美国病理学研究的建议，坏死分为广泛性的（如粉刺癌）或局灶性的。

低级别（G1）DCIS具有明确细胞膜的小细胞，其大小、形状和位置均一，包含单形、规则的细胞核，核仁小。低级别DCIS的细胞与非典型导管增生相似，但病变累及两条以上导管（延伸＞2mm）。生长模式和分化程度之间没有相关性，但筛状的和微乳头状的通常是低级别病变（图5.18）。

相比之下，高级别（G3）DCIS由大而多形的细胞组成，这些细胞核具有不规则的染色质和明显的核仁，核分裂象多久，具有异型性。常出现中心性粉刺样坏死。实性和粉刺癌的生长模式是

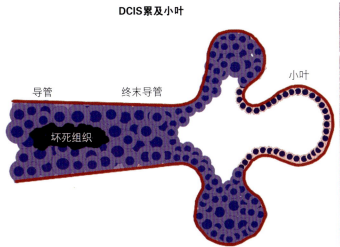
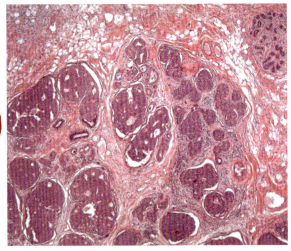

图5.17 DCIS癌细胞沿导管扩散至小叶（小叶癌变）（左图，据Modena 2006年的文献修改的示意图；右图，组织学标本，100×）

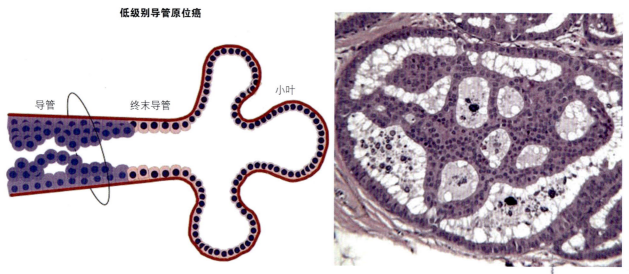

低级别导管原位癌

导管　　　　终末导管　　　　小叶

图5.18 低级别导管原位癌（DCIS）：据Modena 2006年的文献修改的示意图（左图）和组织学示例（100×）（右图）

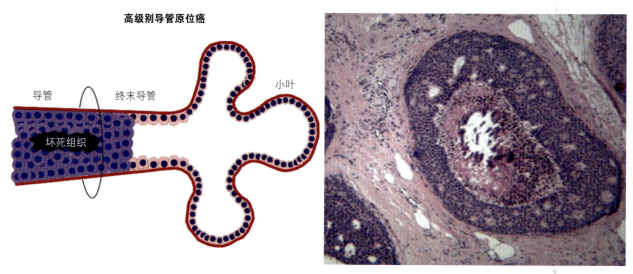

高级别导管原位癌

导管　　　　终末导管　　　　小叶

坏死组织

图5.19 高级别导管原位癌（DCIS）：据Modena 2006年的文献修改的示意图（左图）和组织学示例（100×）（右图）

高级别DCIS的典型特征。坏死灶中心常有钙化，在乳房X线片上常表现为线状、分支状或铸件型（图5.19～图5.21）。

如前所述，当肿瘤细胞处于低级别和高级别DCIS的标准之间时，即可诊断为中级别（G2）DCIS。生长模式可能为实性、筛状、微乳头状或乳头状，细胞可形成拱廊或桥状，可能难以分类，并且往往表现出比高级病变和细胞极化更少的核多形性。即使是局灶性的坏死，其病变至少

达到了G2。钙化很常见，通常呈圆形和层状（沙砾状），并沉积在管腔内。这些钙化可通过乳房X线检查发现。

成纤维细胞增生伴胶原沉积（促结缔组织增生反应）、慢性炎症和血管增生（血管生成），常见于受累部位周围的间质。这些间质改变可能提示乳腺组织出现了明显的改变。乳头受累（Paget病）常与高级别DCIS相关。

大多数病理学专家认为核级、坏死以及与

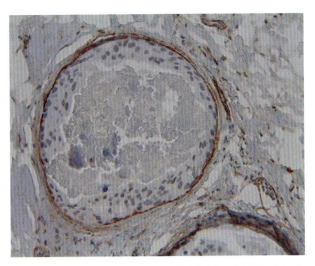

图5.20　高级别DCIS：扩大的导管周围有一层肌上皮细胞（肌动蛋白免疫组化，棕色染色）（100×）

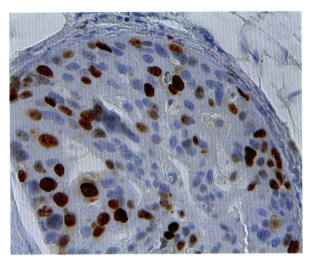

图5.21　高级别DCIS：高增殖指数（Ki67免疫组化，棕色染色的细胞）（125×）

切缘的距离被认为是与局部复发相关的决定性因素。DCIS的范围（大小）对于评估局部复发的风险也很重要，因为肿瘤体积较大的DCIS会增加边缘受累或漏诊的风险。

5.1.3.1　新分类

在分子研究中表明，UDH和ADH/DCIS都存在基因突变，Tavassoli引入了一个新术语，将导管原位癌和小叶原位癌分别更名为导管上皮内瘤变（DIN）和小叶上皮内瘤变（LIN）。在这一分类中，DIN分为三级量表（DIN1-3），DIN1又分为三级：DIN1A，对应平坦型上皮非典型；DIN1B，对应非典型导管增生；DIN1C，相当于高级别（G1）导管原位癌。DIN2对应于中级别（G2）导管原位癌，DIN3对应于低级别（G3）导管原位癌（表5.3）。

DIN分类简化了导管和小叶病变的术语，删除"癌"，以更简单的术语满足了临床医生的需要，以便更好地向患者解释病理报告。但是DIN/LIN术语可能暗示从低级别病变到高级别病变的预期进展，同时这可能是不真实的。

表5.3　新、旧导管原位癌（DCIS）分类比较

旧术语	新分类（根据参考文献[21]）[a]
非典型性的平坦型上皮	DIN1A
非典型导管增生	DIN1B
低级别（G1）导管原位癌	DIN1C
中级别（G2）导管原位癌	DIN2
高级别（G3）导管原位癌	DIN3

[a]: Tavassoli FA. Mod Pathol. 1998;11（2）:140–154

5.1.3.2　病灶大小

DCIS的范围是指DCIS所累及的具有导管和小叶的乳腺组织的体积。DCIS的范围延伸很大，从0.1cm到累及乳腺的所有4个象限。由于导管系统是一个复杂的三维结构，很少肉眼可见，因此没有一种简单而精确的方法来测量范围。乳房X线检查会压缩和扭曲导管系统。超声可以对乳腺叶进行精确的研究，但通常无法检测到DCIS和微钙化。此外，手术切除后的乳腺标本通常会变平，并可能扭曲导管系统。目前，确定DCIS范围的首选方法是连续切片并对乳腺标本完整取材。

5.1.3.3 临床表现

　　一种准确评估乳腺原位癌范围的常规的诊断方法是使用大尺寸（10cm×8cm）连续组织学切片。这种方法对于常规诊断是可行的。这种组织学方法增强了乳腺X线与病理的相关性，记录了病变，以便对疾病的范围和分布进行充分和可重复性的分析，并保留了病变之间以及与周围手术边缘的关系。这种方法允许病理学家研究DCIS的扩展和清晰的边缘，这些参数与局部复发率显著相关（图5.22）。乳腺导管原位癌（DCIS）在乳腺钼靶筛查之前是一种少见的诊断病变，但现在占所有乳腺癌的20%～30%。

　　临床上，大多数DCIS都是由乳房X线微钙化引起的。然而，高达30%的DCIS病变可能与其他乳房X线检查结果同时出现，如结构改变（结缔组织增生反应）。

　　不太常见的是，DCIS表现为可触及肿块或与病理性乳头溢液相关（乳头Paget病）。有时它们是在另一种异常而切除的乳腺组织中偶然发现的。

5.1.3.4 生物标志物和遗传学

　　低级别DCIS病变通常表现为ER和孕酮受体（PR）的弥漫性强阳性表达和低增殖指数，并且不显示HER2蛋白过度表达或基因扩增。相反，高级别DCIS病变可能是ER和PR阳性或阴性，具有高增殖指数，并且经常显示HER2蛋白过度表达和基因扩增。

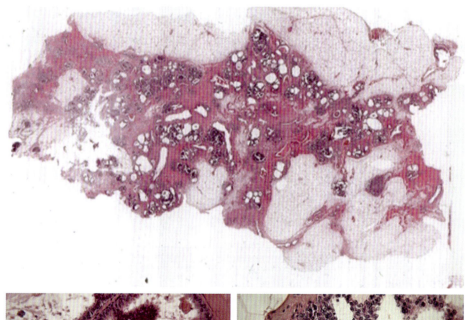
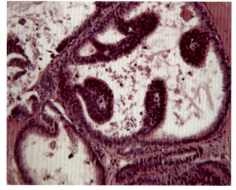
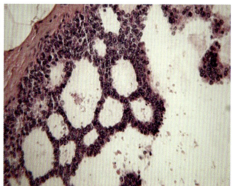

图5.22 使用大尺寸组织切片研究累及整个腺叶的广泛DCIS。底部：高倍镜（125×）显示微乳头状（左）和筛状（右）

p53蛋白和p53基因突变的累积常见于高级别DCIS。除少数高级别DCIS外，低级别、中级别和大多数高级别DCIS中，CK5/6免疫组化染色显示高分子量CK表达缺失。三苯氧胺已被证明能显著降低ER阳性的DCIS患者局部复发的风险。因此，确定DCIS的ER状态应该是对这些病变进行病理评估的常规部分。

近年来的分子研究表明，低级别DCIS和高级别DCIS是遗传学上不同的疾病。低级别病变的特征是16q和17p染色体缺失，1q染色体扩增，而高级别病变的特征是11q、14q、8p和13q染色体缺失，17q、8q和5p染色体扩增，以及其他改变。

5.1.3.5 自然史、临床病程和预后

DCIS是侵袭性乳腺癌的非专性前体，但人们对其自然病史知之甚少。如果不接受治疗，14%～46%的DCIS患者将在10年内发展为浸润性癌。在诊断为导管原位癌后，随后发展为浸润性癌的风险几乎是原来的10倍，甚至在多年后仍可能复发。大约50%的复发是导管原位癌，但其中一半是浸润性癌，尽管目前没有直接证据表明直接进展（图5.23、图5.24）。

手术治疗后复发的风险与DCIS分级密切相关。DCIS级别越高，复发风险越高。虽然低风险病变往往进展为1级浸润性癌的病变预后更为良好，但是在所有级别的DCIS中都应注意到同侧浸润性癌复发的巨大风险。同侧乳腺浸润性癌的后续发展可能代表一种新的原发肿瘤，因为表型进展在乳腺癌中并不常见。

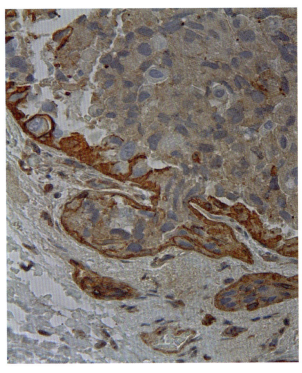

图5.24 导管原位癌伴微浸润。DCIS周围存在肌上皮细胞（棕色染色），微浸润病灶周围部分缺失

导管原位癌的微浸润

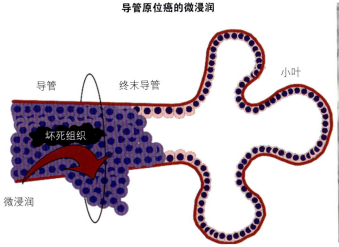

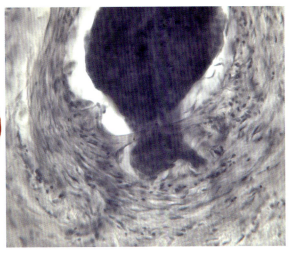

图5.23 导管原位癌的微浸润：据Modena 2006年的文献修改的示意图（左图）和组织学示例（100×）（右图）

5.1.3.6 处理

DCIS的治疗目的在于彻底根除病灶，以防止局部复发或发展为浸润性癌。治疗方案包括乳房切除术和保乳治疗（即切除+放射治疗或单纯切除），结合或不结合抗雌激素治疗。虽然乳房切除术的治愈率接近100%，但这对许多患者来说是过度治疗，尤其是那些患有小或分化良好DCIS者。在目前的临床实践中，乳房切除术通常只适用于患有广泛疾病者，并且大多数DCIS较局限的患者在进行放疗和/或激素治疗后，会接受保乳治疗。

仅采用保乳治疗的DCIS患者有复发风险。影响该风险的最重要因素是切缘、患者年龄、DCIS的分级和大小。建议考虑所有这些变量的情况下进行个性化治疗（南加利福尼亚州大学/Van Nuys预后指数）。

生物标志物的识别可能有助于确定DCIS患者进展为浸润性乳腺癌的高风险和低风险的生物标志物是一个重要的研究领域，但目前，没有任何标志物可单独或联合被临床常规应用。在英国，DCIS管理中唯一的常规临床使用的分子标志物是ER；ER阴性肿瘤更容易复发。在DCIS中，人类表皮生长因子受体2（HER2）与DCIS中的ER受体状态呈负相关，但其对于预后的意义仍存在争议。

最近，一种商业化的基于逆转录聚合酶链反应的检测方法被引入，以帮助对DCIS患者的局部复发和随后的浸润性癌风险进行分层管理，但该方法的临床应用仍有待确定。

虽然理论上DCIS患者不存在淋巴结受累或转移性疾病的风险，但由于未采样或未识别的浸润性癌的存在，这些患者中有一小部分（1%~2%）发展为腋窝淋巴结或远处转移（图5.23、图5.24）。这种情况多发于高级别病变和非常大的DCIS中。对于这些患者，建议对前哨淋巴结进行活检。

5.1.4 小叶肿瘤：非典型小叶增生（ALH）和小叶原位癌（LCIS）（LIN1、LIN2和LIN3）

小叶原位癌（LCIS）和非典型小叶增生（ALH）是相关性病变，最常见的特征是小而缺乏黏附性的上皮细胞增生，细胞质稀少，核/质比

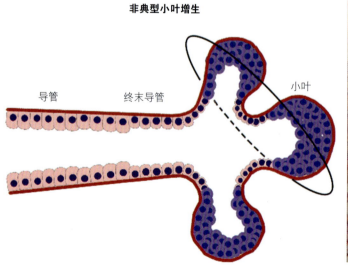
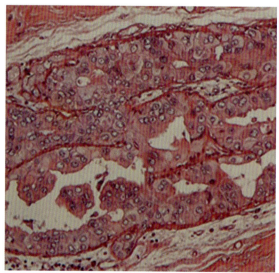

非典型小叶增生

导管　　　终末导管　　　小叶

图5.25 非典型小叶增生（ALH）：据Modena 2006年的文献修改的示意图（左图）和组织学标本（右图；200×）

增高，核分裂象罕见。细胞质内常有空泡。这种增生局限于终末导管小叶单位（TDLU）内，涉及并扩张小叶和导管。虽然在这个问题上没有明确的共识，但在我们的常规实践中，ALH和LCIS之间的区别是基于受影响的末梢导管小叶单位中腺泡的百分比，这些小叶单位因小叶增生而膨胀（ALH<50%，LCIS<50%），以及异常细胞是否完全填充至少一个小叶单位（图5.25、图5.26）。

在大约3/4的病例中，LCIS的细胞累及末梢导管和/或小叶外导管。导管内细胞的生长称为"恶性变扩散"（图5.27），这意味着肿瘤细胞在肌上皮细胞层和管腔细胞之间生长。除了累及小叶腺泡和导管外，LCIS还可能累及多种病变，包括常见的导管增生、导管原位癌（DCIS）、纤维腺瘤、导管内乳头状瘤、柱状细胞病变/扁平上皮非典型性病变和良性硬化性病变。

一些研究者建议将ALH和LCIS分类为单纯性小叶肿瘤。"小叶瘤变"一词删除了原位病变诊断中的"癌"一词，也无须对ALH和LCIS进行形态学区分，其可重复性较低。然而，这种方法的主要缺点是，它将显示不同发展癌症风险的病变合并为一类。因此，继续区分ALH和LCIS在临床上仍然有用。

同样，对于DCIS，Tavassoli建议用这种方式将这些病变分类为小叶上皮内瘤变（LIN）分级：

LIN1的特征是微小的变化，包括正常腺泡上皮细胞部分或全部取代，这些细胞被松散的、小的、均匀的圆形细胞替代，这些细胞不能完全填满小叶腔。

累及TDLU导管的小叶肿瘤

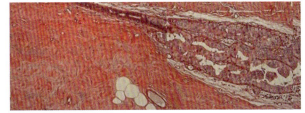

图5.27 累及TDLU导管的小叶肿瘤：据Modena 2006年的文献修改的示意图（上图）和组织学标本（下图；100×）

小叶原位癌

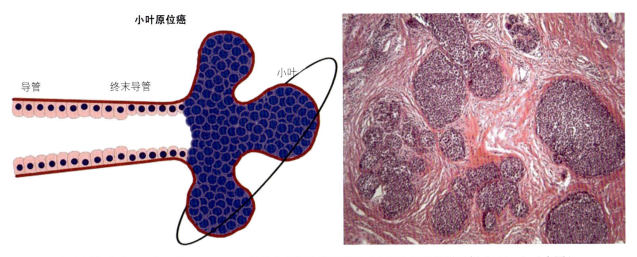

图5.26 小叶原位癌（LCIS）：据Modena 2006年的文献修改的示意图（左图）和组织学示例（100×）（右图）

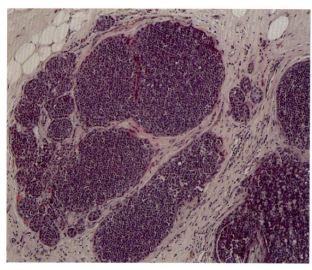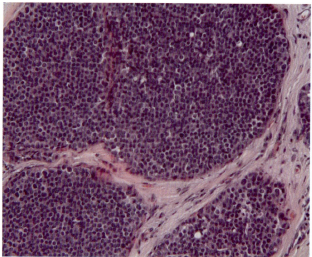

图5.28 小叶原位癌（LCIS）的经典型（LIN2）组织学标本（左图，100×；右图，125×）

LIN2的特征是更明显的变化，表现为腺泡较大的扩张，由小的圆形细胞填充并扩张小叶腔，腺泡间存在间质（图5.28）。

根据肿瘤细胞的类型，LIN3又分为两类（A型和B型）。A型的特征是与LIN1和LIN2相同的细胞，腺泡扩张较大，两者之间没有任何间质；B型以非典型细胞为特征。这种区别（A型和B型）纯粹是形态学上的差别，没有任何临床意义，有时这两种类型的细胞共存（表5.4）。

5.1.4.1 病灶大小

病变范围大：范围从<1mm到几厘米。

5.1.4.2 临床表现

ALH和LCIS通常是在因其他异常而切除的

表5.4 新、旧小叶性肿瘤分类比较

旧术语	新分类
非典型小叶增生	LIN1
经典型小叶原位癌	LIN2
高级别或多形性小叶原位癌	LIN3

新分类引自：Bratthauer GL, Tavassoli FA. Virchows Arch. 2002; 440:134-138

乳腺组织中偶然发现的。与活检指征为可触及的肿块相比，在乳腺X线片微钙化进行的乳腺活检。

小叶病变通常不易辨认。即使如此，这也是一个罕见的发现，我们发现在其他良性乳腺活检的女性中，估计患病率为0.4%~3.8%。

5.1.4.3 免疫表型和遗传学

经典型LCIS的细胞增殖率较低，典型的雌激素受体（ER）呈强而弥漫性阳性，并且不显示HER2过度表达或基因扩增或p53基因改变。小叶肿瘤的特征是CDH1基因突变，也称为E-钙黏蛋白。E-钙黏蛋白的免疫组织化学染色是一种非常有用的工具，用于区分形态可疑小叶（E-钙黏蛋白-阴性）和导管（E-钙黏蛋白-阳性）的肿瘤。分子技术显示，非典型小叶增生和原位小叶癌的基因突变相同，这一数据表明，小叶肿瘤在连续发展过程中表现出不同的步骤。

5.1.4.4 自然史、临床病程和预后

对诊断为ALH的女性进行长期随访研究发现，患乳腺癌（浸润性癌或原位癌）的风险增加了4倍。

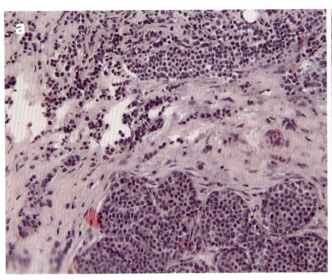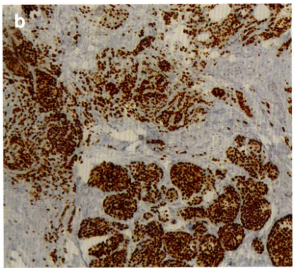

图5.29　与浸润性小叶癌相关的CLIS。（a）CLIS（下）与浸润性小叶癌相关（上）（100×）；（b）ER受体在原位癌或浸润性癌中都很广泛表达（ER免疫组化反应，棕色细胞）

被诊断为LCIS的女性患乳腺癌的相对风险是普通人群的8~10倍。LCIS在某些患者中可能代表乳腺癌风险因素，而在其他患者中，LCIS表现为乳腺癌的直接前兆。支持LCIS作为风险因素的论点包括乳腺癌风险的双边性质，以及在大多数研究中，LCIS女性患者的大多数乳腺癌都是非特殊类型的浸润性导管癌。在另一种情况下，LCIS代表乳腺癌的直接前兆，因为共存的LCIS和浸润性小叶癌经常表现出相同的基因改变。此外，浸润性小叶癌在LCIS患者中比一般患者更为常见（图5.29）。然而，目前无法确定哪些LCIS病变更可能作为风险指标，哪些更可能作为前兆。因此，对LCIS患者最合适的治疗方法是密切观察（使用或不使用选择性ER调节剂，如三苯氧胺或雷洛昔芬）。

由于对低分化LCIS变异体（LIN3）自然史了解甚少，LCIS变异患者的管理更成问题。一些临床特征（40岁以下女性的阳性家族史、累及间隙最大扩张、A型和B型细胞混合、10个以上受累间隙以及局部E-钙黏蛋白染色）均被报道与更高的癌症发展风险相关。

小叶肿瘤是一种全球性的相对危险因素，因为它经常是多灶性和双侧性的。治疗考虑包括切除活组织检查、激素治疗预防和罕见的双侧乳房切除术。手术切除病变后，建议对患有小叶肿瘤的女性进行临床监测，如每年进行一次乳房X线摄影和乳房检查。患者参与管理选项的选择是护理的一个关键方面。女性应获得关于LCIS诊断的影响以及不同管理方案的风险和益处的充分信息（表5.5）（见cancer.org /acs /groups /content /@editical /documents /document /acspc-044552. pdf）。

结论

尽管在了解原位乳腺癌的分子和临床异质性方面取得了进展，并努力根据进展或复发的风险进行更好的针对性治疗，但目前，受这些病变影响的女性仍存在许多不确定因素。

"我的病变是不是癌？" "我的病变已经完全切除了，为什么风险仍然很高？" "双侧乳房风险高？" "风险增加5倍意味着什么？" 这些是

表5.5 小叶性肿瘤：主要备注

	非典型小叶增生	小叶原位癌
继发乳腺癌的风险	4～5倍	8～10倍
		60%～80%的病例为多中心性病变；25%～30%为双侧病变
中心活检诊断	建议切除，但不是必需的	应进行切除
治疗的选择	临床随访	临床随访/激素治疗/乳房切除术无证据支持放射治疗[a]

[a]：让患者参与治疗选择

患者最常问的问题。在"互联网"时代，对乳腺增生性病变患者的诊断和预后沟通并不容易。只有正确的理解才能让患者参与对最佳治疗的复杂选择。

感谢Riccardo Arisio博士的大力支持和Silvia Botta的病理绘图。

进一步的研究将有助于提高我们进一步了解这些病变的分子方面的认识，从而识别新的生物标志物，预测具有不同预后的乳腺增生新亚型。随着分子和临床研究继续选择不同的预后亚型和更好的治疗方法，同时需要开发更有效的原位癌患者沟通工具，重点关注疾病的性质、治疗选择和预后。

参考文献

[1] Gallager HS, Martin JE. Early phases in the develop- ment of breast cancer. Cancer. 1969;24:1170–1178.

[2] De Brux J. Histopathologie du sein. Paris: Masson; 1979.

[3] Lakhani SR, Ellis IO, Schnitt SJ, Tan PH, van de Vijver M. WHO classification of tumours of the breast. Lyon: International Agency for Research on Cancer (IARC); 2012.

[4] Tot T, Tabár L, Dean PB. Practical breast pathology. 2nd ed. Stuttgart, New York: Thieme; 2014.

[5] Pinder SE, Reis-Filho JS. Non-operative breast pathology: columnar cell lesions. J Clin Pathol. 2007;60:1307–1312.

[6] Mastropasqua MG, Viale G. Clinical and pathologi- cal assessment of high-risk ductal and lobular breast lesions: What surgeons must know. Eur J Surg Oncol. 2017;43:278.

[7] Hartmann LC, Sellers TA, Frost MH, et al. Benign breast disease and the risk of breast cancer. N Engl J Med. 2005;353(3):229–237.

[8] Dyrstad SW, Yan Y, Fowler AM, et al. Breast cancer risk associated with benign breast disease: systematic review and meta-analysis. Breast Cancer Res Treat. 2015;149:569–575.

[9] Page DL, Dupont WD, Rogers LW, Rados MS. Atypical hyperplastic lesions of the female breast. A long-term follow-up study. Cancer. 1985;55:2698–2708.

[10] Tavassoli FA, Norris HJ. A comparison of the results of long-term follow-up for atypical intraductal hyper-plasia and intraductal hyperplasia of the breast. Cancer. 1990;65:518–529.

[11] Ellis IO, Humphreys S, Michell M, et al. Guidelines for breast needle core biopsy handling and report- ing in breast screening assessment. J Clin Pathol. 2004;57:897–902.

[12] Otterbach F, Bankfalvi A, Bergner S, Decker T, Krech R, Boecker W. Cytokeratin 5/6 immuno- histochemistry assists the differential diagnosis of atypical proliferations of the breast. Histopathology. 2000;37(3):232–240.

[13] Bombonati A, Sgroi DC. The molecular pathol- ogy of breast cancer progression. J Pathol. 2011;223(2):307–317.

[14] Lopez-Garcia MA, Geyer FC, Lacroix-Triki M, Marchio C, Reis-Filho JS. Breast cancer precursors revisited: molec-ular features and progression path- ways. Histopathology. 2010;57(2):171–192.

[15] Collins LC, Baer HJ, Tamimi RM, Connolly JL, Colditz GA, Schnitt SJ. The influence of family his- tory on breast cancer risk in women with biopsy-con- firmed benign breast disease: results from the Nurses' Health Study. Cancer. 2006;107(6):1240–1247.

[16] Fitzgibbons PL, Henson DE, Hutter RV. Benign breast changes and the risk for subsequent breast cancer: an update of the 1985 consensus statement. Cancer Committee of the College of American Pathologists. Arch Pathol Lab Med. 1998;122(12):1053–1055.

[17] Schnitt SJ. Benign breast disease and breast cancer risk: morphology and beyond. Am J Surg Pathol. 2003;27(6):836–841.

[18] Menes TS, Kerlikowske K, Lange J, Jaffer S, Rosenberg R, Miglioretti DL. Subsequent breast can- cer risk following diagnosis of atypical ductal hyper- plasia on needle biopsy. JAMA Oncol. 2017;3:36. https://doi.org/10.1001/jamaoncol.2016.3022.

[19] Sanders ME, Schuyler PA, Simpson JF, Page DL, Dupont WD. Continued observation of the natural his- tory of low-grade ductal carcinoma in situ reaffirms proclivity for local

recurrence even after more than 30 years of follow-up. Mod Pathol. 2015;28:662–669.

[20] Lester SC, Connolly JL, Amin MB. College of American pathologists protocol for the reporting of ductal carcinoma in situ. Arch Pathol Lab Med. 2009;133:13–14.

[21] Tavassoli FA. Mod Pathol. 1998;11(2):140–154.

[22] Tot T, Tabár L. Mammographic–pathologic correla- tion of ductal carcinoma in situ of the breast using two- and three-dimensional large histologic sections. Semin Breast Dis. 2005;8:144–151.

[23] Foschini MP, Flamminio F, Miglio R, et al. The impact of large sections on study of in situ and invasive duct carci- noma of the breast. Hum Pathol. 2007;38(12):1736–1743.

[24] Biesemier KW, Alexander C. Enhancement of mam- mographic-pathologic correlation utilizing large for- mat histology for malignant breast disease. Semin Breast Dis. 2005;8:152–162.

[25] Tot T, Ibarra JA. Examination of specimens from patients with ductal carcinoma in situ of the breast using large-format histology sections. Arch Pathol Lab Med. 2009;133(9):1361.

[26] Allred DC, Anderson SJ, Park S, et al. Adjuvant tamoxifen reduces subsequent breast cancer in women with estrogen receptor-positive ductal carcinoma in situ. A study based on NSABP Protocol B-24. J Clin Oncol. 2012;30:1267–1273.

[27] Simpson PT, Reis-Filho JS, Gale T, Lakhani SR. Molecular evolution of breast cancer. J Pathol. 2005;205(2):248–254.

[28] Lagios MD, Margolin FR, Westdahl PR, et al. Mammographically detected ductal carcinoma in situ: fre- quency of local recurrence following tylectomy and prog- nostic effect of nuclear grade on local recur- rence. Cancer. 1989;63:616–624.

[29] Wallis MG, Clements K, Kearins O, et al. The effect of DCIS grade on rate, type and time of recurrence after 15 years of follow up of screen-detected DCIS. Br J Cancer. 2012;106:1611–1617.

[30] Silverstein MJ, Lagios MD. Choosing treatment for patients with ductal carcinoma in situ: fine tun- ing the University of Southern California/Van Nuys Prognostic Index. J Natl Cancer Inst Monogr. 2010;2010:193–196.

[31] Page DL, Dupont WD, Rogers LW. Ductal involve- ment by cells of atypical lobular hyperplasia in the breast: a long-term follow-up study of cancer risk. Hum Pathol. 1988;19:201–207.

[32] Page DL, Kidd TE Jr, Dupont WD, Simpson JF, Rogers LW. Lobular neoplasia of the breast: higher risk for subsequent invasive cancer predicted by more extensive disease. Hum Pathol. 1991;22(12):1232–1239.

[33] Lakhani SR, Schnitt S, O'Malley F, van de Vijver M, Simpson PT, Palacios J. Lobular neoplasia. In: Lakhani SR, Ellis IO, Schnitt SJ, Tan PH, van de Vijver MJ, editors. WHO classification of tumours of the breast. Lyon: IARC Press; 2012. p. 78–80.

[34] Schnitt SJ, Morrow M. Lobular carcinoma in situ: cur- rent concepts and controversies. Semin Diagn Pathol. 1999;16(3):209–223.

[35] Bratthauer GL, Tavassoli FA. Lobular intraepithelial neopla- sia: previously unexplored aspects assessed in 775 cases and their clinical implications. Virchows Arch. 2002;440:134–138.

[36] Collins LC, Aroner SA, Connolly JL, Colditz GA, Schnitt SJ, Tamimi RM. Breast cancer risk by extent and type of atypical hyperplasia: an update from the nurses' health stud- ies. Cancer. 2016;15(122):515–520.

[37] Vos CB, Cleton-Jansen AM, Berx G, et al. E-cadherin inac- tivation in lobular carcinoma in situ of the breast: an early event in tumorigenesis. Br J Cancer. 1997;76:1131–1133.

[38] Lu YJ, Osin P, Lakhani SR, Di Palma S, Gusterson BA, Shipley JM. Comparative genomic hybridiza- tion analysis of lobular carcinoma in situ and atypical lobular hyperplasia and potential roles for gains and losses of genetic material in breast neoplasia. Cancer Res. 1998;58:4721–4727.

[39] Lakhani SR, Audretsch W, Cleton-Jensen AM, et al. on behalf of Eusoma. The management of lobular carcinoma in situ (LCIS). Is LCIS the same as ductal carcinoma in situ (DCIS). Eur J Cancer. 2006;42:2205.

[40] Hartmann LC, Degnim AC, Santen RJ, Dupont WD, Ghosh K. Atypical hyperplasia of the breast—risk assessment and management options. N Engl J Med. 2015;372:78–89.

[41] Hartmann LC, Radisky DC, Frost MH, et al. Understanding the premalignant potential of atypical hyperplasia through its natural history: a longitudinal cohort study. Cancer Prev Res (Phila). 2014;7:211–217.

[42] Benson JR, Jatoi I, Toi M. Treatment of low- risk ductal carcinoma in situ: is nothing better than something? Lancet Oncol. 2016 Oct;17(10): e442-e451.

[43] Ward EM, DeSantis CE, Chieh Lin C, et al. Cancer statistics: breast cancer in situ. CA Cancer J Clin. 2015;65:481–495.

[44] de Mascarel I, Brouste V, Asad-Syed M, Hurtevent G, MacGrogan G. All atypia diagnosed at stereotactic vacu- um-assisted breast biopsy do not need surgical excision. Mod Pathol. 2011;24:1198–1206.

[45] McGhan LJ, Pockaj BA, Wasif N, Giurescu ME, McCullough AE, Gray RJ. Atypical ductal hyperpla- sia on core biopsy: an automatic trigger for excisional biopsy? Ann Surg Oncol. 2012;19:3264–3269.

[46] Rudolf U, Jacks LS, Goldberg JI, et al. Nomogram for predicting the risk of local recurrence after breast- con- serving surgery for ductal carcinoma in situ. J Clin Oncol. 2010;28:3762–3769.

[47] Miyake T, Shimazu K, Ohashi H, et al. Indication for sentinel lymph node biopsy for breast cancer when core biopsy shows ductal carcinoma in situ. Am J Surg. 2011;202:59–65.

[48] Williams KE, Barnes NL, Cramer A, et al. Molecular pheno- types of DCIS predict overall and invasive recurrence. Ann Oncol. 2015;26:1019–1025.

Text Recommended

Schnitt SJ, Collins LC. Biopsy interpretation of the breast. Philadelphia, PA: Wolters-Kluwer/Lippincott-Wilkins and Williams; 2013.

Hoda SA, Koerner FC, Brogi E, Rosen PP. Rosen's breast pathology. Philadelphia, PA: Lippincott Williams & Wilkins; 2014.

Modena S. Trattato di senologia. Padova: Piccin; 2006.

第6章 良、恶性超声特征

Benign and Malignant Ultrasound Semiology

Norran Hussein Said, Ashraf Selim

6.1 囊性异常

超声是鉴别乳腺钼靶所见的囊性肿块和实性肿块以及评估30岁以下女性可触及的肿块的首选方法。单纯乳腺囊肿是最常见的良性病变。乳腺囊肿分为单纯性囊肿、Complicated囊肿和Complex囊肿，参见表6.1。囊肿是一种充满液体的空腔，与终末导管扩张有关。对于乳腺钼靶影像中发现的肿物，通过超声记录为囊性病变的临床价值，在于减少了活检或抽吸的需要，并将BIRADS评分从3分降至2分。

6.1.1 单纯性囊肿

与任何身体器官一样，单纯性囊肿是轮廓清晰、后方回声增强、边界光滑的圆形或椭圆形无回声肿块。它没有任何多普勒信号，并可能有边缘阴影。除了处于张力状态而无法压缩的囊肿外，单纯性的囊肿很容易被压缩。超声（US）在

表6.1 囊肿的分类

单纯性囊肿	Complicated囊肿	Complex囊肿
–无回声	–可移动的内部回声	–厚的等回声分隔
–清晰的边界	–分层流动的液体	–附壁结节
–薄而均匀的包膜回声	–无分隔或附壁结节或其他复杂囊肿的标准	–纤维血管蒂的存在
–后方回声增强		–微小叶的轮廓
–薄的侧边声影		–簇状的微囊
–没有任何多普勒信号		
–压缩时受到限制		

评估乳腺钼靶可见肿块内部基质方面的准确率为96%～100%。在某些情况下，当囊肿边缘呈角度时，它们通常被纤维组织包围。在两个垂直平面上进行扫描对于消除可能类似间隔或实性成分伪影的怀疑非常重要，例如混响伪影（图6.1）、容积效应或旁瓣伪影。另一种常见的伪影是由于增益不足。当增益太高时，可能会导致假阳性，使囊肿看起来像一个边界不清的实性肿块；而当增益太低时，假阴性可能会导致相反的结果。

N.H. Said, M.D., F.R.C.R. (✉)
Breast Imaging Consultant, Egyptian National Breast Screening Program, Cairo; Nasser Institute, Cairo, Egypt
e-mail: norranhussein@yahoo.com

A. Selim, M.D.
Radiology Department, Cairo University,
Cairo, Egypt
e-mail: a_selim@yahoo.com

© Springer International Publishing AG, part of Springer Nature 2018
D. Amy (ed.), *Lobar Approach to Breast Ultrasound*, https://doi.org/10.1007/978-3-319-61681-0_6

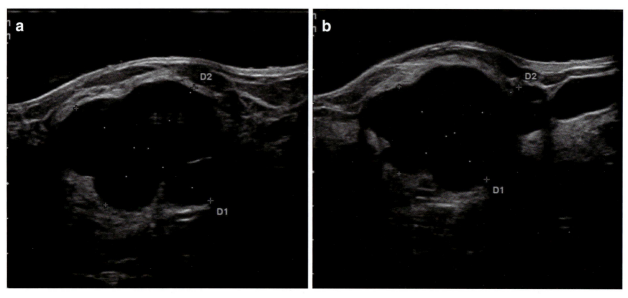

图6.1 （a）显示混响伪影的单纯性囊肿。（b）同一个囊肿使用不同的探头角度，无伪影

6.1.2　Complicated囊肿

　　一个复杂的囊肿内含有可移动的内部回声，这些回声可能是分层的，可能会随着患者的不同体位而移动。缺乏移动性的回声可能会与实性成分相混淆。只有当囊肿变大时，才建议做活检。乳腺Complicated囊肿恶性变的风险不到2%；这些囊肿通常可以通过短时间的随访或抽吸来处理。其成分通常是一个蛋白性/出血性囊肿或脓肿。

6.1.3　Complex囊肿

　　Complex囊肿会包含无回声（囊性）和有回声（实性）成分（图6.2）。纤维囊性疾病的早期阶段是复杂囊肿最常见的原因。终末导管小叶单位（TDLU）通常表现为等回声，由终末导管、导管和小叶内间质组成。虽然这些结构在US上都很难区分，但在早期纤维囊性疾病的背景下，囊性改变可能在一个部分占主导地位，而纤维化可能在另一个部分占主导地位。在纤维囊性疾病的晚期，囊性变占主导地位，其诊断很简单。然而，复杂

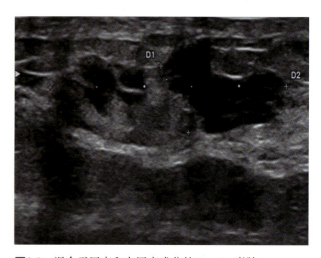

图6.2 混合无回声和有回声成分的Complex囊肿

的囊性乳腺肿块有很大的机会成为恶性；在两组系列中，分别有23%和31%的病例报告为恶性。识别恶性肿瘤的具体标准是诊断的关键所在（表6.1），如厚的等回声分隔（图6.3）、纤维血管蒂或微分叶状轮廓。

　　间隔（图6.2）可厚可薄，回声可能不同，呈等回声或高回声。厚的等回声间隔可能是囊内乳头状瘤或癌。囊内壁结节是从囊壁延伸出来的等回声的内部突起。它们主要代表纤维囊性疾病中

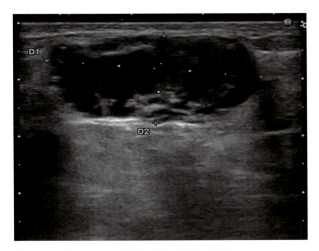

图6.3　一个Complex囊肿伴厚的等回声间隔

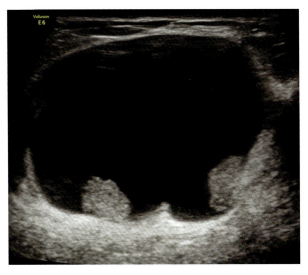

图6.4　伴有多发壁结节的大囊肿，证实为PAM

图6.5　一个伴有附壁结节的Complex囊肿，证实为癌变（courtesy of Dr. D Amy）

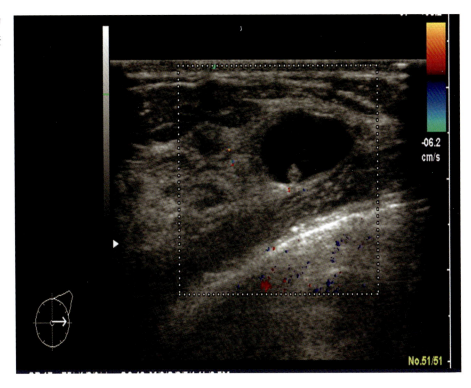

的乳头状顶分泌化生（PAM）（图6.4）；尽管如此，不能排除囊内乳头状瘤和癌（图6.5）。主要的区别是它们的生长模式；PAM的结节在已经形成的囊肿内进化，而癌/乳头状瘤的结节在导管内生长，然后形成囊肿。在大多数情况下，PAM没有彩色多普勒可见的纤维血管蒂。然而，对于囊内

肿瘤，附壁结节内动脉血流的存在是可疑的，需要进行活检。微分叶状轮廓也与恶性肿瘤有关。有时，簇状微囊可能与恶性肿瘤有关。这是一组微小的无回声灶，直径不超过5mm，有薄的线状间隔。它们发生在TDLU的小叶部分，通常是纤维囊性疾病或顶分泌化生（图6.6）。

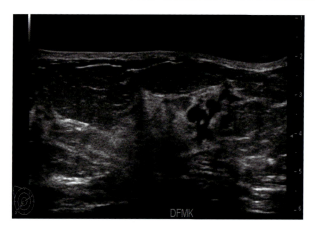

图6.6 显示了一个簇状微囊（courtesy of Dr. D Amy）

6.1.4 特异性病变

积乳囊肿：一种边缘清晰的无血管囊肿，在哺乳期或哺乳期后不久出现，内含乳汁。它是由于乳汁浓缩时一个或多个泌乳管受阻而引起的。由于内容物乳汁是有回声的，所以囊肿内部可能有低水平的回声，有时在挤压时移动，伴有后方回声增强。伴有脂肪—液体平面的囊肿是积乳囊肿的一个特定但并不常见的表现。它表现为一条波浪线，将上方无回声的脂肪液体与下方有回声的蛋白物质分开。

脓肿：一种低回声的肿块，有流动的液体内容物，通常边缘清楚，但轮廓可能不清楚。它的边缘是厚的、有回声的，伴有后方回声增强，并可能显示一个窦道（图6.7）。检查时通常有压痛，或仅在其周围有多普勒血流。

乳腺炎：无论是产后还是非产后乳腺炎，表现为弥漫性或局灶性皮肤增厚，皮下脂肪回声增强（图6.8），显示管状和网状无回声结构，提示淋巴管扩张（间质水肿）。

6.2 实性肿物

超声检查的主要目的是鉴别乳腺良恶性疾病。这项任务虽然困难，但由于先进的高分辨率

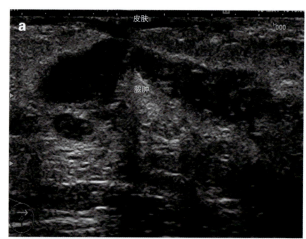

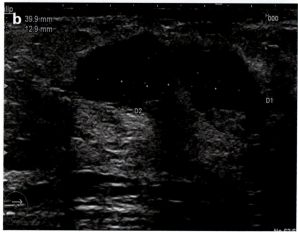

图6.7 （a、b）显示乳房脓肿。注意（A）中从增厚的真皮延伸出来的窦道

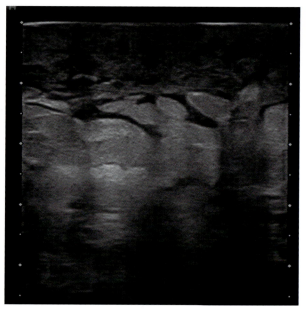

图6.8 乳腺炎1例，皮肤增厚、皮下水肿伴弥漫性回声纹理

设备、操作员经验和使用BIRADS词典的标准化解释，已经变得更加可行。然而，在一些良性和恶性肿块的分析中仍然存在重叠，活检成为最终确诊的推荐方法。

6.2.1 良性实性肿块

良性实性结节的表现包括高回声纹理/均匀低回声纹理、边界清晰、宽大于高、微小分叶和周缘包膜。这些将被归类为BIRADS 3类，恶性风险不到2%。

6.2.1.1 纤维腺瘤

纤维腺瘤是20岁以下女性最常见的实性乳腺肿块。它们呈椭圆形，有微小分叶，其长轴平行于胸壁。相对于等回声的脂肪，纤维腺瘤呈略低回声（图6.9、图6.10）。这取决于它们的间质和上皮成分的变化。细胞成分越多，肿块的低回声性质就越强。那些无细胞的肿瘤几乎呈等回声。通过使等回声的纤维腺瘤变得更低回声，谐波成像技术的发展有助于区分等回声纤维腺瘤和脂肪。纤维腺瘤的质地通常是均匀的，只有

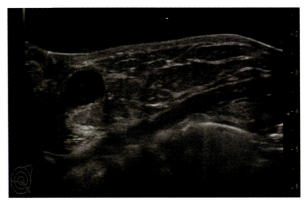

图6.10 分叶状低回声、实性纤维腺瘤。注意下面很好地展示了线形导管（courtesy of Dr. D Amy）

21%看起来不均匀，这可能是由于钙化或内部间隔的回声所致。纤维腺瘤的回声包膜实际上是一个由受压的乳房组织组成的假囊。这不同于囊肿，囊肿的回声包膜由导管或小叶壁形成。包膜的存在证实了肿块的边缘正在移位，而不是渗入周围组织。声波在纤维腺瘤中的传输取决于其细胞成分。上皮细胞含量高的肿块，声波传递增快，后方回声增强，而钙化的肿块则会导致后方阴影。大多数纤维腺瘤的上皮成分很少，声波传输正常。在扫查过程中，除了发生了梗死并与邻近组织粘连的纤维腺瘤外，大多数纤维腺瘤表现为活动性的。大多数是可轻度压缩的；上皮含量越大，纤维腺瘤就越容易压缩。由于受孕、哺乳或服用避孕药而发生分泌变化的纤维腺瘤将比其他纤维腺瘤具有更大的移动性和可压缩性。只有40%～50%的纤维腺瘤具有椭圆形或轻度分叶状、宽大于高和完整的薄包膜的典型表现。

6.2.1.2 巨大纤维腺瘤

这是一些很大的肿块，常见于年轻女性（有时称为幼年纤维腺瘤），直径超过5cm。它们常常出现分叶状，布满整个屏幕。边界清楚且质均，但有些肿块可能出现偶发的间隔和中等回声。可能会见到后方回声轻微的增强。

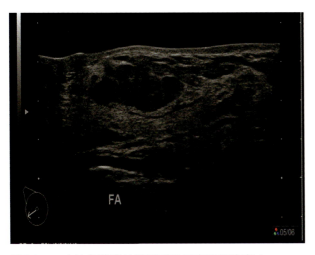

图6.9 一个边界清晰的椭圆形低回声纤维腺瘤（courtesy of Dr. D Amy）

6.2.1.3 乳头状瘤

这类良性肿块表现为边界清楚的分叶状低回声/有回声的导管内肿块（图6.11）。偶尔可在彩色多普勒上显示一些血管分布。通常位于乳晕后或中央。多发性乳头状瘤（乳头状瘤病）在位置上以周边为主（图6.12），并伴有导管扩张。

6.2.1.4 错构瘤

一种局限性肿块，包含脂肪和纤维腺组织的不均匀混合物，其回声图案被假包膜包围。可能含有囊肿。可压缩性和透射率可根据其主要成分而变化。

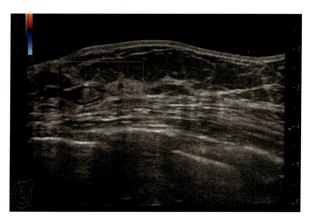

图6.11 一个扩张的导管，伴单个导管内回声性乳头状瘤（courtesy of Dr. D Amy）

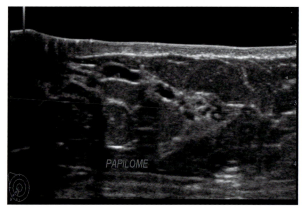

图6.12 多回声性乳头状瘤伴一个扩张导管（courtesy of Dr. D Amy）

6.2.1.5 脂肪瘤

相对于脂肪而言，呈等回声或高回声的均匀、边界清楚的肿块，不会破坏周围组织，也不会引起后方声学改变。在大多数情况下，它们是可压缩的。

6.2.1.6 血管瘤

肿块表现为高回声或等回声，回声不均匀，彩色多普勒显示血管丰富，无周围组织破坏。无后方声学改变。肿块内的低回声区域可能代表血管血栓形成。

6.2.1.7 局灶性纤维化

这是一种良性的间质增生，乳管和腺泡闭塞。超声外观没有明确的特征，但该区域通常显示略具回声。

6.2.1.8 糖尿病性乳腺病（DM）

它通常出现于绝经前的糖尿病女性患者，多在1型糖尿病发病20年后。超声检查结果可疑，可能显示角状的边缘、模糊的边界和后方声影。可能存在多灶性和双侧性表现。彩色多普勒可能是阴性的，因为DM是无血管的。

6.2.1.9 假性血管瘤样间质增生（PASH）

这是一种良性、局灶性过度生长的间质组织，在US下通常类似于正常纤维腺组织。然而，有时它可能表现为类似纤维腺瘤的局灶性低回声肿块，或边界不清晰和有角状微分叶边缘的癌。

6.2.1.10 腺病

这代表了随着导管周围和小叶周围组织的增多，腺体组织（小管段和腺泡）增生。硬化性腺病提示导管周围硬化和小叶管腔狭窄。US所见仅为微囊性改变。在乳腺钼靶可见的微钙化很难被US观察到。

6.2.1.11　非典型导管/小叶增生

良性异常，没有特定的超声特征。

6.2.1.12　脂肪坏死

早期通常表现为不规则的低回声肿块，伴有后方声影。晚期脂肪坏死可形成低回声/回声质地、边缘钙化的油性囊肿。它通常与创伤和术后瘢痕有关。

6.2.2　恶性实性肿块

根据Tibor Tot在2005年提出的假说，乳腺癌从一开始就是一种病变腺叶疾病，这与在单个病变腺叶内发现同步或不同步发展的病灶有关。在罕见的多中心性或双侧癌的情况下，同一女性也可能出现多个病变腺叶。由于恶性变可能出现在病变腺叶的任何部位，它的出现将决定疾病的病灶。最常见的模式有3种：第一种模式是，如果病变腺叶内的大多数潜在恶性细胞同时转化为恶性克隆，整个腺叶将会癌变，导致广泛的肿瘤，这在US上很容易识别；第二种模式是，只有一部分腺叶受到影响，使得肿瘤的负荷相对有限；第三种模式，为周围型，累及小叶，通常没有节段性乳管。肿瘤负荷很低，但可能是广泛的，因为在一个大的病变腺叶中，受累的小叶可能彼此相距很远。这种形式的典型例子是LCIS和DCIS。低级别病变倾向于局限在末端导管和小叶内，而高级别病变通常累及较大的导管。

恶性肿瘤有各种可疑的声像图表现。2004年，Stavros将可疑的表现分为硬的、软的和混合的。硬的表现有较高的PPV，并与侵袭性恶性肿瘤有关。它们包括毛刺、角状边缘和后方声影（图6.13、图6.14）。软的表现包括导管延伸、分支和钙化，并与DCIS相关。在侵袭性癌和DCIS中都可以看到混合表现，如微分叶、高大于宽和低回声。在髓样癌和胶体癌中，声波传递典型

地增强，而在浸润性导管癌和小管癌中会形成阴影。超声描述<5mm的癌是最具挑战性的任务，特别是当它们的形状是椭圆形时，很难识别其他标准（图6.15、图6.16）。

考虑到病变腺叶的理论，多灶/多中心的问题一直是诊断的一个挑战，特别是在通过乳腺钼靶评估致密乳腺时。多灶性肿瘤被描述为乳房同一象限内的多个肿瘤（图6.17～图6.19）。多中心性意味着乳房不同象限或间隔5cm或更远的多个肿瘤。乳晕下区域是侵袭性疾病的额外病灶最常见的部位。Tot和Tabar在2005年发现，只有1/3的癌症是单灶性的，1/3是多灶性原位成分，1/3是多灶性浸润性成分。乳腺癌在其发展的早期阶段并不一定很小；相反，它在大多数的病例中是广泛的和多灶性的。

高级别癌症通常与坏死有关，这会影像其预后。这些癌灶通常是软的，边界清楚（图6.20）。血流量和氧气水平在坏死时都会减少，阻碍免疫和化疗药物到达癌灶。坏死可以是液化性的、出血性的或纤维性的。导管内扩散也与较高的肿瘤分级和起源部位有关（图6.21）。肿瘤越集中，导管内扩散越广泛。

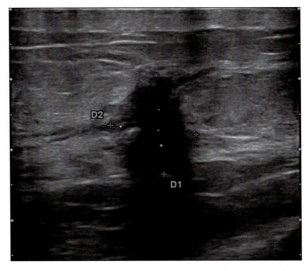

图6.13　一个典型的低回声恶性肿块，边缘有毛刺，高度大于宽度，并且后方有阴影

图**6.14** （a）可见一个局灶性低回声癌性肿块，刺激周围的腺体组织。（b）在弹性成像上显示较硬的可疑表现

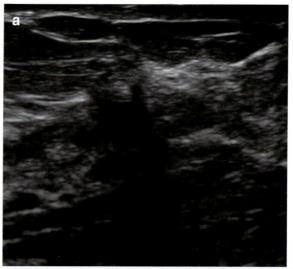

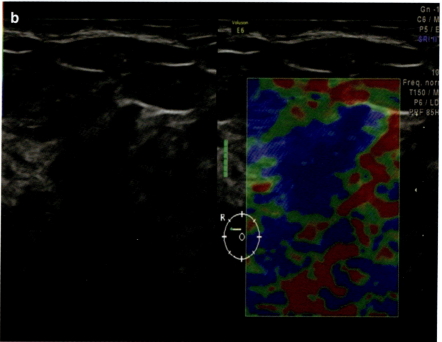

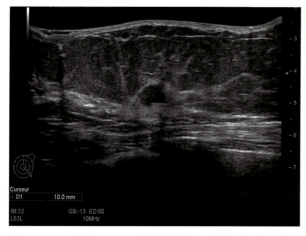

图**6.15** 一个小于10mm的椭圆形癌，边缘不规则，有回声晕（courtesy of Dr. D Amy）

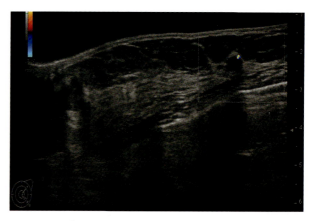

图**6.16** 一条局灶性边缘血管，位于<5mm的椭圆形癌的内部（courtesy of Dr. D Amy）

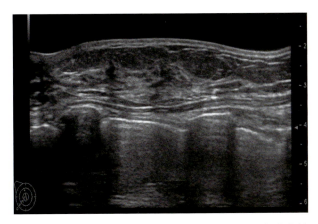

图6.17　在同一病变腺叶内的同一平面上可见两个微小的低回声癌灶（courtesy of Dr. D Amy）

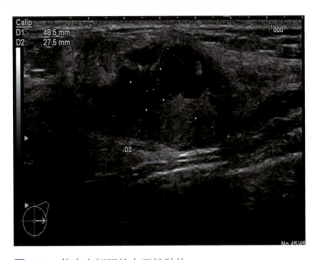

图6.20　伴中央坏死的大恶性肿块

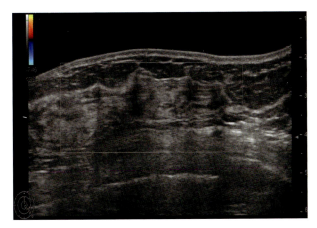

图6.18　4个癌灶在同一病变叶内呈线性连续排列（courtesy of Dr. D Amy）

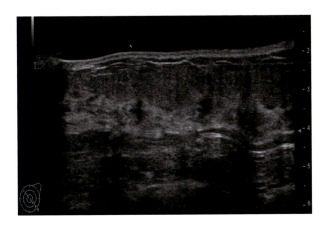

图6.19　3个多灶性癌灶（courtesy of Dr. D Amy）

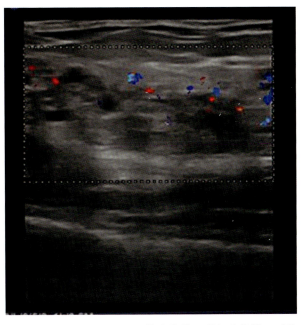

图6.21　浸润性导管癌在导管内扩散，彩色多普勒显示沿导管平面分布的线状结节和散在的血管

们发现间质水肿，这表明淋巴管因恶性肿瘤细胞扩散而阻塞，其与腋窝淋巴结转移的风险相关，也意味着该肿瘤更具侵袭性。

6.2.2.1　导管原位癌（DCIS）

如果乳头后面存在原位癌，它几乎总是只累及一条乳管。这一发现证实了腺叶的理论，因为如果不是此，预计多个导管会受累。然而，

侵袭阻力最小的路径之一是沿着Cooper韧带通向皮肤。这会导致皮肤变平和凹陷。淋巴管侵犯很难通过影像检查发现，除非在某些情况下我

DCIS通常没有特定的超声特征。有时可见扩张的导管，极少见实性的导管内肿块。

6.2.2.2 浸润性导管癌（IDC）

导管内癌在乳腺内的扩散模式呈金字塔状，顶端位于乳头。这种癌侵犯导管基底膜。它形成不规则、边界不清楚的低回声或等回声肿块，很少呈高回声，有回声晕，后方声影，更高且宽，伴有毛刺破坏周围的腺体组织。

6.2.2.3 浸润性小叶癌（ILC）

该肿瘤可表现为结节状的低回声或等回声肿块和弥漫性的扭曲区域。它可能会导致周围环境的局灶性破坏和轻微的后方阴影。肿块类型可能与浸润性导管癌相混淆。弥漫型难以检测（图6.22）。

6.2.2.4 浸润性乳头状癌

该肿瘤由良性乳头状瘤发展而来，因此表现为椭圆形或分叶状肿块，很少呈不规则状。它应与囊内乳头状癌相鉴别，后者是一个界线明确的囊内附壁结节（图6.23）。

6.2.2.5 髓样癌和黏液癌

这两种肿瘤的影像学表现非常相似，通常是边界清楚的肿瘤，带有微分叶（图6.24）。它们可以表现为等回声或低回声，后方回声增强。

6.2.2.6 管状癌

这种癌通过成像无法与IDC区分开来。

6.2.2.7 炎性乳腺癌

非对称性弥漫性皮肤增厚，皮下组织水肿性改变，表现为脂肪回声增强伴随管状和网状无回声结构，提示淋巴管扩张（间质水肿）。可能存在肿块，但通常没有发现灶性肿块。能量多普勒偶尔可见弥漫性血管分布。

6.2.2.8 Paget病

Paget病是一种罕见的DCIS，累及乳头，导致其受侵蚀。US可能显示乳晕周围皮肤增厚，可能伴有乳晕后导管扩张。晚期Paget病将显示恶性肿块的典型性表现。

6.2.2.9 分叶状肿瘤

相对于周围脂肪组织，其通常呈低回声，有坚固的回声包膜。鉴别良性和恶性分叶状肿瘤具有挑战性，但恶性分叶状肿瘤可能有角状边缘。有增强的声波传递证据表明：在大多数情况下缺乏促结缔组织反应。有时伴有内部钙化和<3mm

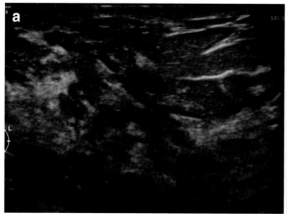 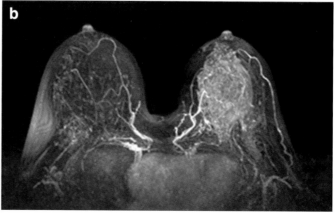

图6.22 （a）US显示结构扭曲和纹理改变的左侧乳晕旁区域。（b）MRI显示同一病例肿块呈明显高增强。病理：ILC

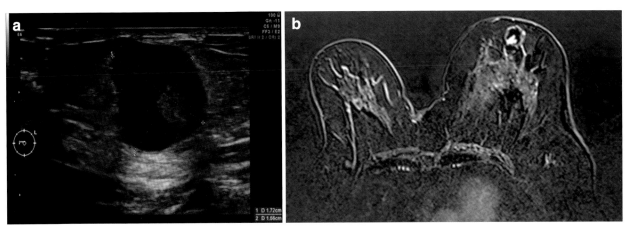

图6.23 （a）显示一个囊肿，伴内附壁结节，位于乳晕后区。（b）轴位减影MRI显示囊壁边缘强化，壁结节强化。病理：囊内乳头状癌

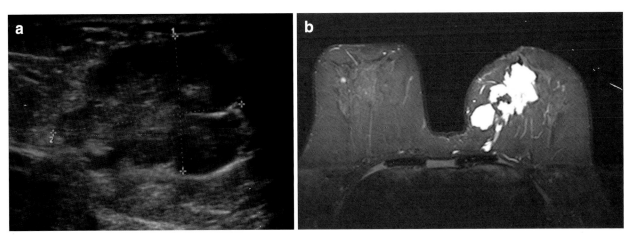

图6.24 （a）显示分叶状实性肿块。（b）MRI上，轴位T2IR图像显示同一肿块呈亮信号强度（髓质癌和黏液癌的经典征象）。病理：黏液癌

的囊肿。＞8cm或含有＞3mm囊肿的病变，大多是恶性的。

6.2.2.10 淋巴瘤

非霍奇金病比霍奇金病更常见。通常是一种继发性累及全身的疾病，伴有双侧腋窝淋巴结病变。肿块边界清楚，回声低，后方回声增强，质地均匀。超声表现为低纤维增生反应的富细胞性病变。

6.2.2.11 肉瘤

在彩色多普勒上呈典型的不均质、富血运的表现，并通过传输引起正常组织的增强（图6.25）。肉瘤可能源于叶状肿瘤，其表现可以是有边界或呈毛刺状的。

6.2.2.12 转移瘤

转移瘤的特征通常与原发癌有关。通常它们富含细胞，因此不会产生纤维增生反应（图

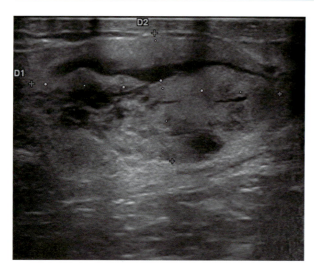

图6.25 US显示一个边界清楚的肿块，呈等回声和线状低回声区的混合，证实为肉瘤

6.26）。结节通常呈椭圆形，边界清晰，有低回声纹理，无回声晕，因为其促结缔组织增生作用极小。然而，有时它们可能引起炎性反应：如边界不清，回声增强。在彩色多普勒上，大多数转移瘤是富含血管的；这归因于它们的血源性扩散途径。

6.2.2.13 复发性癌

正如前面章节所回顾的，病变腺叶的理论表明，病变腺叶在其初始阶段就已经是错误的结构，而在生后的几十年发展中，遗传变化积累是癌症发展所必需的。因此，生物学触发点可能在很长一段时间内是有效的。因此，乳腺癌是一种终身疾病，只有通过消除或破坏病态的腺叶才能够阻断。绝大多数局部复发出现在手术瘢痕附近，表明它们已经发展成为手术切除的病变腺叶的一部分。借助超声，复发性癌很难与术后的瘢痕相鉴别，除非病理进展。其表现类似于浸润性癌：伴有不规则毛刺、后方声影和丰富彩色多普勒血流分布的肿块。在这些情况下，通过乳腺钼靶或MRI进行对比检查是可取的。

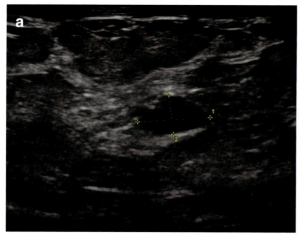 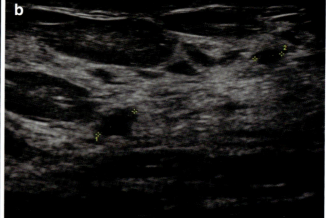

图6.26 （a、b）显示多处转移癌

参考文献

[1] Berg WA, Campassi CI, Loffe OB. Cystic lesions of the breast: sonographic-pathologic correlation. Radiology. 2003;227(1):183–191.2.

[2] Mendelson EB, Berg WA, Merritt CR. Towards a standardized breast ultrasound lexicon, BI-RADS: ultra- sound. Semin Roentgenol. 2001;36(3):217–225.

[3] Hilton SV, Leopold GR, Olson LK, Willson SA. Real time breast ultrasonography: application in 300 conse- quetive patients. AJR. 1986;147:479–486.

[4] Jellins J, Kossof G, Reeve TS. Detection and classi- fication of liquid filled masses in the breast by gray scale echography. Radiology. 1977;125:205–212.

[5] Doshi DJ, March DE, Crisi MG, Coughlin BF. Complex cys-

tic breast masses: diagnostic approach and imaging pathologic correlation. Radiographics. 2007;27:S53–64.

[6] Stavros AT. Sonographic evaluation of breast cysts. In: Breast ultrasound. Philadelphia, PA: Lippincott Williams & Wilkins; 2004. p. 276–350.

[7] Venta LA, Kim JP, Pelloski CE, Morrow M. Management of complex breast cysts. AJR Am J Roentgenol. 1999;173(5):1331–1336.

[8] Doshi DJ, March DE, Coughlin BF, Crisi GM. Accuracy of ultrasound-guided percutane- ous biopsy of complex cystic breast masses. In: Radiological Society of North America scientific assembly and annual meeting program. Oak Brook, Ill: Radiological Society of North 1- Radiological Society of North America 655; 2006.

[9] Rahbar G, Sie AC, Hansen GC, Prince JS, Melany ML, Reynolds HE, Jackson VP, Sayre JW, Bassett LW. Benign versus malignant solid breast masses: US differentiation. Radiology. 1999;213(3):889–894.

[10] Stavros AT. Benign solid nodules; specific pathologic diagnosis. In: Breast ultrasound. Philadelphia, PA: Lippincott Williams & Wilkins; 2004. p. 529–596.

[11] Tot T. DCIS, cytokeratins, and the theory of the sick lobe. Virchows Arch. 2005;447:1–8.

[12] Tot T. The theory of the sick breast lobe and the possi- ble consequences. Int J Surg Pathol. 2007;15:369–375.

[13] Tot T. The theory of the sick lobe. Breast Cancer. 2011:1–17. https://doi.org/10.1007/978- 1-84996-314-5_1.

[14] Tabar L, Chen HT, Yen MFA, Tot T, Tung TH, Chen LS, Chiu YH, Duffy SW, Smith RA. Mammographic features can predict long term outcomes reliably in women with 1-14mm invasive carcinoma. Cancer. 2004;101:1745–1759.

[15] Tot T, Tabar L. Radiologic-pathologic correlation of ductal carcinoma insitu of the breast using 2 and 3 dimensional large histologic sections. Semin Breast Dis. 2005;8:144–151.

[16] Stavros AT. Malignant solid nodules; specific types. In: Breast ultrasound. Philadelphia, PA: Lippincott Williams & Wilkins; 2004. p. 597–688.

[17] Mai KT, Yazdi HM, Burns BF, Perkins DG. Pattern of distribution of intraductal and infiltrating duc- tal carcinoma: three dimensional study using serial coronal giant sections of the breast. Hum Pathol. 2000;31:464–474.

第7章　乳房弹性成像技术

Breast Elastography

Dominique Amy, Jeremy Bercoff,
Ellison Bibby

7.1　概述

本文作者拥有10余年操作弹性成像技术的经验，又参加了数量众多的课题组，利用两项具体的弹性成像技术类型（应变弹性成像和剪切波弹性成像）开展了多项研究；特别是在2015年，本文作者参加了WFUMB组织的课题组，为乳腺超声编制了指南（WFUMB guidelines and recommendations on the clinical use of ultrasound elastography: Ultrasound Med. and Biol: 41（5）:1126–1147 March 2015）。根据之前的研究经验，本文作者认为以下问题需要特别开展进一步讨论：

（1）错误应用一：体位和探头摆放位置有误。如果探头与乳房之间存在倾斜角，则无法开展B模式的弹性成像检查，在应变弹性成像和SWE（详见第3章）当中均是如此。检查乳房外侧时，

患者必须处于乳房内侧倾斜的体位；检查乳房内侧时，患者则必须处于乳房外侧倾斜的体位。探头需要处于完全水平状态，并严格与皮肤垂直；在应变弹性成像当中，需要加一块踏板。此外，探头应处于完全水平位且严格垂直于皮肤（应变弹性成像时还应加上踏板），并由指尖固定，指尖处无任何过度施压，这样即可较易获得所需的完美、稳定的SWE图像。

（2）错误应用二：对乳房的压力过高，这也是经常提及的一项原因。许多超声工作中都会遵照按压乳房的操作规则行事，目的是将乳房压平，从而提高图像分辨率。这种方法对一般的回波描记术而言是正确的，但在乳腺超声当中最好避免采取这种方法（详见第3、4章）。另外，乳房受到按压的同时，乳房成分的弹性会发生变化，造成弹性成像的结果误差。另外，在应变弹性成像当中使用术语"按压（Compression）"也会带来一些困惑。弹性成像是一种电子触诊技术，操作时只施加极小的压力，但对于表面病变而言，施加的压力依然需要一定的反弹。针对此类小而浅的表面病变，必须改良应变弹性成像技术；在目前的这种技术当中，乳房必须要产生压力反弹，使得病变进一步扩张，学界也将这种技术称为"帕金森振动技术（Parkinson–vibrating

D. Amy, M.D. (✉)
Centre du sein, Aix-en-Provence, France
e-mail: domamy@wanadoo.fr

J. Bercoff, Ph.D.
R&D Ultrasound Dept, SSI SupersonicImagine,
Aix-en-Provence, France
e-mail: jeremy.bercoff@supersonicimagine.fr

E. Bibby, M.Sc.
Hitachi Medical Systems UK, Wellingborough, UK
e-mail: e.bibby@hitachi-medical-systems.com.uk

© Springer International Publishing AG, part of Springer Nature 2018
D. Amy (ed.), *Lobar Approach to Breast Ultrasound*, https://doi.org/10.1007/978-3-319-61681-0_7

technique）"。此外，使用这种技术时必须同时在表面施加快速振动（而非针对较深处病变建议的慢速按压）。振动和压力反弹相互结合，对乳房表面部分存在的任何异常来说都是理想的加压方式。总的来说，本文接下来将介绍使用3种不同类型的按压/振动方式，即无手动按压、微小振动和明显按压。

有部分研究人员认为，SWE技术存在不足，即该技术对小型良性病变的诊断结果不准。小型良性病变涉及年龄较大的女性群体的脂肪型乳房，表现出极高度的自主消退，且结缔组织数量较少。执行乳房X线片检查的放射科医师如果认为得到的图像反映的是小型良性病变，则就这种特殊情况而言，放射科医师必须轻轻地预先按压乳房，才能获得满意的结果。这种情况在乳腺腺叶形态完好的年轻女性当中并不存在。在乳房病理学当中，弹性成像是一项重要的补充检查，但这项检查必须做出改进，以适应组织形态各异的乳房。

（3）错误应用三：计算脂肪/病变比值（F/L比值，即最软与最硬的组织之间弹性的比值）时感兴趣区（ROI）的大小和定位困难。第一个ROI必须位于病变本身，而第二个ROI必须位于皮下脂肪的水平。操作人员已经提出了多个位置，例如与病变本身同一深度的位置、与下方肌肉的水平平齐等；然而，这些位置均不能得到满意的结果，理由是它们和F/L比值的定义相悖。

（4）弹性成像不属于筛查技术，但对于已经通过B模式成像发现且需要补充信息的病变而言，必须将弹性成像视作一种分析方法。参考随附的参考文献就可以知晓，使用弹性成像可以减少针对良性病变或已确认生理学波动的非必要穿刺，减少幅度可达50%。仅凭这一个数字，就足以显示回波描记术/弹性成像的联合使用是一种优秀的方法，并说服用户接受有关弹性成像的最低程度的基础培训。

（5）弹性成像对微小乳腺癌（4～15mm）而言是一项理想的补充检查，但对大病变没有作用，也不能收集液体（即无法收集血肿、囊肿、淋巴肿，以及应变弹性成像呈蓝-绿-红像或SWE呈盲区的脓肿扩张性动脉瘤的液体）。此外，研究人员已经证明弹性成像是B模式成像的补充技术，可以以较高的准确度判定良性或疑似病变，同时在超声介入过程（毫米级癌或非实质病变的穿刺）当中的准确度也有所提高。最后，弹性成像具有很大的潜力，可以用来评估新辅助化疗方案的疾病管理效果，并评估组织学信息和病变浸润性。

7.2 实时组织弹性成像（RTE）

7.2.1 背景

作为一种诊断技术，触诊已有上千年的历史，并且直到今天，临床医师和患者自检过程依然认为触诊非常有价值。对乳腺癌来说，触诊的价值尤为重要；在乳腺癌当中，相比正常乳房和许多良性病变而言，大多数局灶性癌的组织都具有较高的硬度。实时组织弹性成像（RTE）是一种非侵入性方法，可以对组织的硬度成像，进而能够在早期就区分良性和恶性组织，同时克服触诊的主要限制，如需要触诊人员的技能和经验，以及检查小型和位置较深病变的能力有限等。

7.2.2 RTE的技术原理

实时组织弹性成像（RTE）是一种应变成像技术，使用换能器对组织施加重复的微小按压/振动。之后，该技术跟踪组织在各对RF回响帧之间发生的位移/形变，并根据位移/形变的轴向梯度计算应变。应力/应变之比即所谓的杨氏模量或者弹性模量；在应力相同的条件下，较硬的组织发生的应变小于周围较软的组织，所以应变分布的示意图就反映出各个组织的相对硬度。然后，利用颜色分布图为不同的应变水平编码，就可以将二维的应变图像以透明的方式覆盖到传统的B模式图像上，从而方便解释应变数据和形态学之间的空间关系（图7.1）。

实时组织弹性成像可以相对容易地集成到传统的超声平台上，无须专用的硬件设施。RTE是一种采用标准成像传感器的弹性成像方法，可以徒手操作，按实时帧数生成覆盖整个视场的图像，空间分辨率和传统的B模式超声成像相近，并且可以得到足以显示组织硬度微小差异的对比分辨率（即估算应变的动态范围较大）。

7.2.3 实践应用

使用换能器触诊得到的应变弹性成像图是B模式成像检查的合理延伸，但和所有的新型成像方法一样，该方法仍然需要具体实践，且需要遵守几条基本的原则。

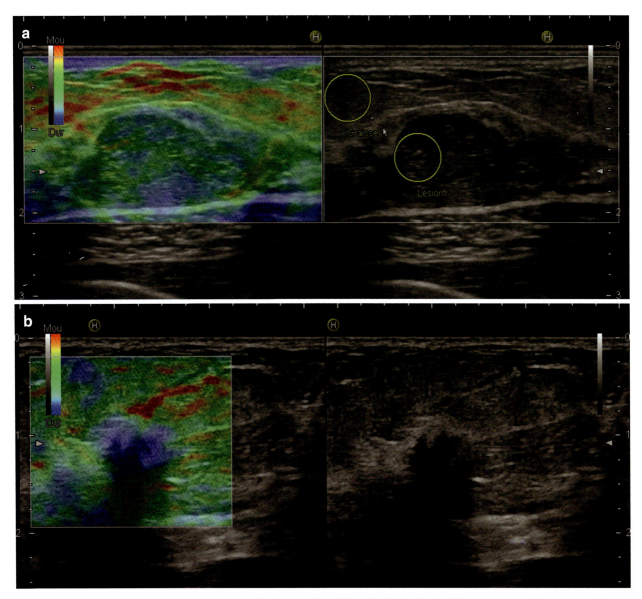

图7.1 （a）良性（软）和（b）恶性（硬）乳房病变的示例图像。覆盖传统B模式图像的透明应变图像并未遮挡B模式图像显示的肿瘤形态

7.2.3.1 换能器的选择

对B模式成像来说，换能器的频率越低，评估的病变位置就越深，而越高的换能器频率对应越好的空间分辨率。目前可用的换能器频率为5～18MHz。另外，可以根据B模式图像评估衰减情况，即要获得高质量的弹性成像图，就必须先得到适度穿透胸肌的高质量B模式图像。选择换能器时，还需要考虑换能器与患者接触的活动表面的大小和形状。乳房扫描可用的换能器为线性传感器，活动长度为40mm、50mm和92mm。如需正确评估大肿瘤或在导管轴上分布的多灶性病变，本文作者建议使用较长的线性换能器，获得较宽的视野（图7.2）。

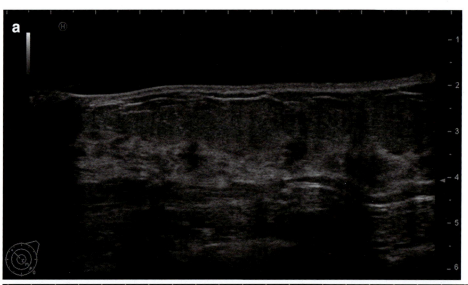

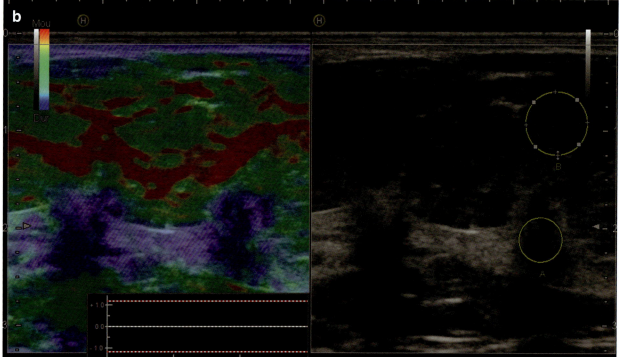

图7.2 （a）使用92mm线性阵列换能器获得的多灶性癌的B模式示例图。（b）使用50mm换能器显示利用RTE显示的双灶性癌

7.2.3.2　施加按压/使用踏板延伸器

实时组织弹性成像在多个按压速率和移动幅度下均显示出较高的准确度，因此非常适合采用徒手按压/振动。如果弹性成像图前后不一致，无法重现，最有可能的原因就是预按压的程度过大。传统的B模式成像经常采用较大的压力，使皮肤大幅下凹。相比之下，在弹性成像过程中，往探头和皮肤之间涂抹足量的凝胶即可保证微小的压力就能实现良好接触，所以不需要预按压组织（或使组织下凹）。手握换能器时，应使之与皮肤表面平行，然后从起始位置开始反复小幅纵向移动换能器1~2mm，即可达到估算硬度所需的应变水平（约1%）。本文作者建议操作人员在执行检查时将注意力放在双屏幕当中的弹性成像屏幕上，原因在于如果将注意力放在B模式图像上，就很有可能过度按压探头，使得弹性成像图出现假阴性结果。

横向移动的速度无关紧要，但应与检查的帧数相匹配。低帧数对应的换能器横向移动速度应较慢，从而在各帧之间得到足够明显的位移。已有模体实验的实践报告指出，高帧数设定下，横向移动速率达到2Hz时，得到的弹性成像图质量最好。

还有一种替代传感器触诊的方法，即用手握紧并固定换能器，然后让身体内部的生理学搏动（如心脏搏动、呼吸振动或肌肉收缩）来生成应变图像。这种系统既可以针对微小按压预先设置，也可以针对无按压预先设置。然而，由于本技术只在轴向测量位移，通常来说施加微小的单轴应力后，得到的结果会更好。

手动操控探头可能造成换能器位移较大、平面外移动、平面内侧向移动和探头转动。为尽可能减少这些非必需移动，将移动范围限制在轴向平面内，本文作者建议对线性换能器采用"踏板延伸器"（图7.3）。踏板延伸器可以改善施加应力的一致性，并最大化应力的穿透深度。

7.2.3.3　感兴趣区（ROI）大小/位置

RTE图像显示的是组织的相对硬度，因此有一点非常重要，那就是要囊括足量位于感兴趣区周围的正常或参考组织。模体实验发现，感兴趣"病变"占ROI的25%~50%的情况下，得到的图

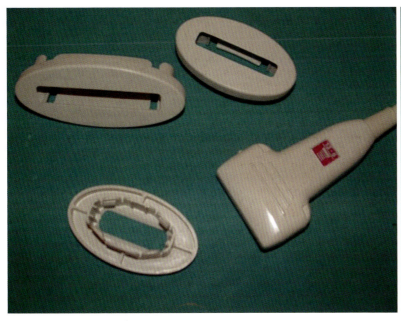
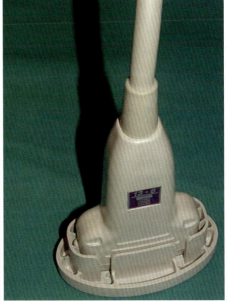

图7.3　踏板延伸器使平面外探头移动和探头转动尽可能减少，使应力场传输过程具有更好的一致性

像质量最好。

在乳房成像当中，应将病变置于ROI的中心位置，而ROI应从皮下脂肪组织沿前后两个方向延伸至胸肌，同时不包括胸廓。此外，应调整ROI的宽度，使感兴趣病变的范围在ROI宽度的25%以内。如果病变的体积较大，可以将ROI置于病变边缘，这样评估过程当中就纳入了病变周围的正常组织（图7.4a、b）。

7.2.3.4 彩色编码

单一颜色的灰度图和彩虹色的彩色图都可以用来显示图像中不同的应变值。有部分用户常用红色表示高硬度（即代表危险或警报），用蓝色表示低硬度，而另有一部分用户则反其道而行之，原因在于这些用户认为蓝色的透明度更高，如果用蓝色表示坚硬区域，就可以将坚硬区域与B模式显示图中发现的病变形态相互比较。所以，要正确解释一张弹性成像图，就必须要小心观察给出的比色条标签（图7.4c）。

7.2.3.5 质量参数（应变图）

为检验弹性成像图的质量和重现性，可以先冻结图片，然后逐帧检查储存的影像回放。如果在大量连续帧当中发现统一的颜色分布模式，则说明采用的技术可靠性高。

应变图（图7.5a）显示了ROI内部平均应变随时间变化的情况（以百分比计），能为用户提供按压程度和一致性的有关信息。具体显示的比例尺可以调节，显示的幅度和移动速度也可以调节，进而使生成的应变水平始终位于0.5%~1.0%的推荐范围内。

应变图给出的信息可以改善操作人员的操作水平。进入冻结模式后，应变图可用于指导在"放松"期内选择"最佳"的分析帧（图7.5b）。

7.2.3.6 有助于乳房检查工作流程的其他工具

帧选质量的评估：

"自动帧选"是一种自动化功能，可以基于图像中应变值的平衡性和随时间变化的一致性，从冻结的影像储存库包含的多个帧当中选出最适合用于测量工作的帧（图7.6）。该功能可以缩短检查时间、提高准确度，同时在选择帧时排除操作人员偏倚。

"帧平均化"是一项时间平均技术，可以消除噪声，提高测量的准确度（图7.7）。

7.2.4 评估/定量方法

7.2.4.1 Tsukuba评分

Tsukuba评分是一个5分量表，基于对疑似病变的颜色模式相对于皮下脂肪和周围乳房组织的视觉评估，对弹性成像图进行分类（图7.8）。Itoh等研究发现，在临界值为3~4的情况下，使用Tsukuba评分的实时组织弹性成像在诊断乳房病变方面与传统的超声诊断具备相近的性能，同时更容易解释图像。Schwab等报告称BI-RADS分类和Tsukuba评分在观察人员内部具有接近完美的一致性，在观察人员间具有中等至极高的一致性。

7.2.4.2 脂肪病变比：辅助应变比

应变比是一种简单的在线工具，可以用于定量分析疑似区域内组织相对于皮下脂肪的硬度。这种半定量的测量结果又名脂肪病变比（FLR）。首先，选择一个框定病变内部的最佳ROI，然后再在邻近的参考组织上选择第二个ROI（图7.9、图7.10），即可根据下式求得FLR：

FLR（B/A）=脂肪平均应变（B）/病变平均应变（A）

Havre表明，模体可以产生可靠且可重复的应变比；此外，当参考组织的深度与传感器到感兴趣区的深度相近，且与参考区域的相对大小相互

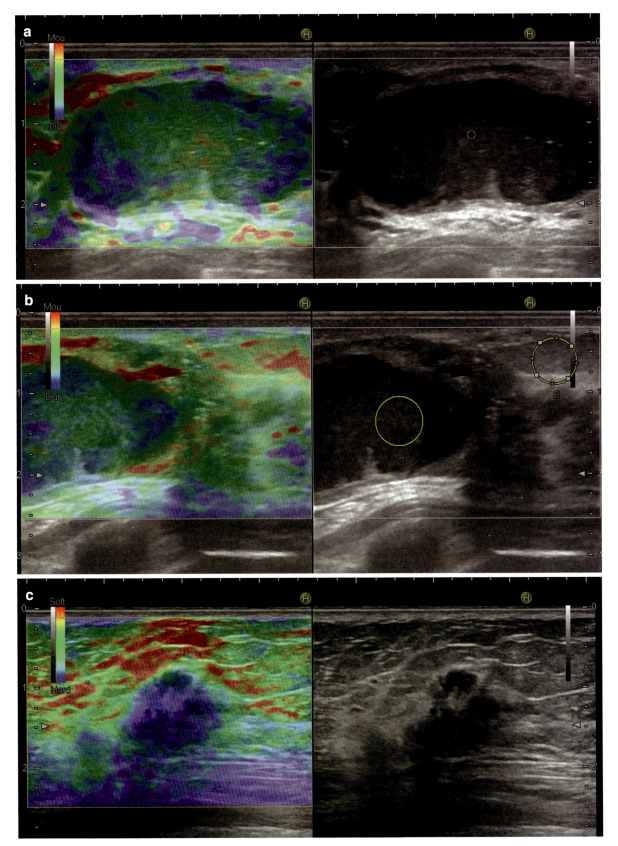

图7.4 （a）占据ROI超过50%的大病变。（b）将病变置于ROI边缘，使ROI囊括足量的正常组织。（c）理想位置。病变位于ROI中央，且ROI从皮下脂肪组织沿前后两个方向延伸至胸肌，同时不包括胸廓。此外，调整ROI的宽度，使病变范围在ROI宽度的25%以内。注意比色条的标记，红色代表较软的组织，蓝色代表较硬的组织

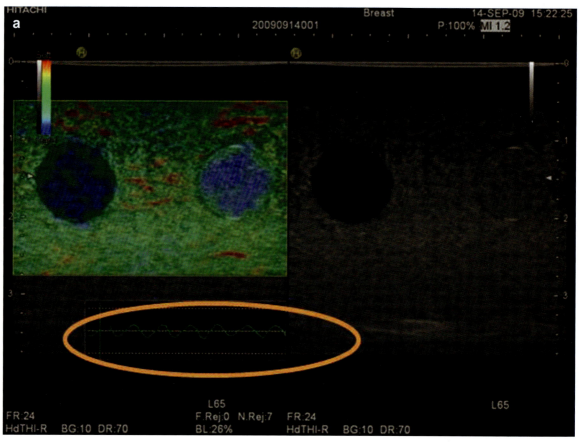

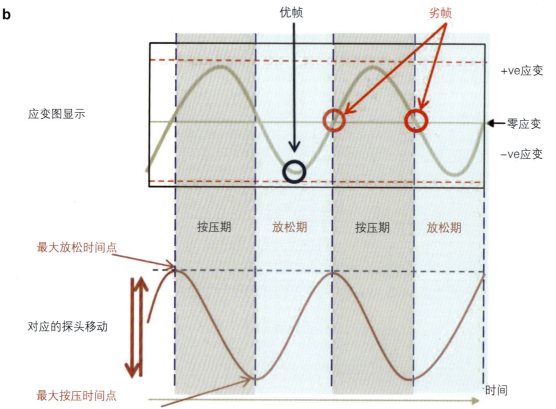

图7.5 （a）应变图示例。（b）应变图的内容解释

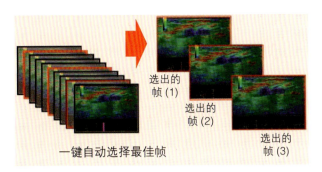

图7.6　自动帧选功能

独立时，可以获得最佳的测量结果。然而，在乳腺实践当中，应将皮下脂肪组织选为参考组织。相较于病变的视觉评分，使用应变比解释弹性成像图的主观性较低，并且对硬度变化的灵敏度也

更高。使用应变比得到的诊断结果比使用视觉评分得到的结果更可靠，这一点已由Thomas和Zhi等报告。

随着技术的进一步发展，脂肪病变比已经可以采用半自动方法测量。在这种方法当中，操作人员将一个游标置于乳房病变内部，然后由软件来侦测B模式图像上显示的肿瘤边界，再定义一个描绘该边界的ROI。之后，再使用概率分布分析，在周围组织处定义第二个参考ROI，标记出脂肪层。早期研究显示，半自动比值测量结果与传统人工测量得到的应变比值大小相近，同时半自动测量还具有重现性高、无操作人员偏倚、测量时间短等优势。

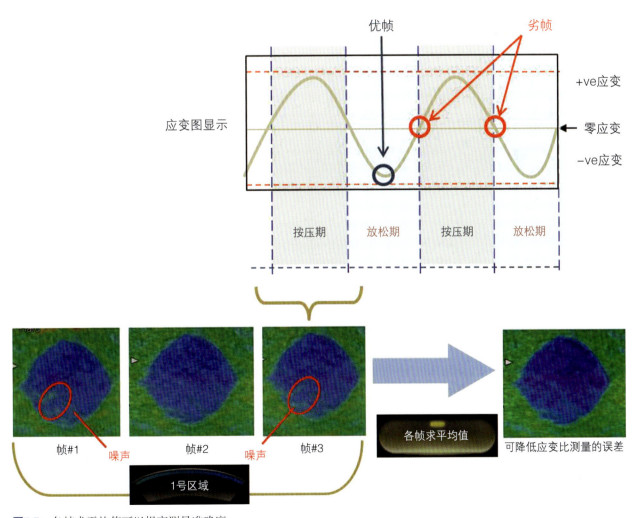

图7.7　各帧求平均值可以提高测量准确度

评分	分类标准		典型图像
SC1	整个低回声区域的应变值均一，与周围组织相近（大多为绿色）	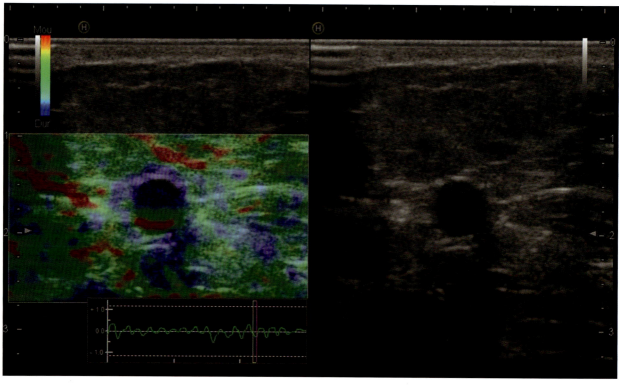	
SC1* (RGB)	3层RGB颜色模式当中，红色位于后部，是囊肿的典型人为干扰图像		
SC2	低回声区域大部有应变（主要为绿色，可见少量蓝色点）		
SC3	结节边缘有应变，中央区域无应变（结节中央为蓝边缘为绿色）		
SC4	整个低回声区域无应变（整个病变为蓝色）		
SC5	低回声区域无应变，周围组织也无应变（病变为蓝色，外圈有蓝色边沿）		

图7.8 Tsukuba评分。*：对原有的分类作了修订，添加了蓝–绿–红（BGR）评分，该评分是针对许多囊肿性结节（包括含内部回声的结节）人为设定的模式特征，是一种有用的诊断指征

图7.9 显示三层蓝–绿–红（BGR）指征的小乳房囊肿示例图

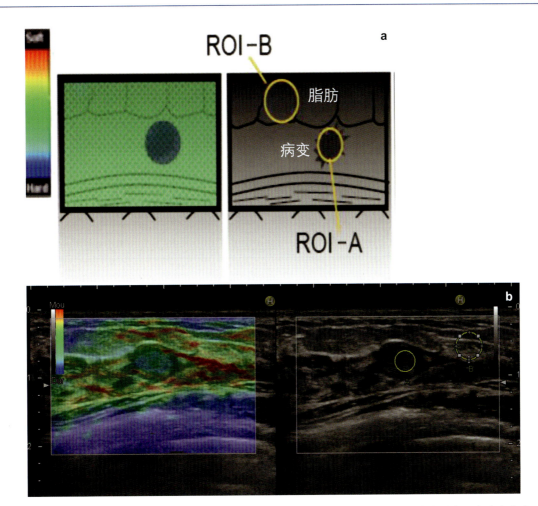

图7.10 （a）脂肪病变比测量过程。将ROI-A置于乳房组织块内，将ROI-B置于皮下脂肪层内。脂肪病变比=B/A。（b）良性乳房病变的FLR测量示例图（FLR = 2.9）

7.2.5 4D实时组织弹性成像

与其他临床应用情境（特别是产科）一样，对乳房获取和储存3D超声数据后，可开展进一步处理（图7.11）。多平面重建可以在传统2D超声无法涉及的平面上显示组织结构，3D渲染方式也可以给出方便不熟悉超声成像的人群解释的图像。同样的，3D/4D弹性成像图也有助于诊断，同时为外科医师提供术前概况，帮助其开展工作。

7.2.6 RTE结论

实时组织弹性成像是乳腺超声医师使用的一项额外工具，可以作为其他超声检查（如B模式、彩色多普勒）的补充工具，在不显著延长检查时间的情况下提高分辨良性和恶性疾病的诊断把握。与所有类型的超声成像一样，要学会获取和解释弹性成像图必备的技能，所需的学习曲线较短；然而，从弹性成像图首次进入商业应用以来，技术已经并还将继续有所发展，使得该技术对操作人员的依赖明显下降，而临床结果依然验证了该技术具有准确性和重现性。

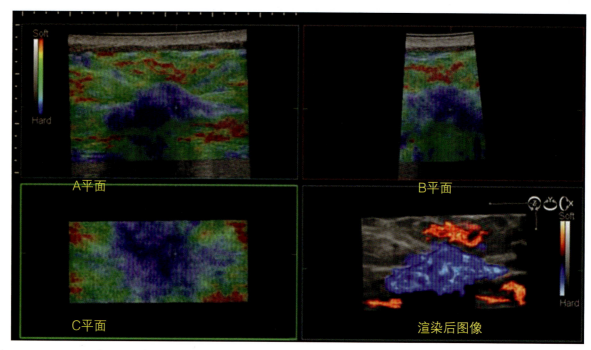

图7.11 4D RTE。C平面图像和渲染后图像中显示的3D硬度团块清晰显示了浸润的发展过程

7.3 剪切波弹性成像（SWE）

7.3.1 概述

超声成像可以显示软组织的形态学图像（灰度图像）和功能图像（血流图像）。利用先进的

技术，可以再往超声图像当中加入第三个维度，即通过组织弹性评估得到的生理病理学信息。

ShearWave™（剪切波）弹性成像是一种超声成像模式，可以提供人体器官的组织弹性谱。SWE的特别之处在于它是一种实时、独立于用户且定量的成像模式。如图7.12所示，在SWE当

图7.12 SWE是一种实时、独立于用户且定量的成像模式

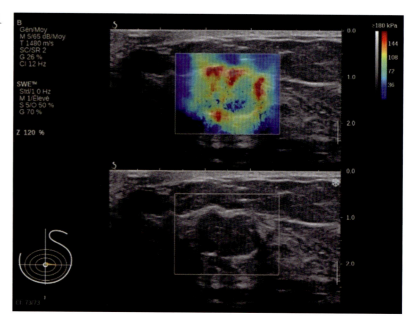

中，弹性的单位是（千）帕斯卡［（k）Pa］，其大小在彩色图谱中实时显示。

SuperSonic Imagine公司生产的Aixplorer®系统配备的所有换能器和大多数临床应用程序（除OB和血管应用程序外）都可以执行SWE。另外，在许多临床困难面前，都已证明SWE是一种有益的模式。就乳房成像而言，SWE是经典B模式超声成像的完美补充，它使用方便、诊断效果更佳，管理乳腺癌的效果也更好。

7.3.2 组织弹性的物理学

人体内存在两种机械波，一种是压缩波，一种是剪切波。压缩波穿过软组织的速度远大于剪切波：通常来说，压缩波的速度达到1500m/s，而剪切波只有1～10m/s。超声扫描术使用的超声波都是频率达到兆赫（MHz）级的压缩波，而直到最近，才有剪切波用于超声仪器的记录。与压缩波不同，剪切波可以特异性地反映组织的弹性性质，因为剪切波在硬组织中的传播速度大于在软组织中的传播速度。图7.13给出了包含一块硬组分或一块软组分的介质当中剪切波的传播情况，对照介质为均一介质。

在均一介质当中，剪切波的波前存在变形（软组织中表现为减慢，硬组织中表现为加快），表明剪切波对组织硬度敏感。在各向同性介质和纯弹性介质这两个假设条件下，组织弹性和剪切波传播速度之间的关系可以用方程$E=3\rho c^2$直接表示。因此，可以通过以下3步测量组织弹性：

（1）在体内产生剪切波。

（2）测量剪切波在感兴趣区内每个像素时的传播速度。

（3）将求得的速度或弹性用图像显示出来。

7.3.3 SWE的原则

ShearWave™（剪切波）弹性成像将各项创新性超声技术结合起来（Bercoff等），产生剪切波并对剪切波成像，目的在于为用户提供最大程度的便利和可靠性。

7.3.3.1 自动生成剪切波

使用系统上可用的任一超声探头来在体内生成剪切波。探头将特殊的超声聚束射入体内，相当于对器官展开虚拟远程触诊。这种现象在物理学上称作超声波的辐射力，详见图7.14。

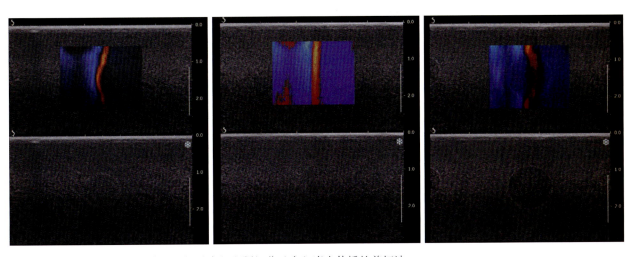

图7.13 在软组分（左）、均一组织（中）和硬组分（右）当中传播的剪切波

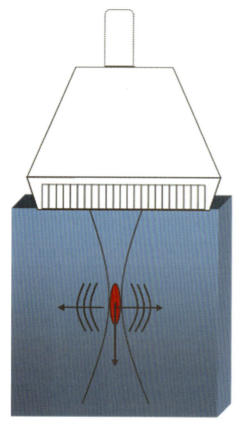

图7.14 在焦点处，超声波可视作虚拟的手指，对组织产生推力作用，作用方向沿超声波的传播方向

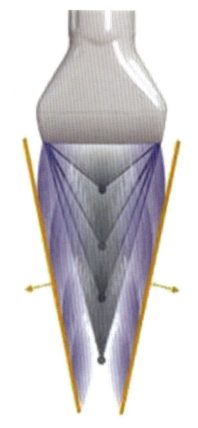

图7.15 超声速剪切波的生成示意图

利用超声波的辐射力，无须用户操作即可在组织当中自动生成剪切波。然而，这种方法有一项缺点，那就是生成的剪切波波幅较小，并且会快速衰减。为弥补这一缺点，Aixplorer采用了一项基于超声速波源生成的专用技术。将聚焦的波束（即虚拟的触诊手指）以超声速射入介质，射入速度大于产生的剪切波波速，从而造成剪切波局限在马赫锥内的剪切波爆（类似于超声速飞机的超声音爆）。该过程的示意图详见图7.15。

剪切波爆可以产生波幅很高的剪切波，同时不大幅升高往人体内射入的局部声能。生成的剪切波波幅足够大，可以在软组织中传播数厘米。SWE之所以耐用而可靠，关键的一项原因就是超声速下生成剪切波的过程。

7.3.3.2 超快速剪切波成像

人体内的剪切波频率为20～2000Hz。为正确分析剪切波的传播情况、计算剪切波波速（不含偏倚或人为误差），按照Nyquist采样规则，剪切波成像的帧率应不低于剪切波最大频率的2倍，通常取每秒4000～5000张图像，而这一帧率远大于当前的超声系统处理能力（每秒50～100张图像）。Aixplorer®利用自身独特的超快速成像能力来拍摄剪切波、测量剪切波的传播速度，该系统对人体的成像帧率可达每秒20 000张图像。Aixplorer®超快速摄像头拍摄的剪切波传播示例见图7.16。

根据传播过程的影像，系统在各个像素处计算剪切波的速度，然后给出一张弹性图谱（图7.17）。

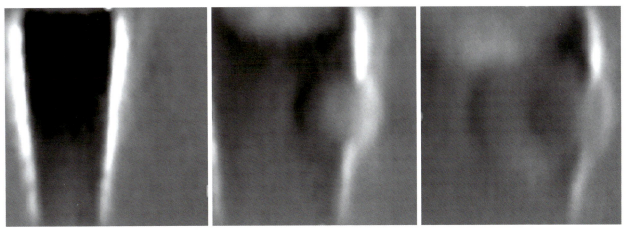

图7.16 在含有硬组分的组织当中沿横向传播的剪切波的马赫锥。剪切波在整个区域内传播的时间为数十毫秒

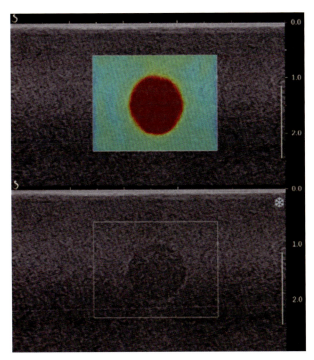

图7.17 显示硬度较高组分的弹性图谱，图谱显示效果上佳；而在超声图像上很难发现这些硬度较高组分

上述过程在数百毫秒内即可得到并显示弹性图谱，所以信息在屏幕上可以实时更新，构成一种真正意义上的实时弹性成像模式。

7.3.4 SWE的使用

由于本身技术先进且具有实时成像能力，

ShearWave™（剪切波）弹性成像的执行方法与其他超声成像模式一致。该成像模式不需要额外的工具或设置，也不需要特殊的扫描方案，只需要超声探头本身，且探头的使用方法与传统的B模式成像一致。下文将详细介绍在乳房成像当中使用SWE的典型工作流程。

7.3.4.1 扫描

用户应首先在标准B模式当中选定感兴趣区，调整设置，得到最佳的B模式图像，然后打开SWE模式。进入SWE模式后，为获得最佳结果，特给出以下建议：

- 尽量减少组织受压。
- 扫描时动作要轻柔缓慢。SWE的帧率比传统B模式的帧率低。为获取最佳测量结果，确保SWE图像在>0.5s的时间范围内稳定。

受到用力按压后，软组织的硬度常常会有所提高，这一点非常重要。这是一种自然且正常的现象，而SWE模式对这种现象相当敏感。具体实例见图7.18，该图包含两张对正常乳房组织拍摄的SWE图像，一张在拍摄时仅有轻柔按压，而另一张在拍摄时存在用力按压的情况。

SWE图谱清晰表明乳房组织在受到按压时会变硬（蓝绿色和黄色区域代表硬度上升）。为使结果保持一致，按压过程应在保持高质量图像的同时尽可能轻柔。要检查按压水平是否良好，有一种好方法是确保SWE对正常乳房组织显示均一的深蓝色图谱（不含蓝绿色或黄色区域），如图7.18左半部分所示。

7.3.4.2 优化SWE图像

使用SWE执行实时扫描时，可以执行以下设置，来优化图谱质量：

- 调整SWE框大小：采用SWE默认框大小，可以囊括大多数乳房病变。对某些特别大的病变而言，可以将框拉大，这样做会造成帧率和图像质量略有下降，但测得的弹性值不变。

- 调整增益：应调整SWE至不出现像素噪声的最大值（图7.19）。
- 高分辨率/高穿透力设置。

该设置对SWE模式来说相当重要，原因在于它负责权衡该模式内部的分辨率和穿透力。该设置共有3个选项：高分辨率、标准和高穿透力。默认设置为标准，对大多数临床病例也采用该默认设置。针对小型浅层病变，应采用高分辨率设置，获得更高的空间分辨率和更低的时间持久性。如果SWE框内缺少信号，则应考虑采用高穿透力模式，而这种情况通常在大型低回声不规则病变当中出现。高穿透力模式可以提高信噪比，但降低了空间分辨率，更适用于测量极高的硬度值，而大型低回声不规则病变就通常会出现此类硬度值。

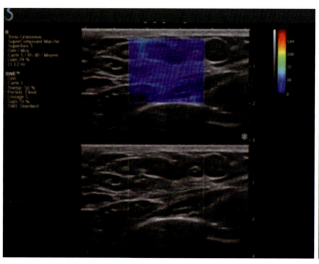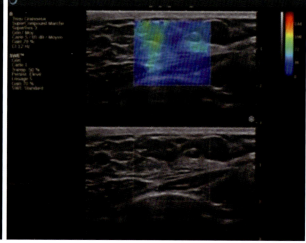

图7.18 左图：轻柔按压（正确操作）；右图：用力按压

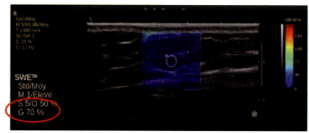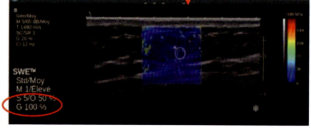

图7.19 左图：增益水平良好，框内全部充满，未出现噪声；右图：增益过高，图像上可见噪声像素

在某些情况下（通常是极低回声的病变），即使采用了高穿透力模式，也可能会有部分区域缺少SWE信号。如果出现这种情况，就表明由于高度低回声区域缺乏超声信号，导致系统无法检测到剪切波传播。这是SWE模式的一大限制所在，但它并不影响SWE的临床价值，原因在于这种情况只涉及图谱当中有限的区域。图7.20给出了一个乳腺癌（BI-RADS 5）患者的示例图谱，对上述观点作了进一步说明。

两块红色圆圈框出来的区域表示该区域内缺少SWE信号，对应两块高度低回声区域。这种情况不会影响测量病变弹性的结果，并且表明该病变硬度很高，最大值约为190kPa。

SWE范围：

设置SWE范围可以调节图像的呈现效果。对乳房成像而言，SWE范围可以为10～300kPa。大多数乳房病变病例采用默认范围（0～180kPa），成像效果良好。然而，为提高SWE图谱的可读性，也可以调整这一默认范围，详见图7.21；该图采用4个不同的范围显示同一组分。

弹性的测量值均为绝对值，与选择的范围没有任何关联。

7.3.4.3　定量

获得SWE图像后，可以使用Q-Box™工具在冻结模式下开展定量工作。用户可以将Q-Box™

图7.20　一块硬度较大的乳房病变（内含高度低回声病变）的SWE图像

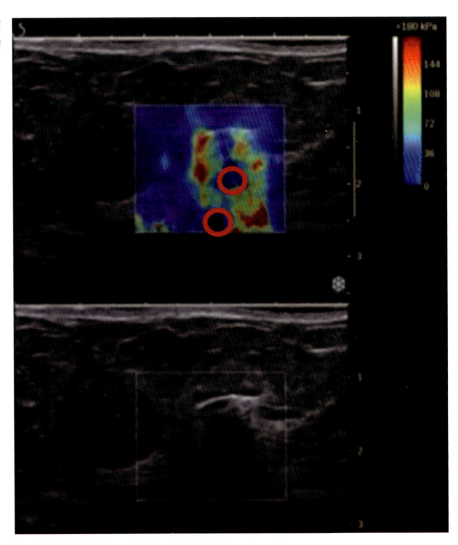

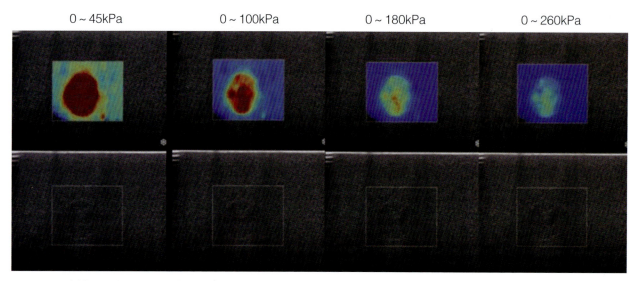

图7.21 不同范围下的硬组分图像

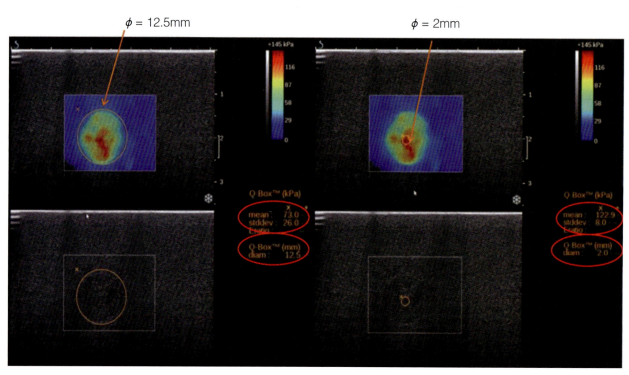

图7.22 对同一病变，大小不同的Q-Box™工具

放置在SWE图谱的任意位置，并调整其大小（图7.22）。

每一个Q-Box™工具都附带平均值和标准差，单位为kPa。用户也可以将测量单位调整为米每秒（m/s），代表剪切波的局部速度。可以对同一SWE图谱使用多个Q-Box™工具，然后求取这些定量测量结果的比值或平均值。对乳房病变而言，最大病变弹性和脂肪组织弹性的比值是病变表征的相关参数，详见后文。

7.3.5 SWE对乳房成像的临床影响

用于病变表征过程时，超声成像具有优异的灵敏度（＞90%），但仅有中等程度的特异性；有40%～50%根据超声检测执行的活检结果为阴性。另外，大约有2%经判定为良性的病变（BI-RADS 3）实际上是恶性病变。此外，要将超声成像认可为一类筛查工具，一大障碍就是较高的假阳性病例数。SWE的实时性能佳，使用方便，同时还能定量测量局部组织硬度，是传统超声成像的一种极佳补充方法，可以从总体上显著提高超声检测的临床价值。下文将对SWE在临床乳房成像当中表现出的益处做一综述。

7.3.5.1 SWE结果基本上可完全重现

Cosgrove等开展了一项涉及750多个乳腺病变的临床研究，结果表明连续测量3次后，各结果在88%的病例中相近，而仅在1%的病例中完全不相近。另有研究人员研究了SWE定量结果的可重现性，结果显示Q-Box™当中的平均弹性值的类别内相关系数（ICC）达到0.87。而就观察者间重现性而言，许多研究都表明SWE定量结果（按Q-Box™内的最大值加权）的评分高于病变的传统BI-RADS评估结果（Cosgrove等、Lee等、Tozaki等、Gweon等）。另外，分析25篇文献内的SWE结果发现，各项研究的良性病变平均硬度值和恶性病变平均硬度值之间均具有良好的一致性（图7.23）。

SWE有助于降低超声成像的假阳性率

许多研究表明SWE可以在乳房病变表征的背景下提高检测的特异性，并改善活检建议的阳性预测值（图7.24）。

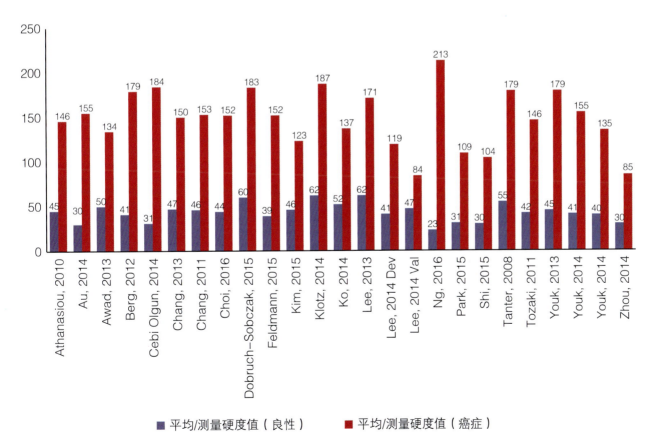

图例：
■ 平均/测量硬度值（良性）　■ 平均/测量硬度值（癌症）

图7.23 25篇经同行审查的文献报告的良性和恶性肿块的平均SWE硬度。平均来看，恶性肿块的硬度总是良性肿块的2～3倍

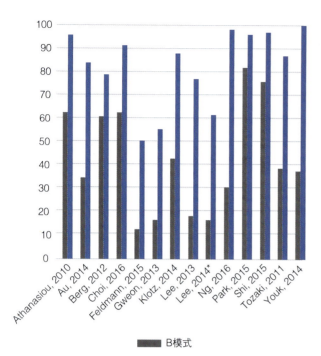

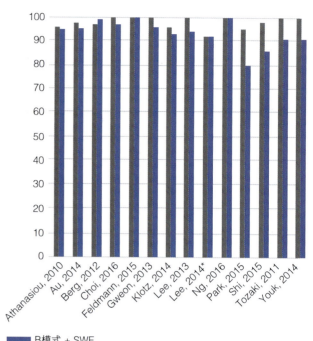

B模式

B模式 + SWE

图7.24 特异性升高（左图）；灵敏度得到保持（右图）

韩国医学超声学会（KSUM）在2014年发表了一篇建议文献，总结了以下内容（Lee等）：

分类为BI-RADS 4a且SWE为阴性的病变不应活检，而应开展随访。

- 分类为BI-RADS 3且SWE为阳性的病变应接受活检。
- 将分类为BI-RADS 3且SWE为阴性的病变的随访时间调整到BI-RADS 2的随访当中。

此外，在乳房筛查的背景下，研究表明使用SWE可以使超声检测的特异性提高17.4%，同时灵敏度不出现显著下降（Lee等）。

7.3.5.2 SWE有助于提高超声检测的灵敏度

Evans等指出，对平均弹性超过50kPa的病变执行活检时，可以得到100%的灵敏度和100%的阴性预测值。另外，如在超声检测之后开展MRI检测，SWE可使超声检测的灵敏度提高29%（Plecha等）。

7.3.5.3 SWE有助于乳房病变的治疗计划和监测

研究表明SWE特征与病变特性之间存在有趣的联系，可能有助于治疗计划。首先，与测量的超声图像上的大小相比，SWE显示的病变大小与组织学大小的联系更加紧密（Mullen等）。其次，弹性的最大值似乎与癌症的严重程度（Berg等）和浸润性（Evans等）有关。最后，对接受新辅助化疗的患者而言，使用3D SWE得到的硬度似乎是评估治疗有效性的一项非常重要的参数。

7.3.6 SWE结论

SWE使用方便、高度可靠、可定量测量，可以从乳腺癌筛查、病变特征到治疗监测等各个阶段提高超声检测的临床价值。证明SWE益处的文献数量与日俱增，质量也逐日提高，而且SWE在乳腺癌成像背景下，已愈发成为一种关键性的检查模式。

参考文献

[1] Yamakawa M, Shiina T. Strain estimation using the extended combined autocorrelation method. Jpn J Appl Phys. 2001;40:3872–3876.

[2] Havre RF, Elde E, Gilja OH, Odegaard S, Eide GE, Matre K, Nesje LB. Freehand real-time elastogra- phy: impact of scanning parameters on image qual- ity and in vitro intra- and interobserver validations. Ultrasound Med Biol. 2008;34:1638–1650.

[3] Toh A, Ueno E, Tohno E, Kamma H, Takahashi H, Shiina T, Yamakawa M, et al. Breast disease: clini- cal application of US elastography for diagnosis. Radiology. 2006;239:341–350.

[4] Schwab F, Redling K, Siebert M, Schötzau A, Schoenenberger CA, Zanetti-Dällenbach R. Inter- and intra-ob- server agreement in ultrasound BI-RADS classification and real-time elastography Tsukuba score assessment of breast lesions. Ultrasound Med Biol. 2016;42(11):2622–2629.

[5] Cho N, Moon WK, Chang JM, Kim SJ, Lyou CY, Choi HY. Aliasing artifact depicted on ultrasound (US)-elastography for breast cystic lesions mimick- ing solid masses. Acta Radiol. 2011;52(1):3–7.

[6] Thomas A, Degenhardt F, Farrokh A, Wojcinski S, Slowinski T, Fischer T. Significant differentiation of focal breast lesions: calculation of strain ratio in breast sonoelastography. Acad Radiol. 2010;17(5):558–563.

[7] Zhi H, Xiao XY, Yang HY, Ou B, Wen YL, Luo BM. Ultrasonic elastography in breast cancer diag- nosis: strain ratio vs 5-point scale. Acad Radiol. 2010;17(10):1227–1233.

[8] Baba H, Waki K, Murayama N, Iimura T, Miyauchi Y. Development of the FLR assistance for the strain ratio mea- surement in breast elastography. Medix. 2013;58:42–45.

[9] Ueno E, Tohno E, Morishima I, Umemoto T, Waki K. A preliminary prospective study to compare the diagnostic performance of assist strain ratio ver- sus manual strain ratio. J Med Ultrason (2001). 2015;42(4):521–531.

[10] Youk JH, Son EJ, Gweon HM, Kim H, Park YJ, Kim JA. Comparison of strain and shear wave elastography for the differentiation of benign from malignant breast lesions, combined with B-mode ultrasonography: qualitative and quantitative assessments. Ultrasound Med Biol. 2014;40(10):2336–2344.

[11] Xiao Y, Yu Y, Niu L, Qian M, Deng Z, Qiu W, Zheng H. Quantitative evaluation of peripheral tissue elastic- ity for ultrasound-detected breast lesions. Clin Radiol. 2016;71(9):896–904.

[12] Jing H, Cheng W, Li ZY, Ying L, Wang QC, Wu T, Tian JW. Early evaluation of relative changes in tumor stiff-ness by shear wave elastography predicts the response to neoadjuvant chemotherapy in patients with breast cancer. J Ultrasound Med. 2016;35(8):1619–1627.

[13] Evans A, Purdie CA, Jordan L, Macaskill EJ, Flynn J, Vinnicombe S. Stiffness at shear-wave elastography and patient presentation predicts upgrade at surgery following an ultrasound-guided core biopsy diagno- sis of ductal carci- noma in situ. Clin Radiol. 2016. pii: S0009-9260(16)30267-7. https://doi.org/10.1016/j. crad.2016.07.004.

[14] Paczkowska K, Rzymski P, Kubasik M, Opala T. Sonoelastography in the evaluation of capsule formation after breast augmentation-prelimi-nary results from a fol- low-up study. Arch Med Sci. 2016;12(4):793–798.

[15] Giannotti E, Vinnicombe S, Thomson K, McLean D, Purdie C, Jordan L, Evans A. Shear-wave elas- tog- raphy and greyscale assessment of palpable prob- ably benign masses: is biopsy always required? Br J Radiol. 2016;89(1062):20150865.

[16] Cha YJ, Youk JH, Kim BG, Jung WH, Cho NH. Lymphangiogenesis in breast cancer correlates with matrix stiffness on shear-wave elastography. Yonsei Med J. 2016;57(3):599–605.

[17] Evans A, Sim YT, Thomson K, Jordan L, Purdie C, Vinnicombe SJ. Shear wave elastography of breast cancer: sensitivity according to histological type in a large cohort. Breast. 2016;26:115–118.

[18] Liu B, Zheng Y, Huang G, Lin M, Shan Q, Lu Y, Tian W, Xie X. Breast lesions: quantitative diagnosis using ultra- sound shear wave elastography - a system- atic review and meta-analysis. Ultrasound Med Biol. 2016;42(4):835–847.

[19] Chamming's F, Le-Frère-Belda MA, Latorre-Ossa H, Fitoussi V, Redheuil A, Assayag F, Pidial L, Gennisson JL, Tanter M, Cuénod CA, Fournier LS. Supersonic shear wave elastography of response to anti-cancer ther- apy in a xenograft tumor model. Ultrasound Med Biol. 2016;42(4):924–930.

[20] Bae JS, Chang JM, Lee SH, Shin SU, Moon WK. Prediction of invasive breast cancer using shear- wave elas- tography in patients with biopsy-confirmed ductal carcinoma in situ. Eur Radiol. 2017;27(1): 7–15.

[21] Džoić Dominković M, Ivanac G, Kelava T, Brkljačić B. Elastographic features of triple negative breast can- cers. Eur Radiol. 2016;26(4):1090–1097.

[22] Ng WL, Rahmat K, Fadzli F, Rozalli FI, Mohd-Shah MN, Chandran PA, Westerhout CJ, Vijayananthan A, Abdul Aziz YF. Shearwave elastography increases diagnostic accuracy in characterization of breast lesions. Medicine (Baltimore). 2016;95(12): e3146.

[23] Lee S, Jung Y, Bae Y. Clinical application of a color map pattern on shear-wave elastography for invasive breast can- cer. Surg Oncol. 2016;25(1):44–48.

[24] Kilic F, Velidedeoglu M, Ozturk T, Kandemirli SG, Dikici AS, Er ME, Aydogan F, Kantarci F, Yilmaz MH. Ex vivo assessment of sentinel lymph nodes in breast cancer using shear wave elastography. J Ultrasound Med. 2016;35(2):271–277.

[25] Choi JS, Han BK, Ko EY, Ko ES, Shin JH, Kim GR. Additional diagnostic value of shear-wave elas- tography and color Doppler US for evaluation of breast non-mass lesions detected at B-mode US. Eur Radiol. 2016;26(10):3542–3549.

[26] Skerl K, Vinnicombe S, Thomson K, Mclean D, Giannotti E, Evans A. Anisotropy of solid breast lesions in 2D shear wave elastography is an indicator of malignancy. Acad Radiol. 2016;23(1):53–61.

[27] Elseedawy M, Whelehan P, Vinnicombe S, Thomson K, Evans A. Factors influencing the stiffness of fibro- adenomas at shear wave elastography. Clin Radiol. 2016;71(1):92–95.

[28] Bernal M, Chammings F, Couade M, Bercoff J, Tanter M, Gennisson JL. In vivo quantification of the non- linear shear modulus in breast lesions: feasibility study. IEEE Trans Ultrason Ferroelectr Freq Control. 2016;63(1):101–109.

Athanasiou A, et al. Radiology. 2010;256(1):297–303.

Au FW, et al. AJR Am J Roentgenol. 2014; 203(3):W328–336.

Awad FT. Egypt J Rad Nuc Med. 2013;44(3):681–685.

Bercoff J, et al. IEEE Trans Ultrason Ferroelect Freq Contr. 2004;51(4):396–408.

Berg WA, et al. Radiology. 2012;262(2):435–449.

Berg WA, et al. AJR Am J Roentgenol. 2015;205(2): 448–455.

Çebi Olgun D, et al. Diagn Interv Radiol. 2014;20(3): 239–244.

Chang JM, et al. AJR Am J Roentgenol. 2013;201(2): W347–356.

Chang JM, et al. Breast Cancer Res Treat. 2011; 129(1):89–97.

Choi JS, et al. Eur Radiol. 2016;26(10):3542–3549.

Cosgrove DO, et al. Eur Radiol. 2012;22(5):1023–1032.

Dobruch-Sobczak K, et al. Ultrasound Med Biol. 2015;41(2):366–374.

Evans A, et al. Br J Cancer. 2012 Jul 10;107(2):224–229.

Evans A, et al. Breast Cancer Res Treat. 2014 Jan;143(1):153–157.

Feldmann A, et al. Ultrasound Med Biol. 2015;41(10): 2594–2604.

Gweon HM, et al. Eur Radiol. 2013 Nov;82(11):680–685.

Kim SJ, et al. Medicine (Baltimore). 2015 Oct; 94(42):e1540.

Klotz T, et al. Diagn Interv Imaging. 2014;95(9): 813–824.

Ko KH, et al. Eur Radiol. 2014;24(2):305–311.

Lee SH, et al. Eur Radiol. 2013;23(4):1015–1026.

Lee SH, et al. Radiology. 2014;273(1):61–69.

Lee SH, et al. Practice guideline for the performance of breast ultrasound elastography. Ultrasonography. 2014;33(1):3–10.

Mullen, et al. Clin Radiol. 2004;69(12):1259–1263.

Ng WL, et al. Medicine (Baltimore). 2016 Mar;95(12):e3146.

Park J, et al. Eur J Radiol. 2015;84(10):1943–1948.

Plecha DM, et al. Radiology. 2014 Sep;272(3):657–664.

Shi XQ, et al. Ultrasound Med Biol. 2015;41(4):960–966.

Tanter M, et al. Ultrasound Med Biol. 2008;34(9):1373–1386.

Tozaki M, Fukuma E. Acta Radiol. 2011;52(10):1069–1075.

Youk JH, et al. Eur Radiol. 2013;23(10):2695–2704.

Youk JH, et al. Ultrasonography. 2014;33(1):34–39.

Youk JH, et al. PLoS One. 2015;10(9):e0138074.

Zhou J, et al. Radiology. 2014 Jul;272(1):63–72.

第8章 腺叶超声多普勒和弹性成像在乳腺癌鉴别诊断中的应用

Differential Diagnosis of Breast Cancer by Doppler and Sonoelastography Applied to the Lobar Ultrasonography

Aristida Colan-Georges

8.1 现有的传统放射和影像学技术对乳腺疾病的鉴别诊断

乳腺疾病的放射学和影像学鉴别诊断表现不佳，重要性较低；这是由于对乳腺所见的描述不太具体，另一方面是由于对病理所见的非解剖学扫描和解释，忽视了正常乳腺的放射状腺叶结构。没有哪一个个人或组织的众所周知的乳房包块超声描述词（从2003年乳腺影像报告和数据系统加入基于Stavros的超声评估，之后不断完善直到2013年第5版）对乳腺恶性肿瘤定性能有足够的特异性，以避免对任何可疑病变的强制性活检。在超声BI-RADS中，没有一个孤立的超声图像描述词可以准确地预测良性或恶性病变，如形状、方位、轮廓、内部结构和后方效应。乳腺钼靶不能区分实性和液性病变，微钙化作为乳腺癌阳性的间接征象和鉴别诊断的特异性低，并且没有微钙化并不能完全排除乳腺恶性肿瘤。

乳腺钼靶局限性最有价值的表现是通过比较

研究揭示的，包括旧的屏-片乳腺钼靶，最新的数字乳腺钼靶和断层成像技术（超声、MRI、断层融合）。这两种乳腺钼靶技术之间的大部分对照，包括Sala和Col的242 838例乳腺钼靶大样本研究（171 191例屏-片钼靶组和71 647例数字钼靶组），证实了屏-片钼靶的假阳性率高于数字钼靶（分别为7.6%和5.7%，$P<0.001$）；另外，假阴性结果较少阐明。

依据美国放射学院影像网（ACRIN）在美国进行的一项涉及49 528名女性的大样本数字乳腺钼靶筛查试验（DMIST），与模拟技术相比，数字乳腺钼靶看来将50岁以下女性乳腺癌的检出率提高了27%。然而，所有的筛查方法都是为了尽早诊断癌症，忽略了良性或癌前病变；因此，乳腺癌的发病率保持不变；此外，乳腺癌筛查的最后建议忽视了对超声BI-RADS中第二类病变评估的重要性。同时，对有症状的、因鉴别诊断不足而在最终活检之前使用的一些补充成像技术的患者，没有与无标准化方案的超声BI-RADS筛查进行同等的评估。

传统超声检查被用来作为辅助检查技术以区分钼靶图像显示的实性和液性病变；对于良性、不确定性和恶性肿块，Stavros使用了一些建议的描述词。在传统超声中，血管评估的作用被低

A. Colan-Georges, M.D., Ph.D.
Imaging Center Prima Medical,
County Clinical Emergency Hospital,
Craiova, Romania
e-mail: aristida_georgescu@yahoo.com;
acgeorges.radiology@gmail.com

© Springer International Publishing AG, part of Springer Nature 2018
D. Amy (ed.), *Lobar Approach to Breast Ultrasound*, https://doi.org/10.1007/978-3-319-61681-0_8

估，仅限于极数、大小和方向（基于2003年超声BI-RADS，恶性病变超过3个血管极，伴血管扩大和方向曲折）。弹性成像是最新的，尤其是2003年以后发展起来的技术，目的是提高鉴别诊断能力；它最初因制造商不同和不同的评分或定量评估而受到批评，2013年超声BI-RADS建议"当结果为阳性时，需谨慎"。

自动乳腺容积扫描（ABVS）的发展旨在作为一种全乳腺筛查、更客观的检查方法，使计算机辅助诊断（CAD）成为可能。然而，正交扫查平面与腺叶结构是非解剖学关系，以导管和小叶为代表的正常乳腺实质被忽略，冠状平面（C平面）与乳头的关系也没有得到证实。一些令人鼓舞的研究如Brem和Col的分析揭示了ABVS的价值，研究报道共有15 318名女性接受了乳腺钼靶筛查并辅以ABVS检查，其中112名女性发现乳腺癌（0.73%）：82例由乳腺钼靶筛查发现，其中17例未被ABVS发现，另外30例仅由ABVS发现。他们得出结论，联合技术更有效，但这意味着双重筛查技术，提高了成本，对99.27%的无癌女性无益的辐射。

MRI的敏感性优于现有的任何传统方法，尤其是在发现多发乳腺癌（图8.1）时，不能区分多灶性和多中心性病变（任一象限内的认定为多灶性，多中心灶位于不同的象限或至少间隔5cm）。由于缺乏鉴别诊断特异性的描述词，即使使用增强曲线，乳腺MRI的特异性较低；因此活检的数量仍在增加（图8.1、图8.2）；此外，较高的成本和数量有限限制了它在特定适应证中的应用。

由于缺乏病原学描述词、缺乏对阳性诊断和鉴别诊断具高准确性描述词的关联，决定了实践中应用多种补充技术结果令人不满意。一项Berg和Col从2012年开始的综合研究，总共2662例女性接受了7473次乳腺钼靶和超声筛查，发现了111例乳腺癌事件，说明了每种技术的不一致性：

33例癌仅通过乳腺钼靶发现，32例仅通过超声发现表明了诊断不一致，仅26例通过两种技术都发现，9例在乳腺钼靶和超声假阴性后通过MRI发现；有11例癌没有被任何影像筛查发现。结论：包含当今主流技术的联合检查失败率9.9%。乳腺钼靶加超声的敏感度为0.76（95%可信区间：0.65~0.85），特异度为0.84（95%可信区间，0.83~0.85）。MRI加乳腺钼靶和超声的敏感度最佳为1.00（95%可信区间，0.79~1.00），但特异度降为0.65（95%可信区间，0.61~0.69）。作者总结，在乳腺癌风险增加的女性中，乳腺钼靶时增加MRI和超声筛查不仅导致更高的癌检出率，还增加了假阳性发现。

我们可以得出结论，在乳腺癌检测中，单独或联合当今的放射和影像学诊断技术的低特异性不仅受到固有的技术限制，而且还受到随意的矢状面、冠状面或斜切面的非解剖学扫描，以及使用大部分从乳腺钼靶词典中借用的人为描述词（"致密型"乳房、"纤维-腺体组织""结构扭曲"等）对所见进行非解剖学解释。

8.2 乳腺多模超声新概念中与超声BI-RADS评估相关的乳腺癌重要描述词

近年来，许多从业者接受了Teboul和Halliwell于1995年提出并在2003年之后广泛推广的基于腺叶结构的乳腺超声放射状扫描和解释的解剖学技术，Tot和Col大体切面相对应的乳腺超声的腺叶观后来被Amy在全世界推广，它也为制造商构思带有水囊的长线性探头方面做出了贡献，这种探头具有较大的径向截面，乳房不变形，乳头和浅层的可视化效果更好。

这些通过多普勒检查和实时弹性成像完成的成就被定义为"乳腺多模超声"（FBU），该技

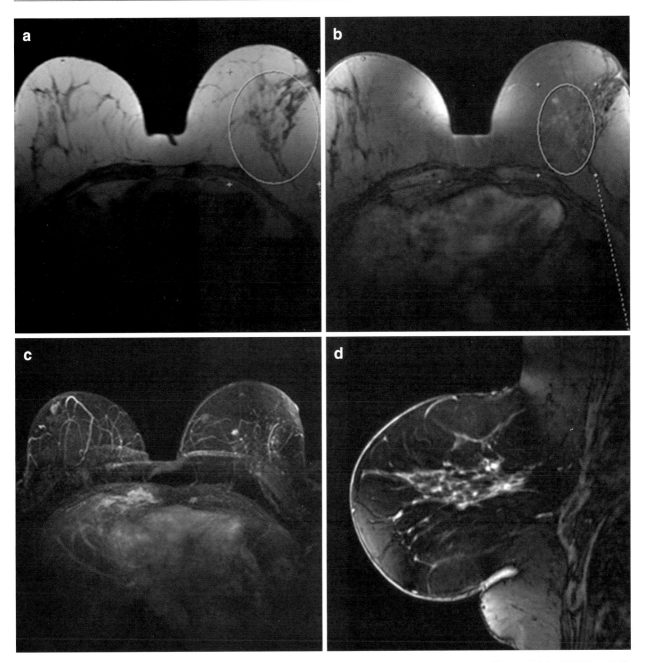

图8.1　一例72岁的患者，左乳内象限小病灶的多发性癌，既往右乳癌保守治疗，病变表现为使用造影剂T1低信号。即使使用三维重建采集或补充扫描平面。（a）轴向T1WI；（b）轴向T1脂肪饱和对比WI；（c）轴向三维T1脂肪饱和对比重建图像；（d）矢状面T1脂肪饱和对比多平面重建也难以定位和明确其多灶性或多中心性类型

术可全面无创地显示乳腺解剖和病理特征，更好地区分良性和恶性病变，并区分一些在其他技术中不明显的癌前导管小叶改变。

FBU使用众所周知的Stavros和超声BI-RADS描述词实现了绘制整体乳房的映像，以导管-小叶树为中心的腺叶解剖有关。该技术的标准化使得重复性和操作者独立的扫描成为可能，具有更好的随访特征（图8.3）。

异常发现的鉴别诊断更准确，避免了不必要的辐射和活检或其他更广泛的额外检查技术，并基于一组3个描述因素：导管连接（存在或不存在）、多普勒血流特征和弹性成像的应变评估。

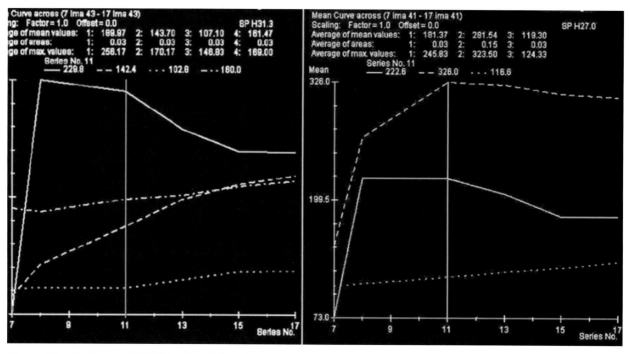

图8.2 同一病例：MRI特异性低，增强曲线取决于主观选择的感兴趣区（ROI）和病灶大小；对于最小者，部分容积效应导致假阴性诊断（左图），对于5~10mm病灶，增强曲线提示中度可疑病灶；总之，疾病的总体扩展被低估了

（1）导管连接在定义病变的解剖学附属关系中是必备的：没有导管连接的低回声肿块不会被怀疑为乳腺癌。鉴别诊断包括其他恶性肿瘤（乳腺淋巴瘤、肉瘤）或良性病变（周边致密高回声纤维组织包裹和支撑的脂肪瘤，纤维组织或其他）。

（2）FBU中的多普勒特征的新评价。2013年超声BI-RADS评估指出多普勒（缺如、外周、内部）和SE技术有较好的作用，但有一些局限性。应用多普勒技术评价实体肿瘤内新生血管的形成，以鉴别良恶性：良性病变少于3个血管极，外周血管呈弓形走行，呈"抱篮状"，内部分支少、细或无明显多普勒信号；对于恶性肿块，血管极数的增加与肿瘤大小一致，与正常乳腺区相比血管直径增大，瘤体内动静脉分流导致血流检测到高速混叠信号，与其他癌（甲状腺癌、原发性肝细胞癌和肾癌）类似。肿瘤内微血管密度是乳腺癌生存的重要预后指标。根据Kedar，应用超声造影（CEUS）使乳腺良性和原发恶性病变鉴别诊断的敏感性和特异性提高到100%；此外，根据Van Esser，乳腺超声造影对评估2mm以内的病理肿瘤具有较高的准确性。

根据我们的经验，FBU中所有这些血管描述词对乳腺良/恶性病变的鉴别诊断是有用的；此外，解剖学扫描利用血管评估，特别是显示随压力降低在导管内播散而分布于导管内的多灶性导管癌；显性血管的数目、大小和速度与主要肿瘤的大小呈正比，随着次级（最近的）或三级（远处的）恶性灶大小的增加而减少。此外，超声BI-RADS词典中使用的所有新生血管生成的描述词或多或少是主观的，应该加上一个Kujiraoka等描述的最重要的、最客观的和在鉴别诊断中具有确诊价值的穿入动脉入射角来加以完善。除腺叶血管弥漫性增多或弥漫性癌（炎性乳癌）和哺乳期乳腺外，任何癌症类型如局灶性、多灶性或多中心性都至少有一个血管极和穿入动脉的入射角；因此，在径向和反径向平面的扫描是必需的（图8.4）；可加做SE鉴别（图8.5、图8.6）。

图8.3　1例38岁女性，左乳4点钟方向周围肿块间隔6个月后随访检查，发现肿块体积由0.79mL（a）增加到1.13mL（c），内部血管略有增加，轮廓分叶增加，硬度增高由Ueno评分2分、FLR达2.55（b）增加到Ueno评分3分、FLR达57.79（d）。超声BI-RADS病变评估4b被转至保守手术和临时病理检查

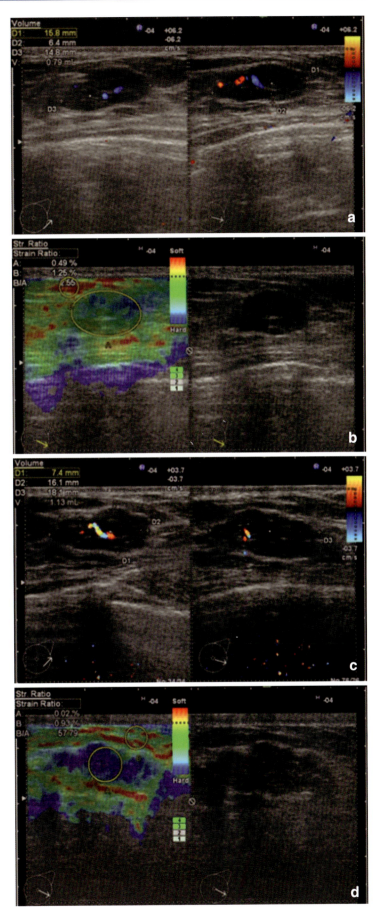

图8.4 导管声像图中恶性类型的新生血管生成：在Kujiraoka等之后，有导管连接的低回声病变表现大而曲折的血管，伴有混叠和穿支动脉的入射角

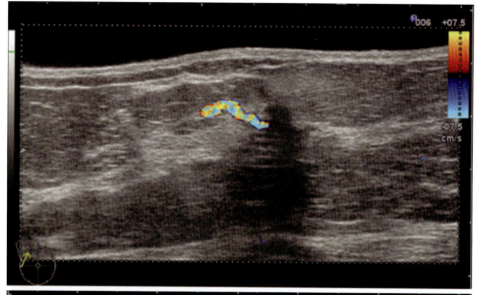

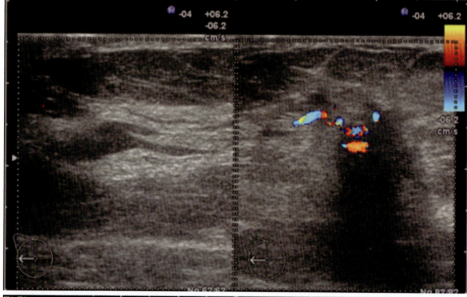

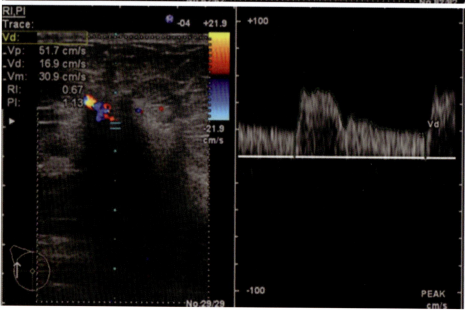

图8.5 一例59岁患者，FBU显示多灶性癌ILC：腺体延长至左侧腋窝，见一组不同大小和形状的有导管连接的低回声肿块，有病理性新生血管生成的血管和高应变

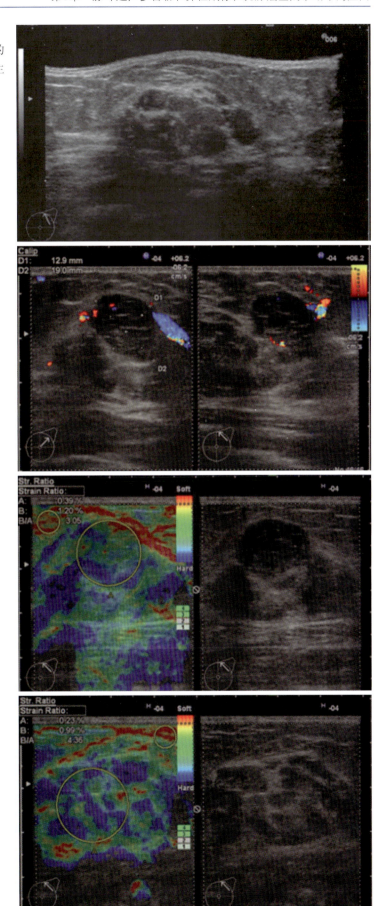

图8.6 一例68岁患者，对比FBU显示IDC腺叶型：小的低回声病灶伴声影、新生血管和高应变，由导管树连接，分布在腺叶体积内（放射状和反放射状扫描），提示恶性肿瘤（多灶性乳腺癌）的导管内扩散方式

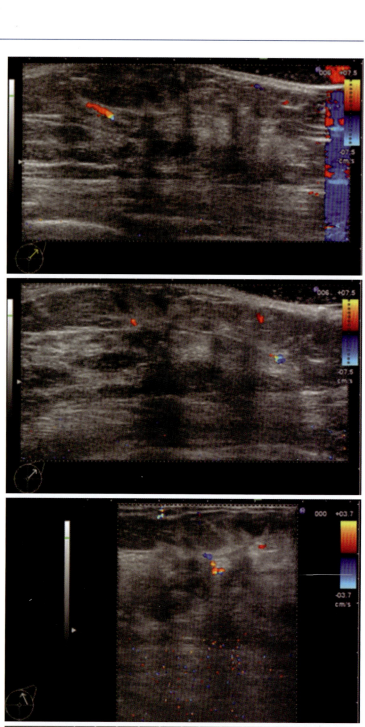

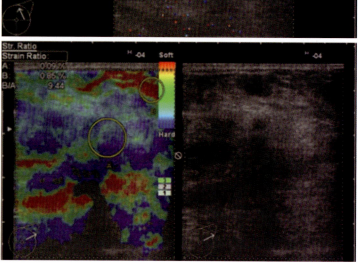

图8.7　二维超声伴有晕和强声影的IDC在SE方面显示Ueno评分为5分和高应变，FLR超过100.0并有后方伪像，与乳房钼靶的恶性微钙化一致——BI-RADS 5类

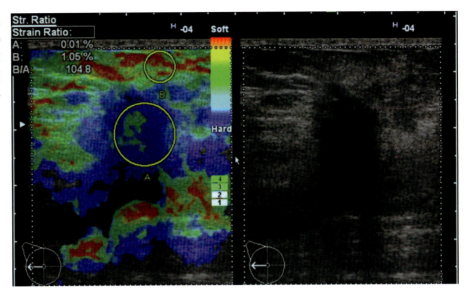

（3）尽管有EFSUMB指南，但由于制造商不同和评分系统不同，乳腺超声弹性成像仍然没有标准化；这就解释了为什么用不同系统进行的两次随访SE可能无法评估乳腺病变的良性或恶性进展。然而，基于Ueno（Tsukuba）评分的实时弹性成像与超声BI-RADS评估有良好的相关性（图8.7）。

SE对无恶性征象的亚厘米级癌、前哨卫星淋巴结、局部复发及恶性瘢痕鉴别诊断的敏感性很高。恶性少血管病变的SE比乳腺增强MRI更敏感（图8.8）；然而，单一SE的诊断价值不可高估，因为恶性病变和良性病变（瘢痕、硬化性腺病、缝合肉芽肿等）可见Ueno评分4～5分但特异性低，应进一步详细检查。

FBU将解剖观察和血管表现及SE评分整合，提高了乳腺癌的鉴别诊断力；这种与SE的整合已经被传统超声使用者所推荐，以避免一些假阳性和假阴性诊断。在解剖学径向扫描中，SE被证明是鉴别诊断导管内浓缩或囊肿的最佳工具，二维超声中可能类似实体病变，但显示BGR征或复合BGR评分。

一些实性表现，如低回声非血管化的纤维腺瘤弹性评分2或3分（Ueno评分），而不典型的黏液癌、髓样癌或乳头状癌可显示良性二维超声特征，或多或少的新生血管生成，弹性评分4分（Ueno评分）。

FBU不仅可以诊断结节型乳腺癌，还可以在病理性导管-腺叶树的基础上诊断腺叶型和弥漫型乳腺癌；FBU所见与病理的一致性较好，径向扫描可以鉴别诊断多灶性癌（同一腺叶，可能在不同象限）和多中心性癌（不同腺叶，可能在同一象限），证明腺叶可重叠，但无导管连接。

8.3　FBU鉴别诊断假阳性癌：乳腺癌和假恶性病变

传统超声乳腺癌的诊断中有两种误差：假阳性和假阴性发现。

假阳性结果导致乳腺BI-RADS分类过高的错误，如周围致密高回声纤维组织包裹和支持的脂肪瘤、纤维组织和伴声影的瘢痕、导管分泌物密集回声、有液体-碎片水平或脂肪-液体水平的导管、纤维微囊性发育不良等。

一般认为钼靶比较容易检查脂肪型乳腺，但

图8.8 一例57岁患者的不典型表现，于左乳3点出现肿块，乳房钼靶评估为BI-RADS 0类，二维超声表现不一致（等回声但有声影，周围新生血管菲薄但穿支动脉有入射角），MRI检查无明显病理性病变或增强曲线（未展示）；SE显示Ueno评分5分，第二次T1增强WI扫描的三维重建MRI证实在同一区域有非对称离散强化（箭头示意轴位和正面观）。超声引导下活检证实乳腺恶性肿瘤

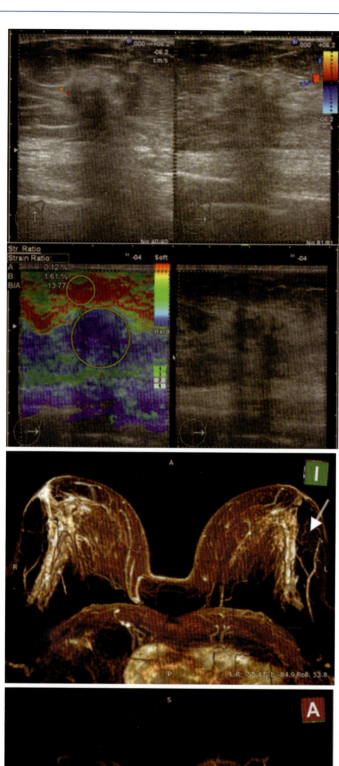

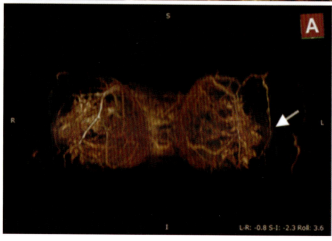

是超声诊断困难，因为脂肪层和恶性病变都是低回声的，而且一些良性病变在二维超声任意横断位、矢状位扫描中可以类似恶性肿瘤。传统超声的假阳性结果是由乳腺图像的非解剖学扫描和解释以及多普勒特征的不一致使用决定的；SE结果令人不满意是它作为一种独立的检查方法与二维超声进行了单独比较。因此，人们认为SE不能区分良性瘢痕、纤维微囊性发育不良（FMCD）和钙化性纤维腺瘤与恶性病变，所有这些病变都表现为低弹性。

FBU使用的径向扫描通过显示乳腺癌的导管连接可以更好地鉴别诊断，而脂肪瘤位于乳房前或乳腺后的脂肪组织或导管树的某些分支之间。此外，所有伴有声影的低回声，如瘢痕、糖尿病性纤维乳腺病和纤维微囊性发育不良，都不能用可疑的描述词（穿入动脉的入射角、曲折扩大的血管、高速伴混叠）来说明新生血管生成。

在FBU中，浓缩的导管或囊肿以及其他节段性导管异常（有液体–碎屑水平或脂肪–液体水平的导管）为良性表现，没有可疑的血管系统，SE弹性评分良性，Ueno评分2分、3分，BGR征或复杂BGR征。

SE在鉴别诊断中更好的结果与采集技术的一些建议有关：

- 对于实时SE，我们应该避免强压缩（范围5~6），这样会致假阳性图像，大多数组织看起来很硬。

- 小范围的周围组织不能很好地评估病变的僵硬度，但从皮肤到肋骨的大面积感兴趣区（ROI）提供了从最软（脂肪）到最硬（骨）的弹性范围。

- 对病理所见的硬度评估不能恢复到唯一的测量，我们应该注意在径向和反径向扫描中，每个病变平均有3~4个定性和定量（FLR）的弹性超声评估；定量结果在日立装置中可用应变

比表示，在剪切波弹性成像中可以千帕（kPa）或m/s为单位。

- 在定性良性病变时，确定最高应变比（FLR）或以压力单位（kPa）测量硬度是有用的，在报告中表述为"高弹性/低应变可达……"，而不是提及一个唯一的精确值；同样，对于恶性评估，最好提及定量测量的最低值，以保证超过临界值："低弹性/高应变FLR超过……"或"低弹性超过……kPa"。

我们提到了一系列810例FBU的分析，包括随机症候和筛查患者，在132例患者中识别出149例癌；从中我们有3个乳腺癌假阳性病例，全都是在这个系列的起始由训练不充分决定的；诊断主要以DE为主，存在恶性BI-RADS描述词，实时弹性成像诊断值被高估Ueno评分4分或5分，但忽略了多普勒信号不显著；其中2例进行了手术活检，病理结果明确为纤维微囊性发育不良；第3例为慢性感染性深部血肿，经FNA活检证实。图像的二次分析注意到可疑病变的血管缺乏/减少，穿支血管呈良性锐角，复合SE硬度面积增加和总和/复合BGR评分。

纤维微囊性发育不良是囊性疾病的一种假瘤形式，一些作者认为是癌前病变，但与导管和腺叶非典型增生相比，向恶性进展的风险较低（据Venta等，0.3%）；它的鉴别诊断的重要性是由许多乳腺癌的钼靶、乳房传统超声、单一弹性超声和MRI的相同确定的。

纤维微囊性发育不良在DE上表现为低回声假性恶性肿块，与导管相连，边界不规则/毛刺状，伴声影，但在多普勒上没有明显的新生血管。有时这种小结节出现在导管–腺叶特异性单位（TDLU）的末端，被认为是任何良性或恶性乳腺病变发展的初始部位。依我们的经验，没有乳腺癌病例（未经化疗或放疗）没有明显的多普勒异常信号。此外，纤维微囊性发育不良在实时

SE上呈总和蓝-绿-红（BGR）积分，类似于直径超过4mm的液性结构，与良性病变一致的低至中等的FLR（图8.9～图8.11）。纤维微囊性发育不良是SE鉴别诊断的关键，但在文献中没有很好的解释，即使是实时SE的支持者，也没有描述总和BGR评分（我们选择这个术语是因为不可测量的囊肿群的应变总和与适当体积的单一囊肿的应变总和相似）。

根据在病变内部选择"硬"的ROI，纤维微囊性发育不良的应变比不具有特征性；选择复合或总和BGR的整个面积通常会表现为以应变比

（FLR）<4.70作为临界值并且指引最终诊断为良性，发展为癌的风险较低，超声BI-RADS评估为3类。

纤维囊性发育不良是一个常见的发现，被一些作者认为是"病叶"的一种形式；在受限的表现型中容易诊断，超声几乎没有可测量的囊肿，或在弥漫性蜂窝组织炎时，但在浓缩囊肿和结节性纤维微囊性病变中诊断困难（图8.12）。在一系列819例患者中，我们发现282例（34.43%）纤维囊性发育不良，其中79例（9.6%）结节型临床表现为或多或少疼痛的假性肿瘤；FBU显示

图8.9 一例56岁患者，FBU显示中央扩张和假性恶性周边病变伴导管连接，边界不清、低回声、毛刺状，伴有声影，且高度大于宽度；阴性多普勒和BGR评分对这种纤维微囊性发育不良做出了鉴别诊断

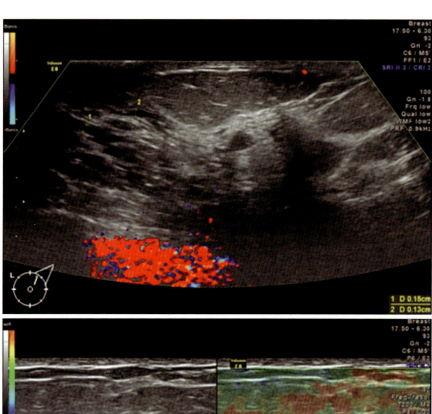
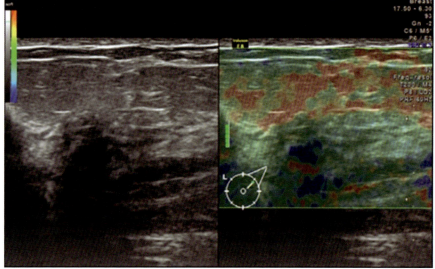

图8.10 一例69岁患者，FBU乳房钼靶和二维超声都呈腺叶恶性表现；阴性多普勒和BGR评分提示纤维微囊性疾病，与活检一致

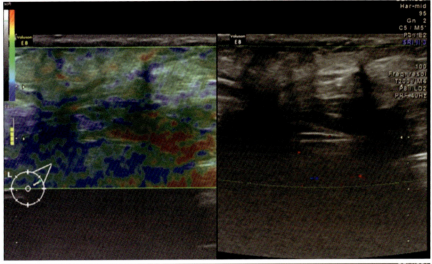

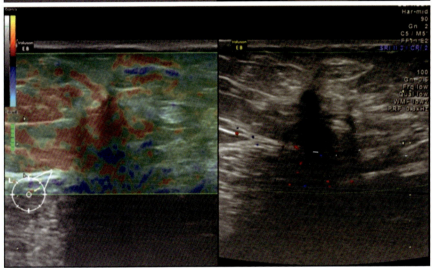

单一或多发病灶多中心或多灶性分布，大小为0.5~3cm。常见的是（巨大）囊肿、导管扩张，少数伴有导管乳头状瘤、良性结节增生（纤维腺瘤）或弥漫性导管或小叶增生，但很少表现为乳腺癌（图8.13）。

非母乳喂养女性乳管扩张存在于许多疼痛的乳房，无论是良性疾病还是恶性疾病。乳头溢液，尤其是血性乳头溢液，在80%的病例中被认为是良性的病因（导管乳头状瘤、导管扩张），很少可能是恶性的（导管癌）。通常的放射学和影像学由于许多因素鉴别诊断困难：

- 乳腺钼靶和断层扫描不能显示正常和异常的导管壁，但有时导管内微钙化可定位和确定诊断方向。

- 乳腺钼靶可显示慢性乳管炎和粉刺性DCIS血性乳头溢液中的导管内钙化；通常，乳腺钼靶不能在没有微钙化的情况下检测到导管壁，经常低估DCIS的扩展。

- 放射学乳管造影是一种侵入性技术，结果不确定。

- 传统超声不探索导管树。

- ABVS和MRI尽管具有多平面技术，但分辨率低，可偶然显示增厚的导管节段。

FBU鉴别了导管扩张组内的慢性乳管炎，并

图8.11 一例60岁患者，FBU发现TDLU位置有成组的次厘米级假性结节；多普勒检查外周见显著血管；低回声结构、不规则形状和方位多样不具特异性，但SE的BGR评分提示结节性纤维微囊性发育不良

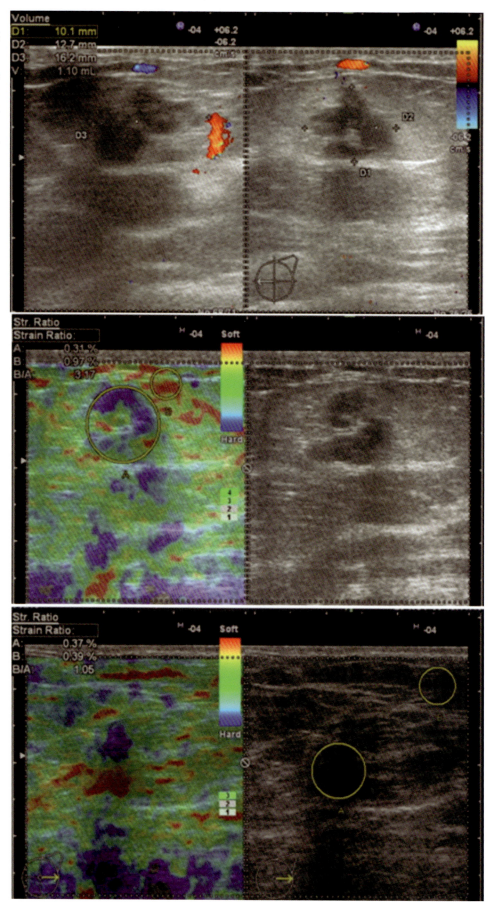

图8.12 浓缩囊肿与实体肿块的鉴别诊断：无论囊液的蛋白质含量如何，均无任何多普勒信号及BGR评分

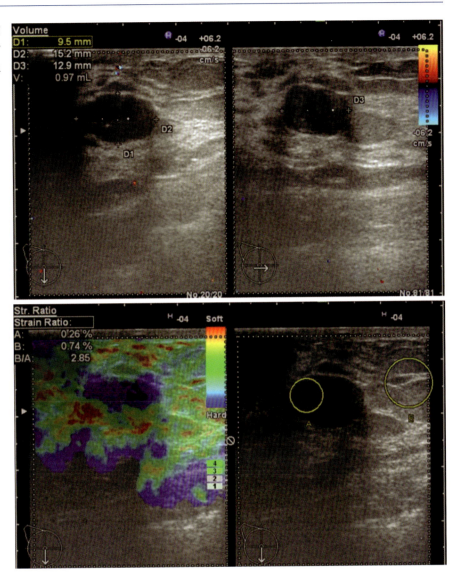

图8.13 分泌变化的分布：E普通=导管扩张，无其他异常；FCD=纤维囊性发育不良，包括纤维微囊性发育不良FMCD；P=乳头状瘤；BC=乳腺癌（根据参考文献[22]）

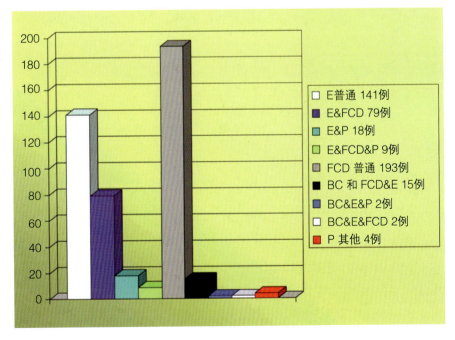

证明了在存在各种类型的葡萄球菌（金黄色葡萄球菌、白色葡萄球菌、表皮葡萄球菌等）、大肠埃希菌、变形杆菌和白色念珠菌（有时在哺乳期女性的急性乳腺炎中同样存在）慢性感染时，没有病理性的导管周围血管（图8.14）。慢性乳管炎的鉴别诊断是与生理性（母乳喂养）或病理性高泌乳素血症（溢乳），表现为弥漫性乳腺血管增加或充血（图8.15），以及与乳头状瘤或乳腺癌相关的局限性（周围）导管血管的节段性扩张。

另外，无论液体密度大小，实时SE对导管扩张的鉴别诊断均有重要意义，表现为菲薄和中等导管扩张，Ueno评分1分（绿色壁和红色腔），大的假囊性导管为BGR征；导管乳头状瘤和DCIS可表现为Ueno评分2和3分（图8.16）。

慢性非产后乳腺感染是常见的，但很少被诊断和治疗；通常乳头溢液或细针抽吸仅用于细胞学测试，但这些感染的诊断很重要，因为它们代表了没有皮肤改变乳房疼痛的主要原因，可以治疗；此外，乳管炎常和旺炽期腺管增生相关，晚期常伴有导管萎缩和乳头回缩，类似癌或Paget病。这些继发于反复手术的慢性感染和经验性抗葡萄球菌治疗可导致乳房毁损。FBU的鉴别诊断允许保守治疗，避免不必要的活检或外科手术。

导管增厚的鉴别诊断意味着不同病因的特定描述。导管增生可以是弥漫性的也可以是节段性的；乳腺导管的直径增加，但这种增厚必须与患者的年龄和个体乳腺导管的模式有关：年轻女性中，1.5~2.5mm被认为是正常的导管厚度，而绝经后女性中，正常的导管在<1.0mm范围内。在导管增生症中，保留代表虚拟腔的中央线状高回声是鉴别诊断的依据，而在导管内乳头状瘤中，导管增厚是由薄壁包围中央的肿块完成的。导管增生有Ueno评分1分或2分（图8.17），导管乳头状瘤Ueno评分2分或3分和低FLR，而DCIS表现为导管中央线缺失、厚度增加、低回声壁有时伴有

高回声颗粒回声（没有钼靶的情况下不能确定微钙化），至少Ueno评分3分和明显的血管系统（图8.18）。

小叶增生可表现为与导管相连的等回声微结节，通常位于TDLU位置；几毫米的大小必须根据年龄和生理情况来解释；局部多普勒信号不明显，SE显示腺区（终末导管-小叶结构和腺体间质）评分为Ueno评分2分。FBU可与<5mm的乳腺癌鉴别，这种乳腺癌总是有导管连接，可以没有声影；可能混淆为良性的形态和边界，但通常有一个显著的新生相关生成，这是鉴别诊断的最重要工具；SE对小癌的评分为Ueno评分3或4分，其数值刚好辅助补充。

<5mm的可疑病灶无法触及，且难以通过钼靶或乳腺MRI定位和定性；在决定活检之前，短期的超声随访可能是有用的。依我们的经验，一个直径3.5mm的可疑病灶，单血管极的新生血管扩大了1倍的尺寸、在2个月之内形成了新的血管、病理报告证实了一个DCIS。在其他病例中，绝经后女性周围腺叶增生，比周围实质结构更低的回声，间质模糊，无多普勒信号，FLR值中等，在9个月间隔内发展为多灶性腺叶癌，有明显的新生血管形成，弹性评分5分（Ueno评分）。

FBU通过对血管和应变的双重分析，可以推翻良性增生性瘢痕局部复发的假阳性诊断：良性瘢痕在术后随访早期可表现为周围菲薄的修复血管，无严重纤维化，晚期则无血管，应变增加。

8.4 FBU鉴别诊断假阴性癌：假良性表现的乳腺癌

假阴性结果会导致评估BI-RADS分类过低的错误，漏诊乳腺癌的诊断。传统超声中引起假阴性诊断的原因有很多：

- 技术原因：近场和远场的容积平均伪像、增益

图8.14　一例35岁血性分泌物患者，溶血葡萄球菌过度感染致导管扩张；同一乳房分泌物的颜色可能不同，没有皮肤改变，导管内容物可能低回声或有液–液水平；SE显示增宽较细处的Ueno评分为1分，或最大者呈BGR征

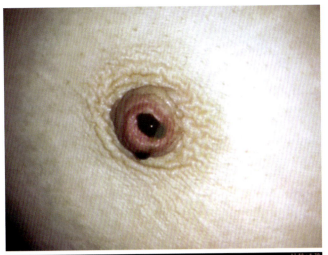

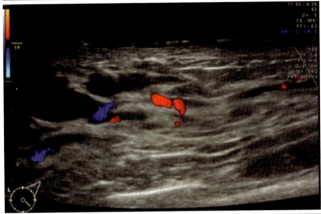

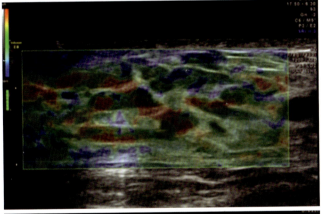

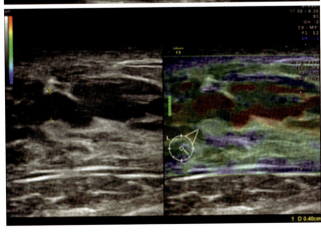

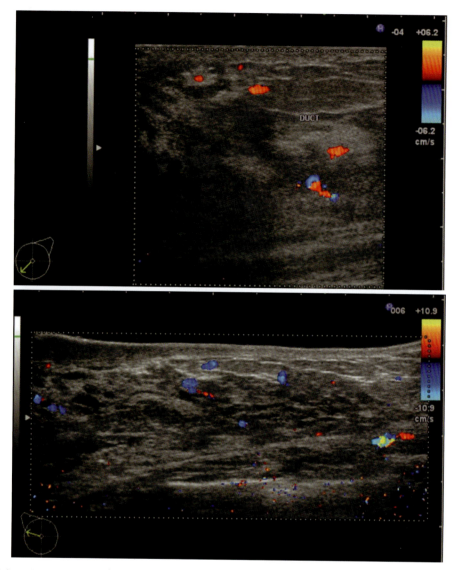

图8.15 高泌乳素血症（上图）和哺乳期乳腺（下图）：腺体前和腺体后脂肪组织减少，致密的组织伴小导管扩张，病理学上乳腺血管弥漫性增多；急性乳腺炎，未发现乳房水肿或皮肤增厚

太低、时间增益补偿曲线太直以及没有高频编码谐波成像的等回声结节。

- 一些特定的病理条件：
  - 容积特征不完整的胶体结节缺乏后方回声效应。
  - 具假良性特征的乳头状癌、髓样癌和黏液性癌。
  - 大部分恶性微钙化超声不可见。
  - 缺乏特异可疑征象的小癌。
  - 伴广泛坏死的导管原位癌。

  - 弥漫性浸润性病变，如典型的浸润性小叶癌。
  - 囊内癌。

这些理由是正确的，但它们适用于不完整的乳腺超声检查、仅限于二维超声的可能，而没有提及超声多普勒和超声弹性成像更具体的方面；某些技术限制可能会得到改善，但超声检查的敏感度不会增加；因相互垂直的轴位和矢状面扫描，假阴性诊断将持续存在和遗漏检查区域的风险。

图8.16　一例22岁乳房痛患者，导管增生：导管增厚达3.5mm，中心线征消失，无多普勒信号，SE总体Ueno评分为2分

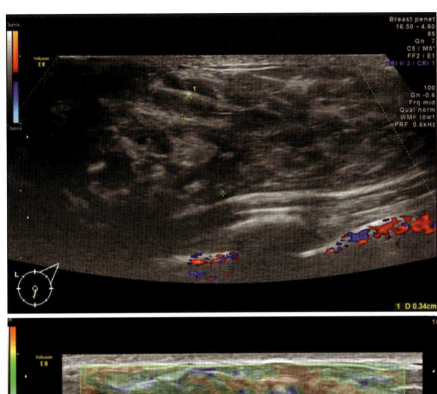

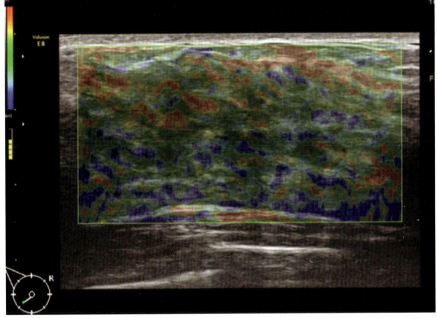

　　灰阶超声发现的假良性病变，如胶质结节和乳头状癌、髓样癌和黏液性癌进行多模超声检查时，将显示肿块有导管连接和显著的新生血管生成，可疑的描述词：穿入动脉的入射角、与乳房其他区域正常血流相比走行迂曲，病变血管扩张，血管流速增高产生混叠，辅以超声弹性成像将额外获得有关应变变化的信息。

　　与其他出现明显血管异常所见的鉴别诊断包括真正的良性病变：一些囊肿感染伴囊周炎症，

脓肿、感染性血肿或显示血管改变的植入物破裂；在这些病例中，超声弹性成像通过良性评分提供鉴别诊断。超声弹性成像比较容易鉴别哺乳期弥漫性血管增生和急性、恶性乳腺炎：高泌乳素血症患者的皮下脂肪组织和乳房腺叶应变正常，良性乳腺炎患者的脂肪组织反而比腺体结构硬度更高，恶性乳腺炎的乳房腺叶硬度显著增加。因为缺乏超声提供的与乳腺生理学和乳房腺叶解剖学的相关性，这些鉴别诊断描述词在传

图8.17　导管内乳头状瘤

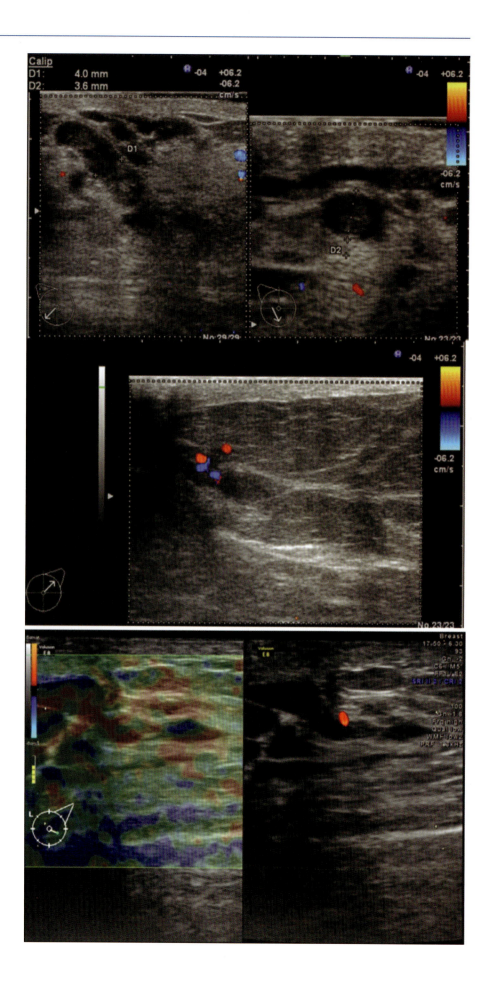

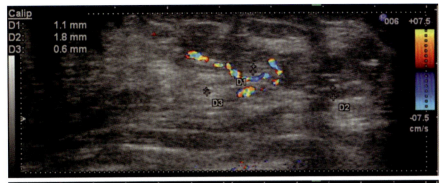

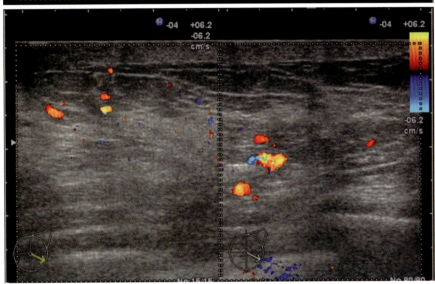

图8.18　左乳4点钟方向DCIS保守手术后放疗前1年复发；导管不均匀增厚区域见皮肤增厚和血管系统增加，使用长线阵探头（上图）和短的高频探头（下图）进行说明，并使用双幅拼图

统超声中被忽视了。

　　另有其他无微钙化或无间质反应的肿瘤，其特征性结构，在乳腺钼靶和MRI中诊断为假阴性。在这些病例中，恶性新生血管生成的存在伴血流加快和可能的动静脉分流可以多普勒记录到，并与MRI动态增强曲线相对应，当曲线呈快速增强（进入）和平台型（直径增大的新生血管作用）或下降型（动静脉分流）时，怀疑是恶性。

　　其他假良性表现的鉴别诊断，如弥漫性浸润性大叶癌、导管原位癌、无声影的小癌、周围晕环或毛刺状边界，使用提及的这3个要素很容易实现：乳腺腺叶内的导管–病变连接、恶性表现的多普勒和SE的应变增高。

　　在既往乳腺钼靶检查和重要诊断不一致的病例中，有针对性的FBU短期对照似乎是合理的，

而不是痛苦的活检，文献报道误诊的风险高达25%；和低回声、长轴/短轴比、后方回声效应或间质反应相比，对可疑病变进行动态体积测量（径向径×反径向径×前后径）并结合血管和弹性图像的特征对比，更有助于鉴别诊断（图8.19、图8.20）。同时出现多个病变或放射与影像技术不一致的非典型癌的病例，鉴别诊断基于新血管系统–低弹性的双重性，弹性评分4或5分（Ueno评分）和高应变率（Hitachi设备的临界值为4.7）（图8.21～图8.23）。

8.5　乳房瘢痕的鉴别诊断

　　不仅在保守手术中，在乳房根治术、乳房切除术和乳房整容手术（乳房提升术、乳房缩小术

图8.19 一例37岁女性患者，右乳9点钟方向次厘米级乳腺癌在二维超声中被致密的乳腺实质掩盖；新生血管生成，弹性评分4分（Ueno评分）和FLR超过7.00做出鉴别诊断

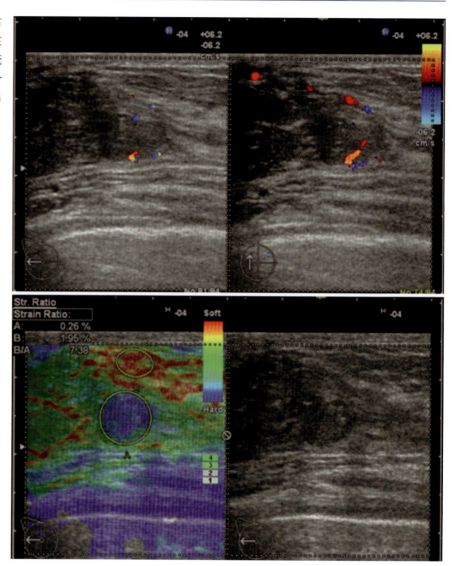

和乳房重建）中，多模超声都可以对乳房瘢痕进行鉴别诊断。

瘢痕的超声表现为皮肤瘢痕处的条形或不规则低回声区，后方或多或少伴有声影。良性瘢痕通常不会出现可疑的血管结构，因病因和病情进展时间不同应变不同，所有的超声弹性成像不具备特异性。一部分病例表现为缝线肉芽肿伴假性结节病变，血清肿和血肿伴BGR征，保守治疗中结构变形但应变低，有时与附近的乳腺良性病变（囊肿、导管扩张或增生、纤维腺瘤）相关（图8.24、图8.25）。

放射状瘢痕与手术瘢痕无关，它是乳房钼靶检查中立体结构在平面上的投影而构建的图像，而不是真正的病理肿块；在传统超声检查中，它们被描述为不同的特征，例如周边的乳房实质结构紊乱、圆形或椭圆形界限清楚或不清楚的肿块、声影等。尽管其纤维核心和弹性评分3或4分（Ueno评分），FBU检查所谓的放射状瘢痕中没有可疑的新生血管，这些良性特性不建议推荐活检。组织病理学方面证实良性病变包含增生组织细胞和中央纤维核心，管状结构具有两排细胞呈放射状延伸，上皮细胞和肌上皮细胞，解释了外

图8.20 小于5mm的乳腺癌在多普勒二维超声中被误诊为微囊簇；SE评分4分（Ueno评分）和FLR高达6.60的建议短期随访，3个月后病变成倍缩小，证实为DCIS；这个案例可以解释一些"间隔期"癌

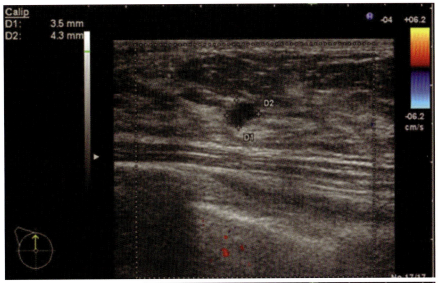

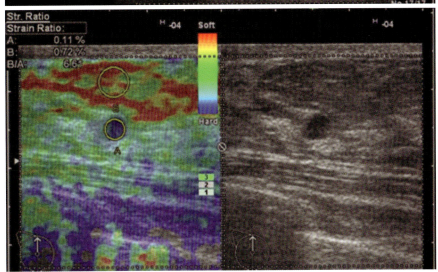

周毛刺状边界。放射状瘢痕无法触及，放射学上类似于浸润癌；一些作者认为发生恶性肿瘤的风险是正常人群的2倍，但其他作者确信放射状瘢痕的风险并不高于纤维囊性疾病，并且有和没有乳腺癌的女性其放射状瘢痕发生率没有差异。

"恶性瘢痕"是最近出现的一个术语，用于表示乳腺癌手术瘢痕区域的局部转移瘤复发，以区别于同一乳房保守手术后或根治术后远离前胸瘢痕部位的其他局部复发。乳腺癌综合治疗随访期间可于头3（5）年每6个月进行超声检查结合多普勒超声和超声弹性成像，以后每年检查一次，

可能对恶性瘢痕进行早期诊断（图8.26）；特殊情况下，制定个性化方案后进行进一步的影像学检查（CT、MRI、PET-CT）以检测远处转移。

保守治疗中或在同侧乳房中近手术瘢痕的继发性恶性肿瘤并不罕见，文献报道为10%～15%，原因可解释为非解剖性技术：切除型肿块切除术、有限的节段切除术及对含有肿瘤的乳房腺叶进行了不完整的切除，有可能遗漏一些导管内肿瘤播散的继发病灶。至少在初始阶段，由于腺叶-导管树的完全区分，乳腺癌在腺叶结构内进展，根据"病叶理论"必须切除整个腺

图8.21 一例42岁患者，左乳12点钟方向良性次厘米级结节（a、b）与右乳4点钟方向类似大小的乳腺癌（c、d）鉴别诊断；根据Stavros和美国放射学院BI-RADS评估，导管连接和二维超声结果与良性描述词相似，但多普勒信号和应变评估存在显著差异：二维良性和FBU最终诊断之间的差异提示黏液型或髓质型非典型乳腺癌

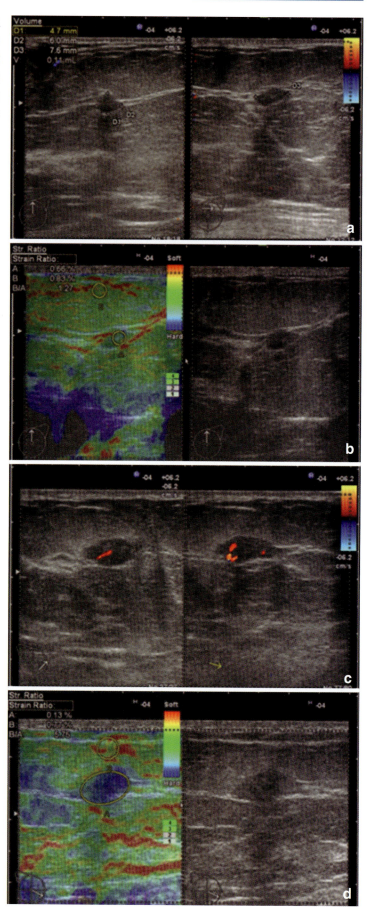

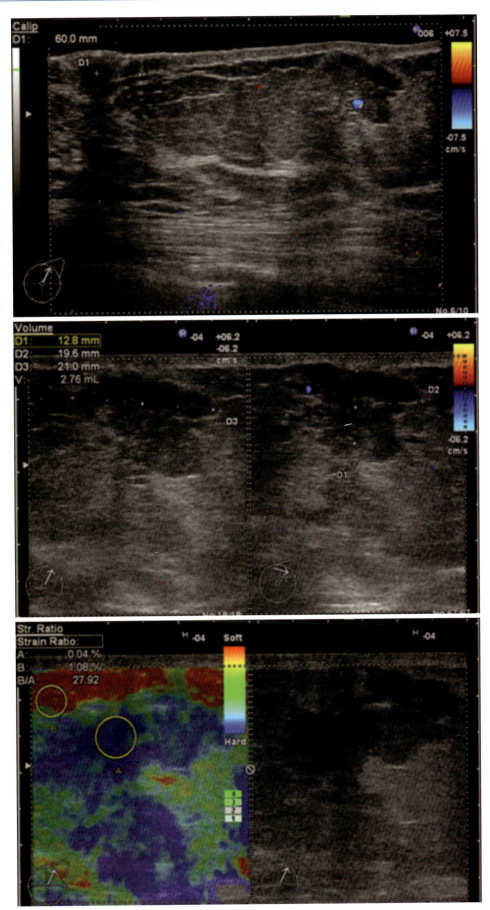

图8.22 一例87岁患者，FBU评估左乳1点钟方向非典型乳腺癌4年：良性特征（后部增强、宽大于高和低但显著的多普勒信号）和恶性描述词（多叶状边界、偏心阴影、低弹性、Ueno评分5分和FLR高达27.92）。鉴别诊断应包括纤维微囊性发育不良（SE复合BGR评分）、外伤–挫伤、血肿（病史、正常皮肤、复杂BGR评分）、糖尿病性乳腺病（病史、生物学检查）、淋巴瘤等。病理报告证实黏液癌，在老年女性中并不罕见

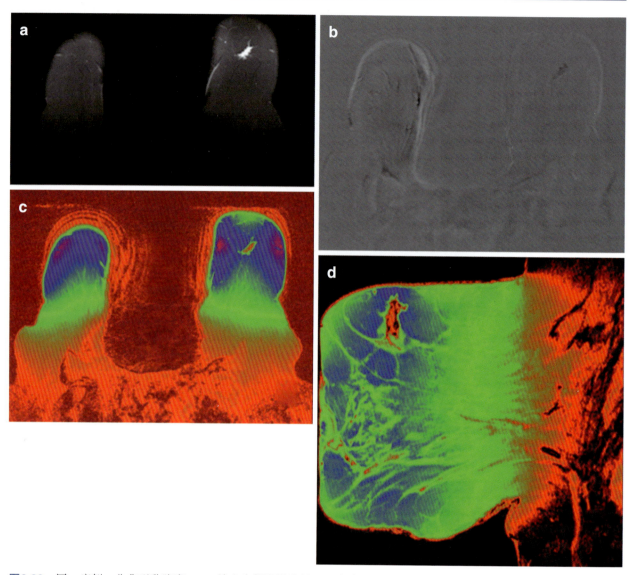

图8.23 同一病例，非典型乳腺癌：MRI检查为假阴性诊断，T2脂肪饱和WI高信号（a），造影无病理性增强（b）T1脂肪饱和造影减影WI；然而，增强序列的回顾性颜色图（c轴向和d矢状视图）在病理肿块的界定中更有用，证明了通常方案未检测到的降低的造影增强

叶；因此，从1988年开始发展了一种新的保守手术技术，并由Enzo Durante完善，Giancarlo Dolphin和其他人也进行了改进，从前哨淋巴结的切除，到保留乳头乳晕复合体减少瘢痕形成，最后完整切除一个受累的腺叶包括乳头。在手术室对切除的腺叶进行超声检查，并验证内部是否存在肿瘤。在Dolphin进行了最低程度但完全切除腺叶的保守手术后，癌复发率低于0.3%；由于血管供应与乳腺腺叶的解剖功能单位有关，因此将腺叶完全切除可将手术血清肿或血肿的风险降至最低，并具有最佳的美感和心理效果（参见有关乳腺癌新手术治疗的章节内容）。

图8.24 （a～c）一例58岁女性患者，乳腺癌保守手术后慢性血清肿的假性恶性征象；血清肿是传统"节段切除术"后常见的所见，因它没有遵从腺叶解剖

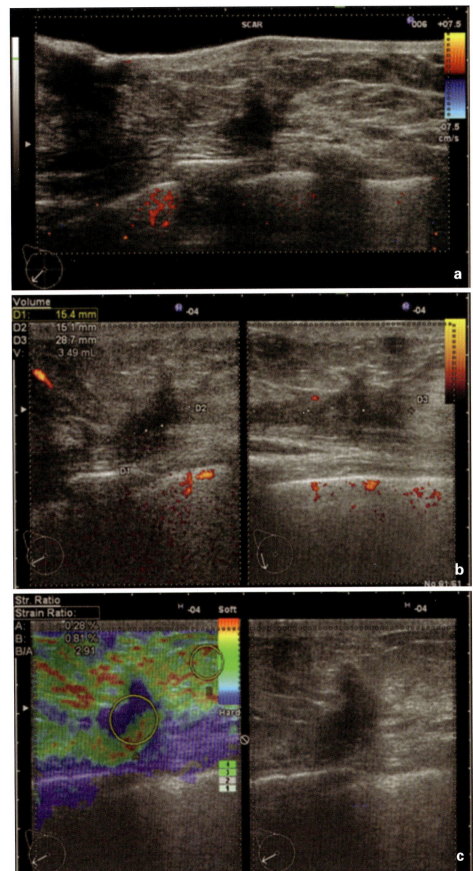

图8.25 一例38岁患者，乳腺癌保守手术后的良性瘢痕：缺乏可疑的显著的血管系统（a、b）和BGR评分（c）是与恶性肿瘤鉴别诊断的最重要的发现，后者表现为具导管连接和毛刺状低回声肿块

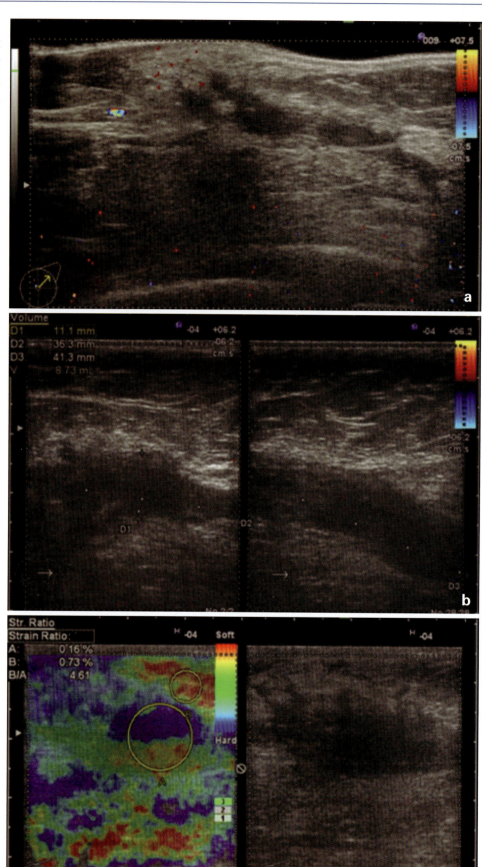

图8.26 一例62岁患者，左侧外上象限恶性乳腺瘢痕增生并延伸至乳头乳晕复合体：（a、b）浅表肿块伴明显低回声和多支新生血管；（c）弹性高应变，弹性评分5分（Ueno评分）和FLR高达44.65；（d）下象限淋巴水肿显示硬度增加

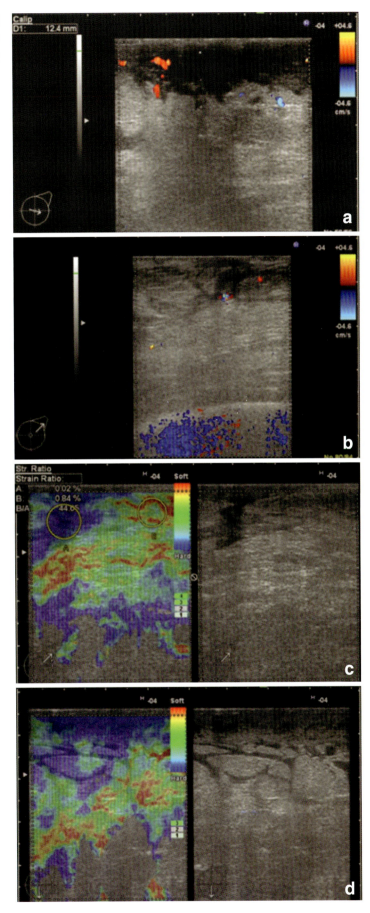

8.6 卫星淋巴结形态的鉴别诊断

即使乳房所见正常，在所有的乳房检查中使用多模超声对卫星淋巴结进行研究都是有价值的，因为淋巴结病变还有其他的病因，如全身炎症过程（结节病）、传染病（细菌性淋巴结炎、结核病、包柔螺旋体病）或恶性肿瘤（淋巴瘤、恶性黑色素瘤或肺癌、胃癌、卵巢癌）。在某些情况下，卫星区还有其他肿块，必须与转移性淋巴结鉴别：脂肪瘤、肉瘤、血清肿、动脉瘤、静脉血栓形成、胶原性血管病和其他（硅胶植入物、文身）。

乳房钼靶是第一种能在侧斜位观中更好地显示正常腋窝淋巴结（体积小，呈椭圆形，脂肪淋巴门/髓质导致中心透亮）和异常淋巴结的检查技术，异常淋巴结的特征是密度较高，淋巴门脂肪减少或缺失，形态圆形、不规则形或不清晰，伴或不伴淋巴结内钙化。在乳房没有可疑发现的情况下，乳房钼靶可能会显示异常的腋窝发现，即所谓的阴性钼靶；乳腺癌不能排除，因为在没有微钙化和间质结缔组织增生反应的致密型乳房或者小病灶的钼靶筛查中，会有1/5的病例发生放射学检查隐匿性癌（钼靶漏诊的癌）。

但是，乳房钼靶诊断腋窝淋巴结的特异性低，敏感性受到解剖位置的限制，放射检查只能探查腋窝最低位的淋巴结，而更深部的和其他站淋巴结（锁骨下、锁骨上、内乳淋巴结）无法探查。注射油溶性碘造影剂24h后进行的淋巴结造影或水溶性造影剂后的动态采集是一种有创技术，对完全受累的淋巴结准确度低，在超声和CT普及后几乎被废弃。FDG-PET的一个补充优势是作为一种非侵入式过程，它能在一次检查中获得乳腺癌的生物学特征并观察整个身体；然而，FDG-PET在检测微癌转移方面的敏感性低于前哨淋巴结活检。

MRI应该是最好的检查方法，因为所有卫星结节站都可显示和定性；然而，MRI的特异性仍然不令人满意，导致活检的数量有所增加。MRI不足以反映治疗前或新辅助化疗后的腋窝淋巴结状态，并且不能替代前哨淋巴结活检。

超声能够检测卫星淋巴结各站：腋窝、锁骨下和锁骨上、内乳、胸侧链以及颈侧链和脊柱侧链。正常淋巴结在超声扫描中显示外周薄层低回声皮质，被高回声脂肪淋巴门中断并与中央淋巴结区域或髓质区相连；多普勒信号可能缺失，或者在淋巴门结构中可能离心方向显示少数血管（动脉和静脉），但未延伸到正常皮质。淋巴管在乳房钼靶或影像技术中显示并不明显，因为它们结构很薄而且淋巴液的流速低；从解剖学上讲，输入淋巴管穿过淋巴结皮质，而输出淋巴管则通过淋巴门离开淋巴结。

超声联合多普勒和超声弹性成像等同于多模超声，有助于良恶性结节的鉴别诊断：最大径不重要，但横径与纵径比值通常小于0.50；在鉴别诊断中起主要作用的是腋窝良性淋巴结的横径（短轴）直径小于10mm。淋巴结皮质的局灶性低回声增厚可能通过输入淋巴管发生微转移，并且伴局灶硬度增加的新生血管形成具有更大的准确性。与良性肿大的鉴别诊断包括长轴延伸；即使有微分叶状起伏轮廓时皮质仍很薄；良性反应性增生时髓质面积大、中心回声偏低（图8.27）；仅淋巴门部脉管减少；Ueno评分1或2分或皮质BGR正常弹性评分对淋巴水肿有显著意义。腋窝淋巴结肿大通常出现在慢性乳腺炎中，常与乳腺癌相关。

随着被膜内压力增加，皮质增厚，异常恶性结节变得更圆（图8.28）；这决定了受累淋巴结长径增大之前中央髓质区的消失（门样结构置换）（图8.29）；文献中提到的其他描述词，如边缘不清、淋巴结融合和淋巴结周围水肿，即使乳腺癌伴有大的、多发的转移灶也罕见。彩色多普勒显示的外周血流和穿支血流是恶性肿瘤最重要的指标之一，但在坏死结节和新辅助化疗或放疗后，此征象减少或消失（图8.30）；为了准确地诊断，大多数作者建议在超声引导下进行针吸或活检。多普勒检查是评估疗效的良好工具；当增加超声弹性成像时，准确率超过95%，因为即使在微癌转移或坏死淋巴结中，也表明超声弹性评分（Ueno评分3~5分）局部/整体增加，FLR也呈比例增加；相反，炎性结节表现为弹性评分2分（Ueno评分）或在水肿、良性坏死病例中出现BGR征，与门结构脉管系统增加有关。一些有广泛微钙化的癌决定了转移淋巴结中出现钙化，FLR值非常高，与CT表现一致。

基于血管系统和超声弹性成像的多模超声中这些淋巴结病变的描述词比大小、形状、内部结构或后方改变更具特异性，相比成本-效益较低的钼靶、磁共振和FDG-PET具有更高的总体准确性。多模超声显示的可疑腋窝淋巴结与CA-153水平和病理结果相关，然而在实际工作中，可疑淋巴结发现的数量通常少于病理报告数，这意味着并非所有的微癌转移都可以通过无创的方法进行诊断。

多模超声在癌症患者治疗后的随访中非常有价值，尤其是在表现为近期显著转移的同侧腋窝残余淋巴结和数年后可能出现的对侧恶性淋巴结

图8.27　慢性淋巴结炎型良性反应性组织细胞增多症：皮质薄，淋巴门部血管正常，髓质中央呈低回声（上图）；补充SE良性类型Ueno评分2分更强化诊断（下图）

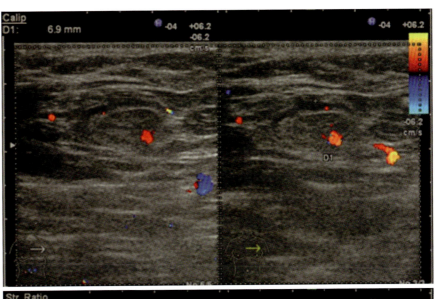

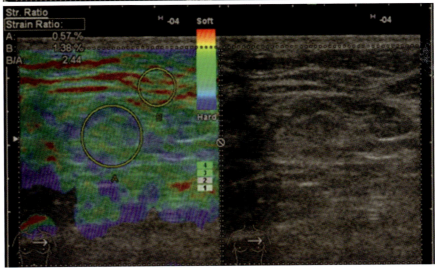

图8.28 一例58岁左侧乳腺癌患者的左侧锁骨上窝恶性淋巴结，与其他转移癌（Virchow–Troisier征）、其他肿瘤鉴别诊断

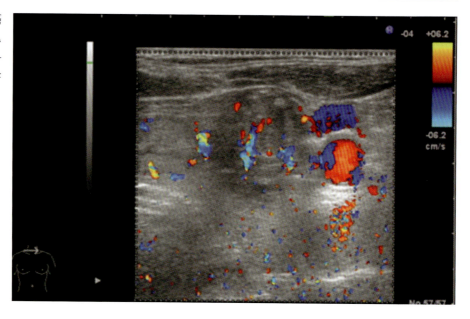

图8.29 一例65岁患者，残余淋巴结部分转移，综合治疗1年后近期复发，显示皮质的血管系统与局部增厚和应变增高相符

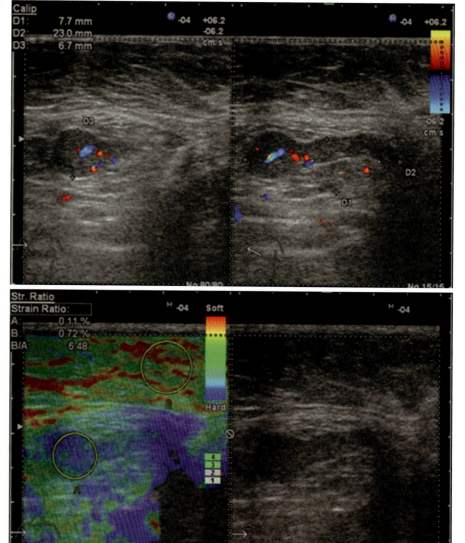

图8.30 放疗后的左腋窝恶性淋巴结：缺乏病理性血管系统和弹性评分2分（Ueno评分）、FLR达2.65对治疗反应有重要意义。和任何良性发现鉴别

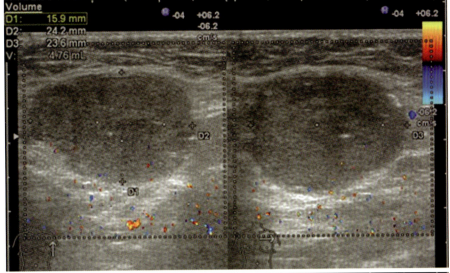

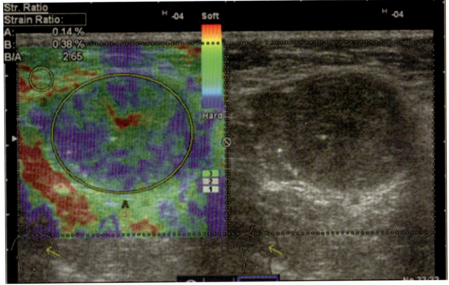

方面。

乳腺癌与卫星区其他肿块的鉴别诊断根据形状、大小、解剖报告、内部结构、脉管系统和应变；在活检之前，特定病例的影像诊断可通过MRI或MDCT检查加以完善，以确定局灶侵犯并分析骨完整性。

参考文献

[1] Stavros AT, Thickman D, Rapp CL, Dennis MA, Parker SH, Sisney GA. Solid breast nodules: use of sonography to distinguish between benign and malignant lesions. Radiology. 1995;196: 123–134.

[2] Sala M, Salas D, Belvis F, et al. Reduction in false- positive results after introduction of digital mammog- raphy: analysis from four population-based breast cancer screening programs in Spain. Radiology. 2011;258(2):388–95. https://doi.org/10.1148/radiol. 10100874.

[3] Pisano ED, Gatsonis C, Hendrick E, et al. Diagnostic performance of digital versus film mammogra- phy for breast-cancer screening. N Engl J Med. 2005;353:1773–1783.

[4] Brem RF, Tabár L, Duffy SW, et al. Assessing improvement in detection of breast cancer with three- dimensional automated breast us in women with dense breast tissue: the SomoInsight study. Radiology. 2015;274(3):663–673. https://doi.org/10.1148/radiol. 14132832.

[5] Berg WA, Zhang Z, Lehrer D, et al. Detection of breast cancer with addition of annual screening ultra- sound or a single screening MRI to mammography in women with elevated breast cancer risk. JAMA. 2012;307(13):1394–1404. (ISSN: 1538-3598).

[6] Teboul M, Halliwell M. Atlas of ultrasound and ductal echography of the breast (Relié). London: Blackwell Science Inc; 1995.

[7] Teboul M. Practical ductal echography: guide to intelligent and intelligible Ultrasound imaging of the breast. Madrid: Saned Editors; 2003.

[8] Tot T. Subgross morphology, the sick lobe hypoth- esis, and the success of breast conservation. Int J Breast Cancer. 2011;2011:634021. 8 p. https://doi. org/10.4061/2011/634021.

[9] Amy D. Lobar ultrasound of the breast. In: Tot T, edi- tor. Breast cancer. London: Springer; 2010. https:// doi. org/10.1007/978-1-84996-314-5_8.

[10] Amy D, Durante E, Tot T. The lobar approach to breast ultrasound imaging and surgery. J Med Ultrasonics. 2015;42:331. https://doi.org/10.1007/ s10396-015-0625-5.

[11] Colan-Georges A. Atlas of full breast ultrasonogra- phy. New York, NY: Springer; 2016.

[12] D'Orsi CJ, Sickles EA, Mendelson EB, Morvis EA, et al. ACR BI-RADS ® Atlas, breast imaging report- ing and data system. Reston, VA: American College of Radiology; 2013.

[13] Bamber JC, Sambrook M, Minassian H, Hill CR. Doppler studies of blood flow in breast cancer. In: Jellins J, Kobayashi T, editors. Ultrasonic examination of the breast. Chichester: John Wiley & Sons; 1983. p. 371–378.

[14] Ramos IM, Taylor KJW, Kier R, Burns PN, Snower DP, Carter D. Tumor vascular signals in renal masses: detection with Doppler US. Radiology. 1988;168:633–637.

[15] Shimamoto K, Sakuma S, Ishigaki T, Ishiguchi T, Itoh S, Fukatsu H. Hepatocellular carcinoma: evaluation with color Doppler US and MR imaging. Radiology. 1992;182:149–153.

[16] Gasparini G, Weidner N, Bevilacqua P, et al. Tumor microvessel density, p53 expression, tumor size, and peri- tumoral lymphatic vessel invasion are relevant prognostic markers in node-negative breast carci- noma. J Clin Oncol. 1994;12:454–466.

[17] Yang WT, Tse GMK, Lam PKW, et al. Correlation between color power Doppler sonographic measure- ment of breast tumor vasculature and immunohis- tochemical analysis of microvessel density for the quantitation of angiogenesis. J Ultrasound Med. 2002;21(11):1227–1235.

[18] Kedar RP, Cosgrove D, McCready VR, Bamber JC, Carter ER. Microbubble contrast agent for color Doppler US: effect on breast masses: work in prog- ress. Radiology. 1996;198:679–686.

[19] Van Esser S, Veldhuis WB, van Hillegersberg R, et al. Accuracy of contrast-enhanced breast ultrasound for pre-operative tumor size assessment in patients diagnosed with invasive ductal carcinoma of the breast. Cancer Imaging. 2007;7(1):63–8. https://doi. org/10.1102/1470-7330.2007.0012.

[20] Kujiraoka Y, Ueno E, Yohno E, Morishima I, Tsunoda-Shimizu H. Incident angle of the plunging artery of breast tumors. In: Research and development in breast ultrasound. Tokyo: Springer; 2005. p. 72–75.

[21] Christopher C. Ultrasound elastography of breast lesions. Ultrasound Clin. 2011;6:407–415. https://doi. org/10.1016/ j.cult.2011.05.004.

[22] Georgescu A, Bondari S, Manda A, Andrei E-M. The differential diagnosis between breast cancer and fibro- micro-cystic dysplasia by full breast ultrasonogra- phy-a new approach. Vienna: ECR; 2012. https://doi.org/10.1594/ ecr2012/C-0167. EPOS™.

[23] Stavros AT, Rapp LC, Parker HS. Breast ultrasound. Philadelphia, PA: Lippincott Williams & Wilkins; 2004.

[24] Georgescu A, Enachescu V, Bondari A, et al. A new concept: the full breast ultrasound in avoid- ing false negative and false-positive sonographic errors. Vienna: ECR; 2011. https://doi.org/10.1594/ ecr2011/C-0449.

[25] Venta LA, Kim JP, Pelloski CE, et al. Management of com- plex breast cysts. Am J Roentgenol. 1999;173:1331–1336.

[26] Teboul M. Advantages of ductal echography (DE) over conventional breast investigation in the diagnosis of breast malignancies. Med Ultrason. 2010;12(1):32–42.

[27] Tot T. The theory of the sick breast lobe and the possi- ble consequences. Int J Surg Pathol. 2007;15(4):369– 75. https:// doi.org/10.1177/1066896907302225.

[28] Tot T. The theory of the sick lobe. In: Tot T, editor. Breast cancer: a lobar disease. London: Springer; 2011. p. 1–18.

[29] Holland R, Hendriks JH. Microcalcifications associ- ated with ductal carcinoma in situ: mammographic- pathologic correlation. Semin Diagn Pathol. 1994;11(3):181–192.

[30] Edmiston CE Jr, Walker AP, Krepel CJ, Gohr C. The non- puerperal breast infection: aerobic and anaerobic microbial recovery from acute and chronic disease. J Infect Dis. 1990;162:695–699.

[31] Graf O, Helbich TH, Hopf G, Graf C, Sickles EA. Probably benign breast masses at US: is follow- up an acceptable alternative to biopsy? Radiology. 2007;244:87–93.

[32] Hertl K, Marolt-Musik M, Kocijancic I, et al. Haematomas after percutaneous vacuum assisted breast biopsy. Ultraschall Med. 2007;30:33–36.

[33] Jackman RJ, Nowels KW, Rodriguez-Soto J, et al. Stereo-tactic, automated, large core needle biopsy of nonpalpable breast lesions: false-negative and histo- logic underestimation rates after long-term follow-up. Radiology. 1999;210:799–805.

[34] Nielsen M, Christensen L, Andersen J. Radial scars in women with breast cancer. Cancer. 1987;59(5):1019–1025.

[35] Georgescu AC, Andrei ME. Full breast ultrasonog- raphy as follow-up examination after a complex treatment of breast cancer. Vienna: ECR; 2015. https://doi.org/10.1594/ecr2015/ C-0266.

[36] Freedman GM, Fowble BL. Local recurrence after mastec- tomy or breast-conserving surgery and radia- tion. Oncology. 2000;14(11):1561–81. discussion 1581-2, 1582-1584.

[37] Dolphin G. The surgical approach to the "sick lobe". In: Francescatti DS, Silverstein MJ, editors. Breast cancer: a new era in management. New York, NY: Springer; 2014. p. 113–132.

[38] Görkem SB, O'Connell AM. Abnormal axillary lymph nodes on negative mammograms: causes other than breast cancer. Diagn Interv Radiol. 2012;18: 473–479.

[39] American Cancer Society. Mammograms and other breast imaging tests. 2014. Last Medical Review: 12/8/2014 Last Revised: 4/25/2016; 2014 Copyright American Cancer Society.

[40] Crippa F, Gerali A, Alessi A, Agresti R, Bombardieri E. FDG-PET for axillary lymph node staging in pri- mary breast cancer. Eur J Nucl Med Mol Imaging. 2004;31(Suppl 1):S97–102.

[41] Javid S, Segara D, Lotfi P, Raza S, Golshan M. Can breast MRI predict axillary lymph node metastasis in women undergoing neoadjuvant chemotherapy. Ann Surg Oncol. 2010;17(7):1841–1846. https://doi. org/10.1245/s10434-010-0934-2.

[42] Misselt PN, Glazebrook KN, Reynolds C, et al. Predictive value of sonographic features of extranodal extension in axillary lymph nodes. J Ultrasound Med. 2010;29:1705–1709.

第9章 腺叶超声对男性乳腺良、恶性病变的诊断价值

Lobar Ultrasonography in the Diagnosis of the Benign and Malignant Lesions of the Male Breast

Aristida Colan-Georges

9.1 男性乳房发育超声解剖扫查及解读新见解

9.1.1 男性乳房发育的定义和病因

男性乳房发育为男性乳腺腺体组织的良性增生，发病机制众多。在病理学中，男性乳房发育是由良性导管和间质增生而导致的男性乳房增大；小叶增生在男性中少见，尤其是分泌雌激素的肿瘤（如睾丸女性化肿瘤、肾上腺腺瘤、肾上腺癌、肝癌、肺癌、垂体腺瘤）。男性乳房发育的组织学类型有3种：旺炽型、中间型、纤维型。但在全球范围内目前所使用的放射诊断成像技术无法将图像与病理类型联系起来。

生理性和无症状性男性乳房发育之间存在术语混淆，多数作者认为两者为同一种情况；因此，根据Johnson和Murad从1981年至2008年发表的论文，无症状男性乳房发育的患病率在新生儿中为60%～90%，在青少年中为50%～60%，在50～69岁的男性中高达70%，这些论文报道了各

种诊断和分析方法。

实际上，男性乳房发育的真正发病率是未知的，因为目前尚未有适用于所有患者且无辐射风险并可以被患者所接受的诊断技术；此外，发病率受年龄影响，通常年轻患者的生理类型未被发现。大多数男性乳腺病理学报告都涉及乳腺疾病钼靶检查的阳性率，例如在佛罗里达州杰克逊维尔的梅奥医学中心每隔5年对男性的所有乳腺X线照片进行回顾，发现男性乳房发育的发病率为62%；在所有的钼靶检查中，乳腺癌仅占病例的1%，其余包括各种良性肿块或疾病，如脂肪瘤、皮样囊肿、皮脂腺囊肿、淋巴浆细胞炎症、导管扩张、血肿和脂肪坏死。这一分析表明，一方面，有症状患者的男性乳腺癌发病率较低，另一方面，对大多数99%的低风险病例进行了不合理的照射。

我们假设生理性男性乳房发育通常是有症状的，因为乳房疼痛并伴有体积增大。新生儿中可出现男性乳房发育，是由于母体激素（如催乳素）经胎盘转移至新生儿，或者可能是由于母乳喂养摄入的激素，或奶瓶喂养的牛奶中含有的外源重组牛生长激素和胰岛素样生长因子–1（IGF–1）或在整个受孕期间来自奶牛的雌激素、黄体酮和睾酮；最终导致人体促性腺激素分泌受到抑制，

A. Colan-Georges, M.D., Ph.D.
Imaging Center Prima Medical, County Clinical Emergency Hospital, Craiova, Romania
e-mail: aristida_georgescu@yahoo.com, acgeorges.radiology@gmail.com

睾酮分泌减少，导致青春期前儿童性成熟障碍。在新生儿期和青春期，随着生长发育，男性乳房发育是可逆的，可自行消退；在老年男性中，生理性男性乳房发育是不可逆转的，但与病理性的相比其进展较慢。

病理性男性乳房发育症是真正意义上的男性乳房增大疾病，发生在除新生儿和青春期外的不同年龄阶段的儿童中和成年人中；它的患病率不确定，因为通常没有充分的诊断方案，主要基于临床检查，最终通过钼靶检查完成；传统超声很少用作乳腺肿块鉴别诊断的补充工具，也不能作为男性乳房解剖阳性和鉴别诊断的基本方法。事实上，根据Johnson和Murad研究报道，患病率差异归因于可触及乳房组织大小的变化（不同作者报道的直径为0.5~2.0cm）或人口特征（如年龄）和治疗环境（初级保健与转诊诊所）。即使在生理性男性乳房发育中，许多患者也因乳房疼痛和明显增大而被转诊，这些症状导致焦虑和影响美观；在这种情况下，新超声技术乳腺多模超声（FBU）是合适的。

男性乳房发育的病因无疑是内分泌，即雄激素与女性激素，尤其是雌激素之间的失衡，但有时是催乳素，很少是孕激素、甲状腺素和三碘甲状腺原氨酸、生长激素等。雌激素升高很少与肾上腺或性腺肿瘤（女性化肿瘤）有关，但更多是与组织芳香酶的作用，它决定了脂肪组织中雄激素向雌激素性腺外转化；然而，并非所有肥胖的男性患者都会出现男性乳房发育症，大多数情况下都是假性男性乳房发育症，即在一个小的腺性乳腺芽周围发育出脂肪乳腺层。原发性或继发性性腺功能衰竭可能导致病理性或生理性男性乳房发育；其他情况，如药物（螺内酯）、慢性肝功能不全和甲状腺功能亢进，可能由性激素结合球蛋白而导致男性乳房发育。尽管关于大量人群和长期调查的文献记录较少，但将某些药物或环境暴露（主要是食物类雌激素污染物）的影响归

咎于激活雌激素受体似乎是合理的。由于引起乳房肥大的药物种类繁多，例如激素、抗生素、抗酸剂、心血管调节剂、化学治疗剂、精神活性剂等，因此在病史中药物的使用通常被忽略。根据我们的经验，环境暴露是最重要的因素，在许多情况下发生在同一个家庭，因为它们不仅影响女孩的早熟，同时以相同方式影响家族各个年龄阶段的男性成员；此外，暴露的水平和持续时间与临床症状的严重程度（男性乳房发育的大小、疼痛）和病理方面相关，从单纯扩大的乳腺芽到分支导管、导管增生，导管扩张伴乳性分泌物和小叶发育少见。此外，一旦雌激素样环境污染物或肿瘤分泌激素的暴露被去除，男性乳房发育可能会部分或完全消退。

9.1.2 男性乳房发育症的传统诊断和新的全乳超声

传统方法对男性乳房发育症的诊断主要基于临床检查，有时通过钼靶检查完成，很少使用超声检查；临床怀疑时都会进一步穿刺诊断。

临床检查是主观的，但一些信息可能对初步诊断和后续检查有用。检查可发现乳房、乳晕增大，色素沉着，通常不对称；应用于男性乳房发育的Tanner分期各阶段不像女孩那样具有特征；通常乳房表现为Tanner Ⅰ、Ⅱ和Ⅲ期，很少出现Ⅳ期（图9.1）。触诊显示乳腺组织比周围的脂肪层更坚硬，位于乳头-乳晕复合体下方的中央，通常靠着胸筋膜移动，在某些情况下会有触痛甚至疼痛。由于男性小乳头有发育不全的小管和毛孔，我们可能会注意到很少有乳白色的液体流出。

临床与假性男性乳房发育症鉴别，其表现为乳房增大，无可触及的乳晕后肿块，无其他偏心乳腺肿瘤。

传统临床检查使用的辅助检查方法主要以钼

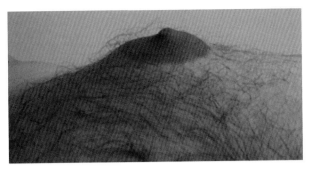

图9.1 男性乳房发育的临床表现，Tanner Ⅲ/Ⅳ期，乳晕和乳头形成向周围乳房轮廓突出的第二隆起

靶为代表，它被认为可以准确区分男性乳房发育和需要进一步组织取样的可疑肿块。这种方法似乎不合时宜，因为它首先选择了一种增加暴露于X线中的风险的方法，因此对所有年龄段的男性患者都没有价值；此外，它必须通过以乳房穿刺为代表的辅助侵入性技术来完成。一些乳腺成像专家发现这种方法在区分恶性和良性男性乳腺疾病方面相当准确，敏感性和特异性超过90%；然而，恶性疾病的阳性预测值很低（55%），这无法解释男性乳房发育症患者的恶性肿瘤发病率低的原因。

传统方法中，男性乳腺超声检查是可选的或很少施行的。以下描述了各种类型的男性乳房发育超声表现，但没有提及解剖或生理机制：

- 局灶性男性乳房发育可不同程度地表现为乳晕后、三角形、低回声肿块。
- 早期结节性男性乳房发育表现为乳晕下扇形或圆盘状低回声结节，周围有正常脂肪组织。
- 弥漫性腺体男性乳房发育具有结节状和树突状特征，周围环绕着弥漫性高回声纤维乳腺组织。
- 慢性树突状男性乳房发育症表现为乳晕下低回声病变，后方为无回声，周围乳腺组织纤维回声在文献中被描述为"指状突起"或"蜘蛛腿"。

事实上，乳晕后低回声肿块伴或不伴有树突状特征、指状突起或蜘蛛腿，代表乳腺芽有或没有分支导管，高回声乳腺纤维组织对应于乳腺特异性基质。传统超声中，多普勒检查与乳房显著血管系统没有关系，也没有SE的信息；因此，在可疑情况下必须进行乳房活检。

最完整的无创诊断技术以乳腺多模超声（FBU）的概念为代表，这是一种使用Teboul和Col提倡的放射状导管超声解剖技术的新方法，完成多普勒评估的同时，在特定情况下使用SE。从新生儿到婴儿和老年男子，没有辐射风险或其他禁忌；该技术适用于腺叶解剖，类似于女性乳房，并且可以说明男性乳房发育的各个方面，从而可以与假性男性乳房发育和乳腺肿瘤进行鉴别诊断。FBU可用于男性乳房发育的早期诊断，对一些病因（内分泌、代谢、肿瘤、遗传和毒性外源性）进行检测，这些病因需治愈以预防晚期互补性疾病（转移、不孕和心理障碍）；此外，后续检查可以适应患者年龄、术后变化以及任何特定类型或疾病的演变。

正常男性乳房FBU的外观表现为：

- 低回声的小乳芽，冠状面直径<1cm，前后径厚约几毫米，位于乳晕后，均匀对称，轮廓规则或不规则，但没有任何分支导管。
- 乳腺芽和周围脂肪组织之间的薄线性高回声界面相当于最小的腺体基质。
- 多普勒检查中没有任何与乳腺腺芽相关的血管信号。
- 周围脂肪组织可发达或不发达，但乳房没有明显增大如假性男性乳房发育；整体以低回声为主，但在使用高频传感器检查时可以显示内部薄的不连续的纤维分隔结构；SE可以更好地从脂肪中描绘出乳腺芽。

正常乳腺芽必须在假性男性乳房发育中显

图9.2 男性正常乳腺芽结构

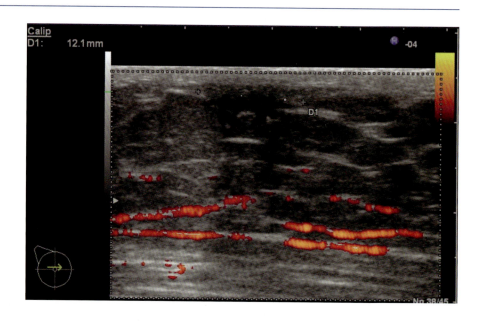

图9.3 患儿男性，13岁，正常乳腺芽（左）与结节型男性乳房发育（右）的比较

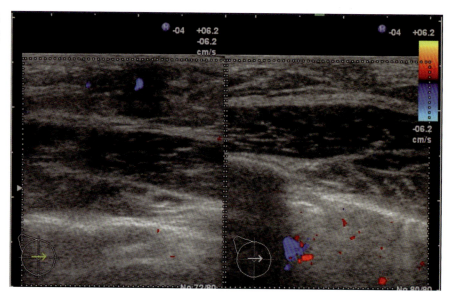

示，或作为单侧男性乳房发育的对侧参考图像，或在同侧男性乳房偏心肿块（通常是恶性的）中显示（图9.2～图9.6）。

假性男性乳房发育表现为腺体周围脂肪组织肥厚，体表筋膜清晰，无高回声腺体基质；没有明显的多普勒信号，组织弹性成像显示为低应变（图9.5）。

真性男性乳房发育逐渐发展为男性叶状乳腺结构：从以乳腺芽为代表的假结节实质开始，导

管树逐渐发育，同时伴有特定的腺基质和新的乳腺血管形成。

基质被错误地描述为基础的"纤维结构"，而乳房本身被描述为模糊的"纤维腺体组织"；事实上，基质本身就是一种组织，是围绕乳腺上皮（实质）的微环境，由以成纤维细胞、肌成纤维细胞、内皮细胞、脂肪细胞和各种免疫细胞为代表的细胞外和细胞组织网络组成。正常的腺体基质对上皮有滋养作用，同时还具有组织激素分

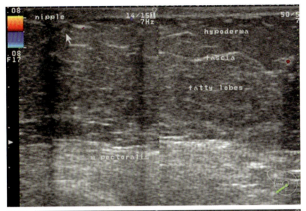

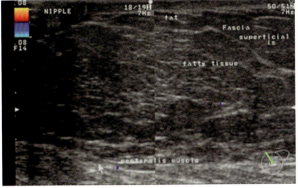

图9.4　患者男性，41岁，假性男性乳房发育症，影响美观

泌和调节肿瘤生长的作用。一些基质细胞如巨噬细胞、肥大细胞、中性粒细胞和淋巴细胞被认为被原发性肿瘤细胞募集以增加肿瘤细胞迁移、血管生成和侵袭。正常乳腺上皮（薄壁组织）的发育与基质的发育是平行的，无论是在女性（女孩和孕妇）还是在任何年龄或类型的男性乳房发育中，薄壁组织是乳腺特有的具有乳汁分泌功能的组织；相反，在绝经期妇女和生理性男性乳房发育症中，乳房上皮的退化伴随着基质萎缩。近年来在乳腺癌中也发现了同样的关系：导管癌和小叶癌并不只是阻止和侵犯周围的间质，而是通过肿瘤微环境和肿瘤细胞在局部侵犯和血管内的协同作用，使间质成分改变其形态和性质，在乳腺癌转移中发挥积极作用。

由于平面投影的各种组织及立体器官，其中一些没有放射学表现（乳腺上皮和脂肪），因此

在女性和男性乳房的解剖图示中，钼靶的限制被体现于所有断层成像技术中忽视了乳房放射状结构，导致对乳房发育、功能和病理的误解。尤其是在男性乳房发育中，与女性乳房相似的真正乳腺腺叶中组织的腺体结构未被识别。

全乳房容积再现形成的3D或4D图像，可以进行各种数字减影以更好地显示乳房解剖结构，但在超声的发展中并不充分；目前还没有可用于4D采集的线性传感器，也没有用于小部件的多普勒3D重建，但一些研究使用了3D组织弹性成像。全局3D乳房重建适用于超声检查人员，以更好地了解乳房解剖结构并定位放射状和反放射状扫描，也适用于治疗师，无论是外科医生还是放射治疗师。男性乳房发育的腺叶解剖结构是真实的，可以通过多排螺旋计算机断层扫描（MDCT）采集的3D重建来证明（图9.7、图9.8）。

在FBU扫查下，根据患者年龄、病因和激素失调的阶段，男性乳房发育的腺叶解剖呈现不同比例的3种解剖组成结构。在1995年和2003年Teboul的导管超声检查发表之前，没有其他放射成像诊断方法能够解释男性乳房的解剖和生理病理变化，并将两者联系起来。后者是在2004年在ECR Vienna上大量提出SE后几年，在FBU的概念下进一步发展的。男性乳房发育的3个解剖学要素在阳性诊断中是必不可少的：

（1）乳房实质，以乳晕后乳芽为代表，最初随着乳房的发育而增大，呈三角形或盘状低回声肿块，朝向胸筋膜方向直径较大；两个乳房的发育通常是不对称的，但很少出现单侧的变化；随着发育的进行，乳芽的外周边缘变得不规则，分支导管通常向上外象限伸长，上外象限是女性乳房中最大的；导管具有明显的低回声/等回声薄壁，通常由代表壁界面的高回声中心线界定，称为中心线标志，是虚拟导管腔的特征，从而证明其解剖学性质（图9.9）。

可以通过超声波检测到的男性乳房发育症中

图9.5 假性男性乳房发育FBU表现：上内象限的偏心肿块（a），在浅筋膜和胸肌之间具有等回声的异质结构（b），血管减少，Ueno评分1分，提示脂肪瘤（c）

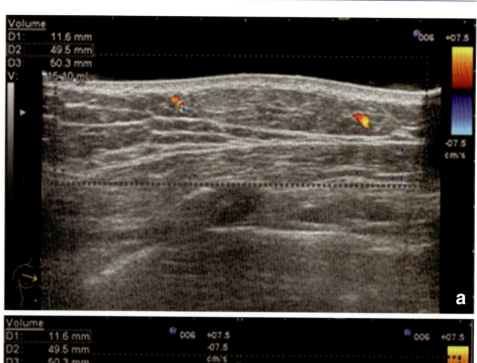

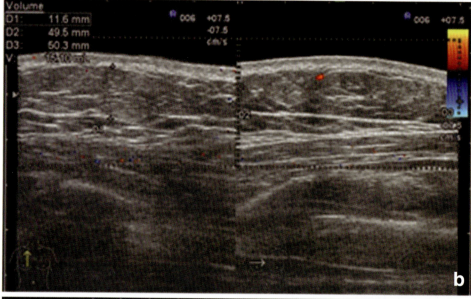

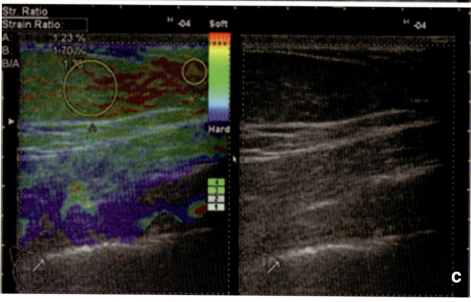

图9.6　2个月大男孩的血管脂肪瘤，包括右乳芽的内下象限；比较乳房（上图），多普勒评估肿瘤与肋间血管混叠和连接（中图），以及乳腺芽周围软肿瘤的组织弹性成像（下图）

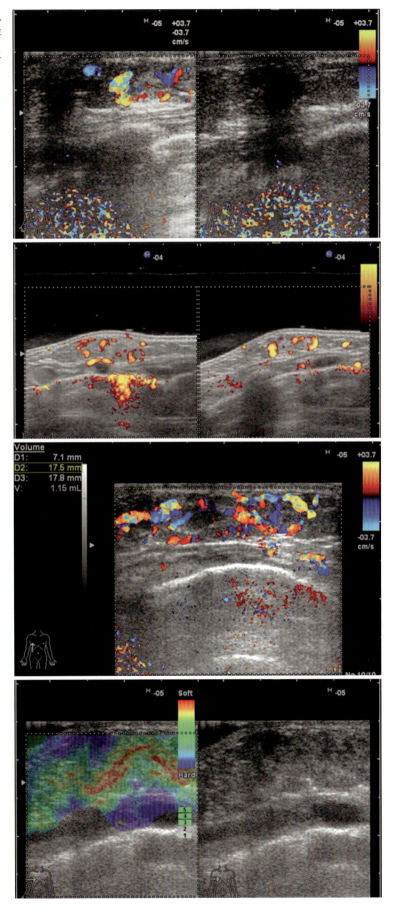

图9.7 患者男性，69岁，男性乳房发育MDCT：轴位、冠状位和矢状位重建显示乳芽外围有分支导管，但对乳腺整体的显示不全面

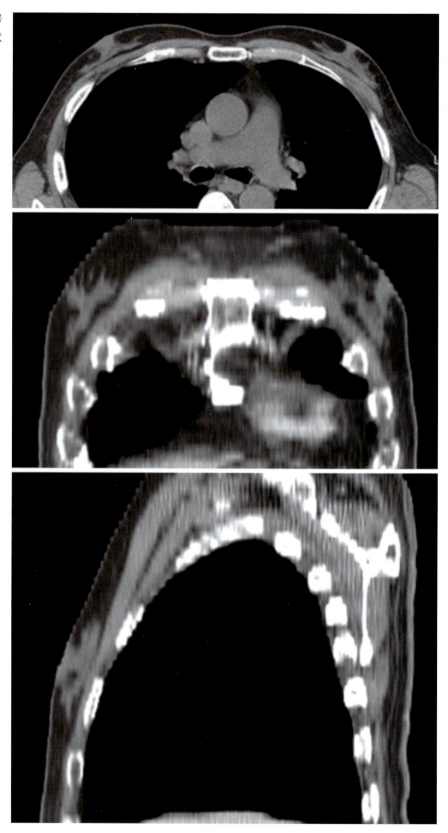

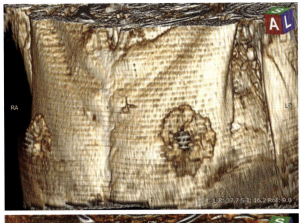

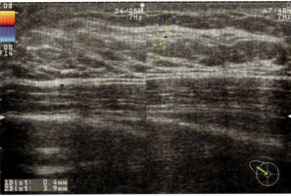

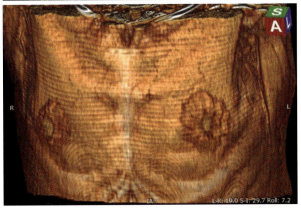

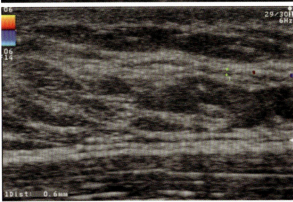

图9.8 同一病例：MDCT与容积再现显示的腺叶结构与A. P Cooper爵士在1840年对女性乳房的解剖结构描述相当

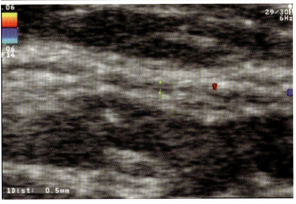

图9.9 男性患者，16岁，肾衰竭患者慢性男性乳房发育：导管超声显示腺叶放射状结构，导管直径为0.5mm；高频传感器显示具有特征性的导管中心线征

泌乳管的通常厚度范围为0.4～1mm，具体取决于传感器的频率；通常年轻和成年男性乳房的导管较细，但在某些情况下，可能会在旺炽期或增生期出现导管增厚，通常直径可达2.0～2.5mm。Teboul之后的放射状检查技术可以证明被误解为树突特征、指状突起或"蜘蛛腿"的导管与腺芽的乳晕后核心之间的连接，传统超声上描述为低回声病变或结节。在婴儿和青春期病例中，分支导管范围很小，类似于结节性肿瘤（图9.10），但在放射状超声检查中，我们可以在成年期跟踪多达3个或4个分支。在少数男性乳房发育的病例中，导管末端有<2mm大小的小叶，尤其是内源性肿瘤性雌激素亢进；它们呈椭圆形、等/低回声、无明显血管、良性应变、Ueno评分为1分和2分（图9.11）。

在某些病理性的男性乳房发育中，雌激素亢进表现为导管增生，其厚度弥漫性增加，或高泌乳素血症继发导管扩张，出现乳白色分泌物，类似于女性溢乳（图9.12～图9.14）。

（2）腺体基质，表现为高回声，在传统的超声中被认为是弥漫性高回声乳腺纤维组织中或被简单地忽略，是乳腺腺体结构的第二要素。特定的基质是女性和男性乳房结构的基本要素，具有

图9.10 男性患儿，9岁，假结节型男性乳房发育，乳腺芽增大，原发导管短，镜面可见；间质是离散的，新形成的血管系统显著，组织弹性成像显示混杂应变型，Ueno评分3分

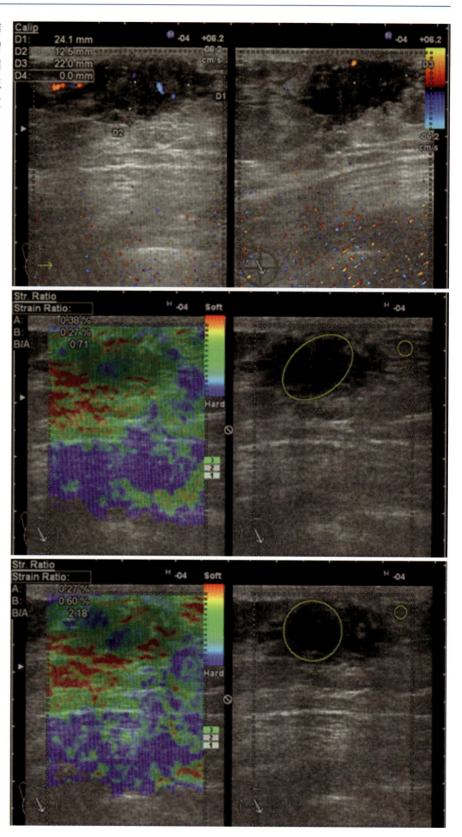

图9.11　男性患者，19岁，男性乳房发育，小叶直径2.1mm连接导管（左侧3点钟方向，反放射和放射扫描），导管中央增厚；乳腺实质（上皮细胞）弹性成像评分正常，Ueno评分1分，乳头，边界清晰，Ueno评分4分

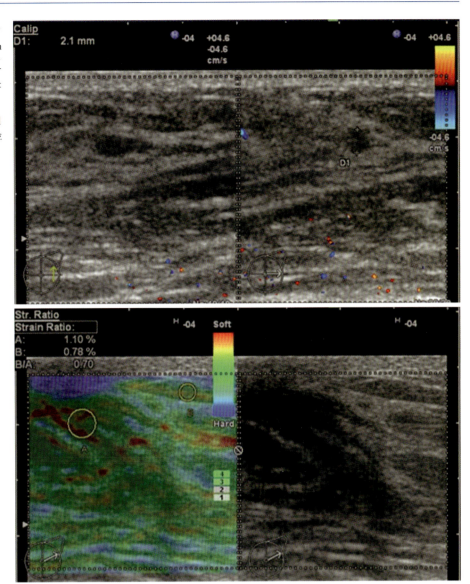

图9.12　男性患者，70岁，导管增生：导管直径1.4mm，保留"中心线征"

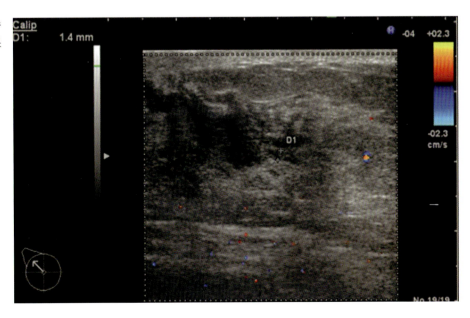

图9.13 男性乳房发育多模超声伴薄层导管扩张、导管内液体流动，Ueno评分1分

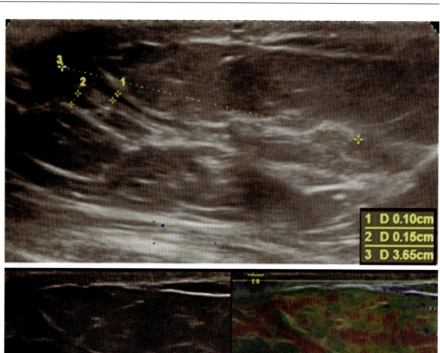

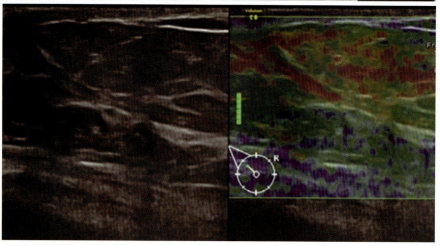

复杂的组织学结构，不仅是单纯纤维网络，而是具有基质细胞的真实组织；无论是在正常的"良性"乳房中还是在恶性肿瘤的发展中，它对腺体的发育都至关重要。在男性乳房发育中，高回声结构的比例与乳腺芽和分支导管的发育呈正比，基质在放射状超声扫查上表现为乳房边缘及乳腺导管间的带状结构（图9.15～图9.18）。高回声基质在假性男性乳房发育中不存在，是鉴别诊断的关键；基质的纤维网络形成了薄的Cooper韧带，传统的男性乳房成像忽略甚至否认了这些韧带（图9.19～图9.21）。此外，恶性肿瘤可能会出现类似于女性乳腺癌的基质反应，在钼靶检查中被识别为肿瘤周围的毛刺状结构，在二维超声中被认为是晕环结构，在SE中Ueno评分为5分。

（3）新形成的乳房血管系统是男性乳房发育的第3个因素，具有各种强度（映射、血管直径和速度），是乳房发育活跃的依据；正常乳腺芽在现有设备的多普勒检查中没有明显的血管，假性男性乳房发育很少出现与乳晕后区域无关的稀薄血管。男性乳晕周围血管增多，与乳腺实质和基质的大小呈正比，与活跃的生长阶段呈正比，与压痛或疼痛有关；在男性乳房发育的慢性阶段，临床上没有任何症状，新形成的血管减少，血管变薄或变少（图9.22）。乳晕周围部位由男性和女性相似的乳房脉管系统的正常映射确定，腋窝动脉、肋间动脉和内乳动脉的传入血管汇聚到乳晕周围血管环，在三维MRI重建上可以更好地显示。

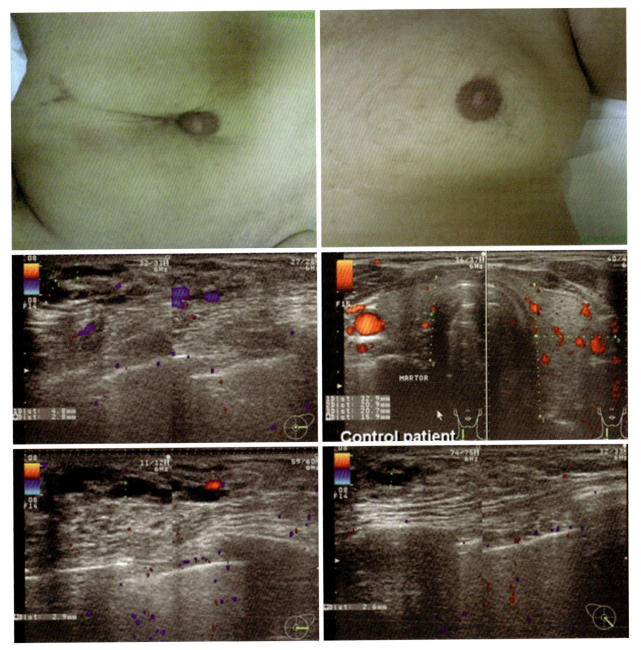

图9.14　男性患者，54岁，溢乳，右侧男性乳腺发育误诊后并部分切除（节段切除术），局部演变，最终对侧乳腺有同样发展。患者表现为眼球突出，超声显示弥漫性甲状腺肿，与对照患者相比，能量多普勒信号中度增加 [Atlas of Full Breast Ultrasonography, Chapter 10 – Physiological and Pathological Aspects of Full Breast US in Men and Children, 2016, p. 343, Aristida Colan-Georges, "With permission of Springer"]

　　这些解剖结构使用高频传感器很容易就可以获得，通过使用放射状扫描，乳头通常位于屏幕的左上角，扫描的结果对每个人都适用。对于致密、较大的乳腺芽，有明显的声影，加多普勒和SE可快速获得与恶性肿瘤的鉴别诊断，乳腺芽和导管的Ueno评分为1分，整个乳腺结构（包括基质）的总Ueno评分为2分。小导管扩张多为Ueno评分1分，管壁两侧呈绿色，中央液体呈红色；蓝-绿-红相间的弹性图像显示最大的导管，与囊性病变相似（图9.13、图9.14）。

图9.15 男性患儿，13岁，病理性男性乳房发育，FBU表现：低回声乳腺芽伴树突状导管初期形成、新生血管、高回声间质及硬度增强的乳头乳晕复合体后正常腺体硬度减低

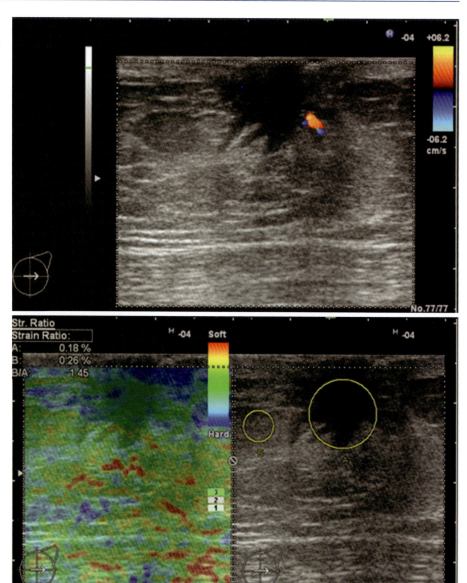

9.2 男性乳房发育症伴实质继发性病变

根据Olsson和Col的说法，在男性乳房发育症患者中发现了一些与女性乳房相似的病理状况；当使用FBU检查时，他们阐述了一些具体的发现：

导管增生：一些从乳芽中出来的乳管/泌乳管比普通导管更粗，超过1.5mm，回声更弱，有时保留中央高回声线征，并且没有明显的局灶性导

管周围血管系统；SE显示Ueno评分1分；男性乳房中未描述小叶增生，但可能存在<2mm的小叶结构，与导管增生相关（图9.23）。

导管扩张症（溢乳）：乳管因腔内乳白色内容物而增厚，小的扩张导管可见双中心高回声线征，大的导管呈管状；根据蛋白质的含量，液体组成从无回声到等回声都是可变的；多普勒未发现明显的导管周围局灶性血管。典型的三明治征在SE中表现为，小的扩张导管，Ueno评分为1分，黄绿色外围导管壁且有中央微红色液体（图

图9.16 男性患儿，13岁，青春期男性乳腺发育，FBU表现：增厚低回声乳腺芽和导管，Ueno评分1分，周围腺基质，显著的新生血管；反应性腋窝淋巴结，皮层增厚，血流偏心

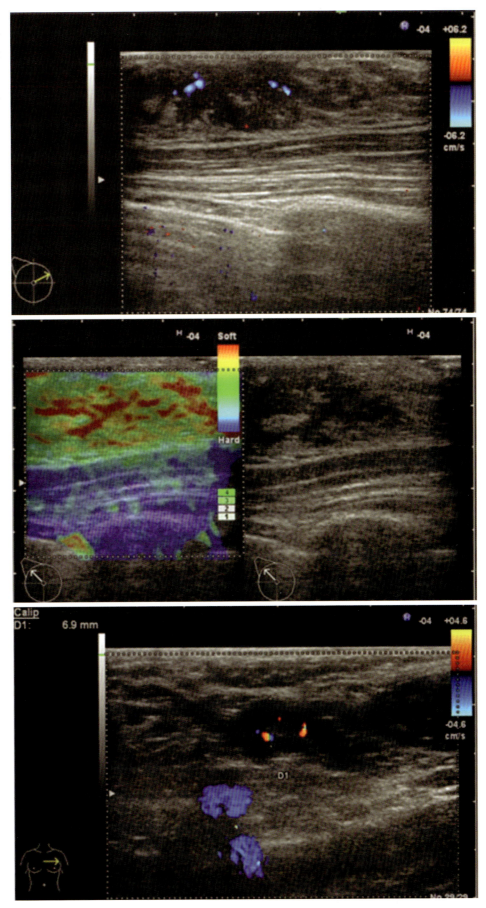

图9.17 男性患儿，17岁，急性青春期后男性乳房发育，FBU表现：低回声分支导管树呈高弹性，高回声腺体基质呈浅蓝色，在导管的末端部分小叶周围有新的血管形成

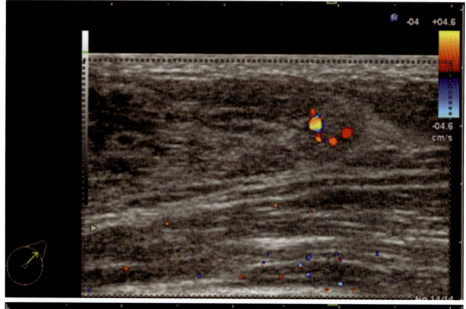

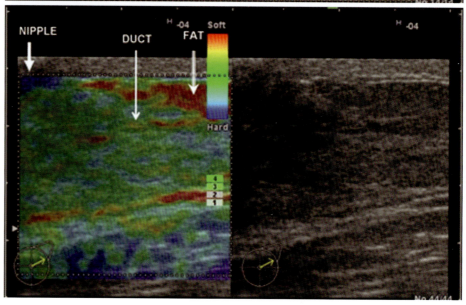

9.13）；大的导管扩张，在男性中罕见，可以表现为BGR征。

乳头状瘤在男性中极为罕见，表现为导管壁的局灶性增厚，很少有带蒂的肿块，最大的病灶呈血管轴状，在多普勒中并不总是显著；由于乳头很小、毛孔发育不完全，与乳头状瘤相关的乳头溢血在男性中并不常见。较大的乳头状瘤的侧面在SE中表现为马赛克现象，Ueno评分为2分或3分；与节段性导管增生和DCIS相鉴别，节段性导管增生无显著血管系统，Ueno评分为1分；DCIS是一种不常见的疾病，约占所有男性乳腺癌的7%，大多数病例为乳头状和囊内乳头状类型。男性乳腺中心型乳头状瘤较周围型多见；与不典型导管增生或DCIS的关系罕见，但发生时可能会使鉴别诊断更加困难。较小的乳头状瘤可能无法显示，或者可能表现为与导管扩张相关的导管壁不规则增厚。尽管导管乳头状瘤具有增生性，但并不是真正的癌前病变；它通常是中央型

图9.18 男性患者，19岁，急性/多发性青春期后男性乳房发育症，多普勒超声显示：高回声间质包围的分支导管和新形成的导管周围血管

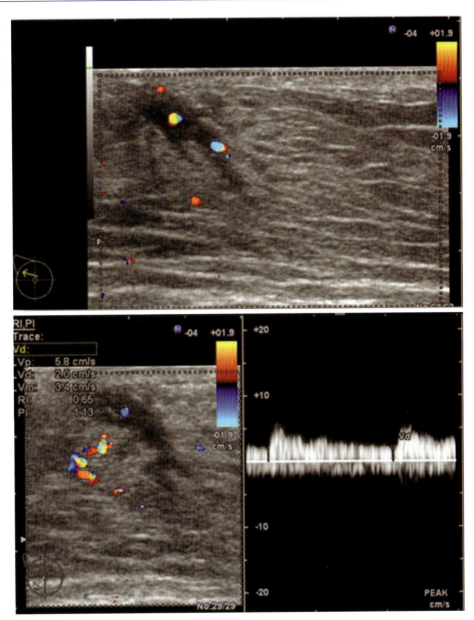

的，可能与分泌病理和过度感染有关，而乳腺癌通常位于乳头偏心处，从开始增殖初就具有恶性特征。

腺瘤是一种良性肿块，符合Stavros标准，在Kobayashi上具有良性后声学发现；它通常是临床主诉，当FBU上没有可疑的发现时，无须活检：肿块与导管相连，具有良性血管系统，其周围有少量呈弓形走行血管，根据肿瘤大小超声弹性图显示Ueno评分可以为1分、2分、3分。在男性乳房

中，腺瘤通常是一种较为独特的病变，手术治疗是合适的。

纤维囊性改变在伴有溢乳的男性乳房发育症中很少可见，有时是继发于先前的侵入性操作（活检，手术瘢痕）；囊肿的大小和数量并不重要，除了囊性乳腺炎。FBU显示病变与乳腺芽的导管连接；液体结构基本呈低回声，较小病变的弹性成像Ueno评分为2分，当大小超过4mm，则为表现为典型的BGR征；在没有SE的情况下，

图9.19 男性患者，56岁，慢性疼痛性男性乳房发育伴皮质醇增多症，乳房发育完全，乳晕周围导管增生2.2mm（a），描绘了乳腺腺叶和沿Cooper韧带延伸的腺实质轮廓（b）

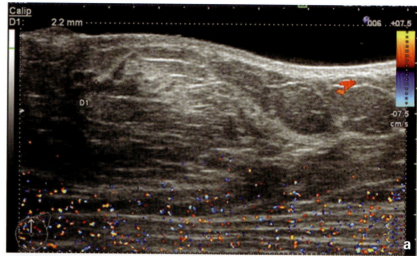

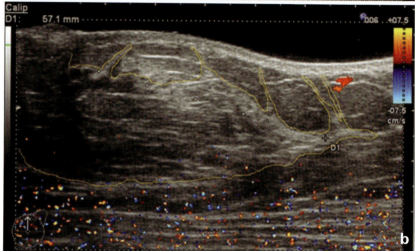

图9.20 成人型男性乳房发育在放射状扫描中表现为细导管，周围有大量基质；注意乳腺前脂肪层和乳腺后脂肪层中的Cooper韧带，以及分隔乳腺前脂肪的浅筋膜（courtesy of Dr.D. Amy）

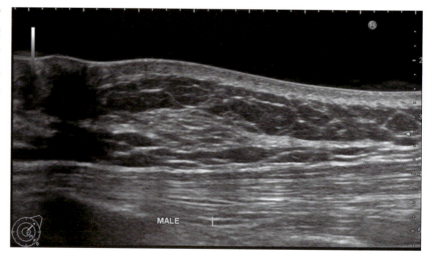

图9.21 导管回声图：男性患者，43岁，男性乳房发育放射状扫描显示薄导管被高回声间质（箭头）和Cooper韧带包围，并有明显的新血管形成（粗箭头）

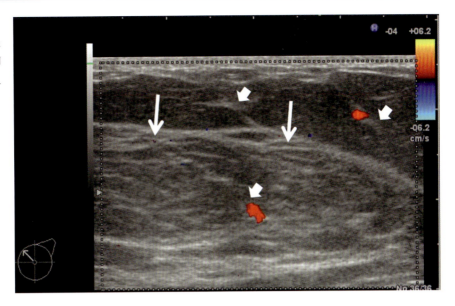

图9.22 男性患者，77岁，肾衰竭伴慢性病理性男性乳房发育，FBU表现：增大乳房中没有可疑发现；多普勒无信号提示预后良好

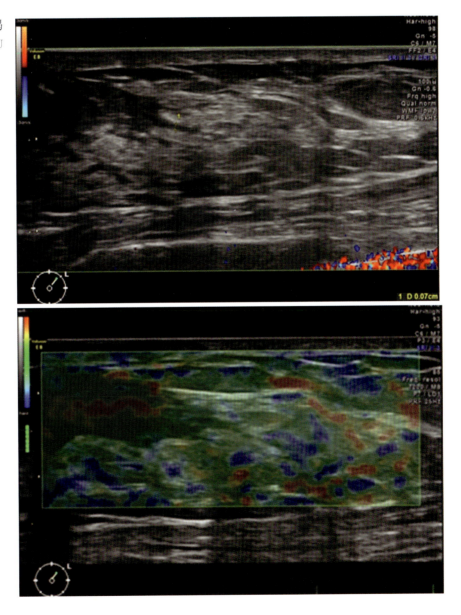

图9.23 男性患者，38岁，FBU显示：二维多普勒超声上表现为假性肿瘤样导管增生，Ueno评分为1分和2分；肾上腺皮质醇增多症与雌激素亢进症有关

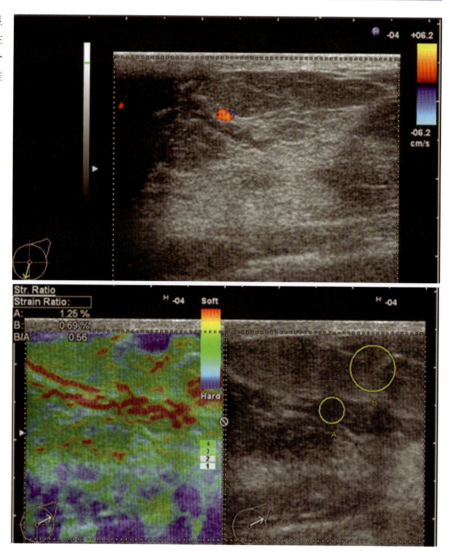

组织谐波成像（THI）可提高灰度的对比度（图9.24）。

　　糖尿病性乳腺病并不罕见，但在男性中常被忽视；当病变显著发展时，临床和钼靶的假恶性表现导致活检穿刺。病变有时表现为低回声肿块，形状不规则，结构不均匀，应变增加，超声检查可怀疑，FBU的主要鉴别标准是其没有恶性表现的血管结构。

　　Paget病（男性多于女性）可发展为乳头–乳晕临床复合体，例如溃疡、湿疹、乳头溢液、出血和结痂；男性的五年生存率比女性的Paget病更差，因为发病较晚，50%的男性患者有乳头–乳晕改变，伴有可触及的乳房肿块、阳性淋巴结或两者兼有。病理上乳腺Paget病的特点是Paget细胞通过导管途径侵入乳头表皮；它们是恶性腺上皮细胞，核增大，多形性和深染，核仁可辨认但不突出，胞质苍白、透明，常含有黏蛋白，有时含有黑色素。文献中的病理报告几乎总是检测到潜在的导管原位癌（DCIS）或晚期DCIS合并浸润性导管癌（IDC）。由于病例的发生率极低，很少有关于男性Paget病的经典超声的描述：这些发现是非特异性的，类似于乳腺感染：实质异质性、低回声区域、小肿块、皮肤增厚或扩张的导管。然而，所有男性乳房发育症的乳腺芽扩大和低回

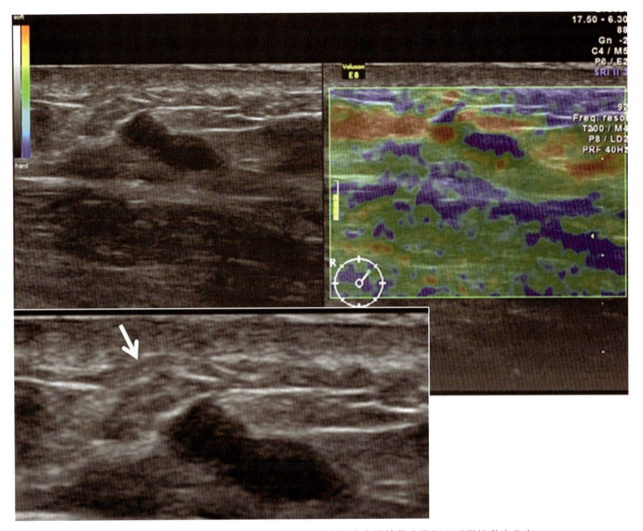

图9.24　男性聚集性囊肿，FBU表现为复杂BGR评分；一些细小的浅表导管伴中线征显示男性乳房发育

声，良性导管扩张症的导管扩张总是存在，皮肤改变通过临床检查可以更好地评估。

钼靶和乳腺MRI检查也并没有提高评估恶性肿瘤和怀疑Paget病的特异性。

在FBU检查中，解剖技术可以证明病变的导管传播方式，乳头由增厚的导管与周围恶性特征的肿块相连；恶性肿瘤的特点是多普勒显示新的血管形成，SE显示乳头-乳晕复合体、连接管和下/外周乳腺肿瘤的应变增加。

乳腺癌是目前为止男性乳房病变最重要的病理类型，将在下一节中详细介绍。

9.3　男性乳腺癌：解剖性乳腺多模超声的诊断和鉴别诊断

通常男性乳腺癌偏心位于乳头-乳晕复合体下方，表现为可触及的单侧、坚硬、固定、位于乳头周围可以触及的肿块，有时伴有乳头溢液或皮肤变化（通常为皮肤隆起，很少有皮肤回缩）；因为患者在没有乳房疼痛的情况下就诊较晚，淋巴结转移较常见。

男性乳腺癌被认为是一种罕见疾病，约占所有乳腺癌病例的1%，但在现代社会其风险似乎增加了，由于食物激素污染物的变化、选择性变性的治疗，以及其他因素，如遗传和环境因素。

文献中被广泛接受的一些假设，在临床影像诊断中是有用的：

- 乳腺癌发生在老年男性中，是单侧乳腺的孤灶性病变。
- 大多数男性乳房发育病例与癌症无关。然而，在50岁以上的男性中，单个乳房的突然增大是可疑的。
- 男性乳腺癌的临床症状与女性乳腺癌相似：单侧乳腺肿块难以触及，通常没有疼痛或乳头溢液，但有时可能会因胸部外观而被发现（图9.25）。
- 确诊恶性肿瘤的唯一方法是进行活检。

然而，新的无创成像技术比活检更可靠，活检有高达25%的假阳性或假阴性结果的风险和继发性血肿的高风险，因为多普勒检查显示新形成的血管比其他乳腺血管更大、更曲折、更丰富。因此，对于肿块较大、影像学表现为恶性、最终伴有周围淋巴结转移的病例，应保留活检以准确确定其组织学类型，并对其进行手术治疗，且初期化疗和/或放疗有助于乳腺癌的分期。

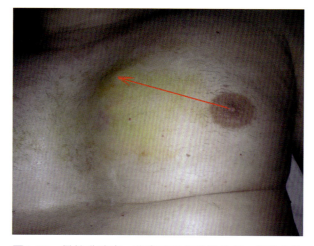

图9.25 男性乳腺癌，临床表现为乳腺肿瘤，距乳头较远，体积较大，硬度增加，皮肤隆起

经典假设中的困难可以使用FBU来解决；男性乳腺癌的特征与女性的癌症特征相似，但检查更容易进行，因为乳房尺寸较小，乳房结构的变异性不如女性乳房，女性乳房因为激素与年龄相关的变化是很复杂的。这种技术特别适用于证明异常肿块/病变与乳腺芽或导管树之间的联系，以证明乳腺实质病因，并且放射状扫描对于精确解剖解构和顺时针方向的定位是必需的。

肿瘤的描述是基于Stavros标准和2003版和2013版ACR BI-RADS标准，这些在使用Teboul提出的放射状扫描的FBU技术中是不变的。此外，FBU还发展了多普勒（彩色或功率）检测到的新血管形成的作用，以及SE显示的血管模式与肿瘤和周围组织应变的相关性（图9.26～图9.29）。

必须仔细分析病理肿块的血管结构以避免过度诊断：恶性血管较大，较曲折，速度较高，有时在与其他乳腺血管正常速度相同的采集参数下有混叠伪影。血管极的数量与肿瘤的大小有关，但更多的是与恶性肿瘤中穿支动脉成角有关，而在良性肿瘤中，一般与肿瘤表面平行或成锐角。3D/4D多普勒重建对诊断是非常有用的（图9.30），但特异性不如穿支动脉成角，这同样被证明对女性乳腺癌和其他小部分恶性肿瘤的诊断是有用的。

SE被推荐用于可疑肿块的鉴别诊断，作为一种独特的检查技术，它的作用要么被高估，要么被低估，与传统的超声检查或其他技术相比结果并不一致。然而，将SE结合超声和多普勒综合应用评估时，结果更为准确，全面检查的敏感性和特异性分别超过95%和99%。这个概念是合乎逻辑的，因为相互的检查技术间，钼靶、断层成像或磁共振成像，都是使用一次性的应用程序来完成诊断。不同供应商提供的非标准化SE应变，针对同一病变进行不同报告评分，但使用最多且与超声BI-RADS评估相关性最好的是Ueno（Tsukuba）评分，见本章示例。

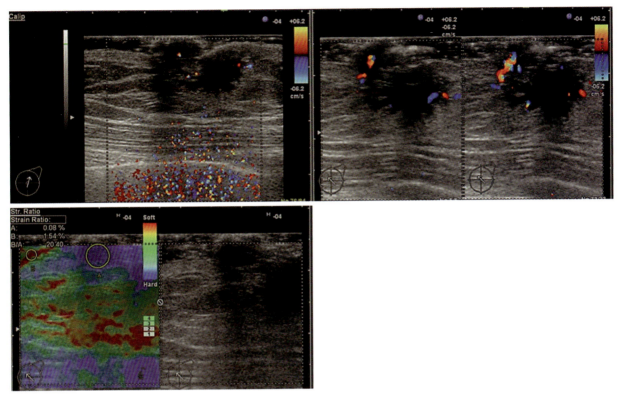

图9.26 男性患者，69岁。超声显示左乳5点钟方向中央型乳腺癌。根据Stavros标准，FBU检查显示肿块有与乳头相连、新生血管形成、肿瘤—导管—乳头硬度增加等恶性特点[Atlas of Full Breast Ultrasonography, Chapter 10 –Physiological and Pathological Aspects of Full Breast US in Men and Children, 2016, p.351, Aristida Colan–Georges, "With permission of Springer"]

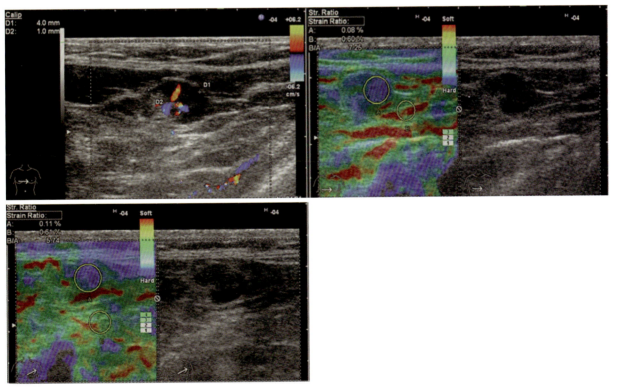

图9.27 与图9.26是同一病例，乳腺下–内象限可疑淋巴结（右上图和左上图）和左腋窝可疑淋巴结（下图）[Atlas of Full Breast Ultrasonography, Chapter 10 –Physiological and Pathological Aspects of Full Breast US in Men and Children, 2016, p.351, Aristida Colan–Georges, "With permission of Springer"]

图9.28 男性患者，47岁，巨大的双灶浸润性导管癌（G3期），可以通过使用放射状扫描的长线性探头更好地显示导管连接（上图）；探头频率的增加可以更好地显示周边新生成的血管，而另一个病灶内部没有明显的血管（下图）。注意可疑的多分叶状轮廓，但有良性的后部表现

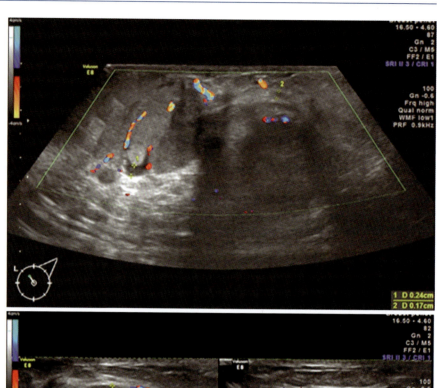

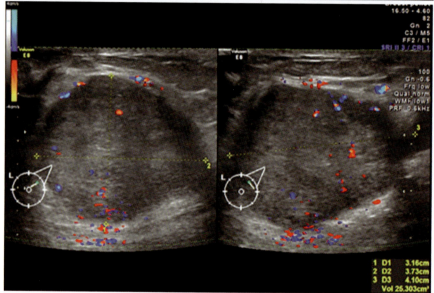

说明导管与可疑肿块的联系在男性乳腺癌的诊断中至关重要，因为与女性相似，大多数病例是浸润性导管癌（IDC），而小叶癌在男性中少见，因为在解剖结构中小叶发育较少。

根据我们的经验，通过使用FBU，在男性中比在女性中更容易发现乳腺癌，因为乳房体积小；事实上，用实际使用的线性高频传感器更容易完全扫描男性乳房，不会漏诊。且肿瘤周围腺体结构少，易与异常表现对照；该方法的灵敏度

约为100%。由于心理和经济因素，肿瘤发展的早期阶段中超声检查就应该进行，其便于操作且没有痛苦。在10年的随访中，通常伴有压痛或疼痛的男性乳房发育病例中，我们没有发现间隔性男性乳腺癌的发生，但在既往无症状的患者中发现了乳腺癌的发生；我们在男性中没有发现多灶性乳腺癌，这与文献报道一致，但在晚期，发现双灶癌与多发腋窝淋巴结肿大相关。如果有可能，即使使用常规的凸阵探头，也应进行4D超声检

图9.29 同一病例，47岁，男性，FBU检查：SE显示两个肿块的Ueno评分为4分，提示恶性肿瘤；向心性肿瘤与导管呈壶腹扩张相关

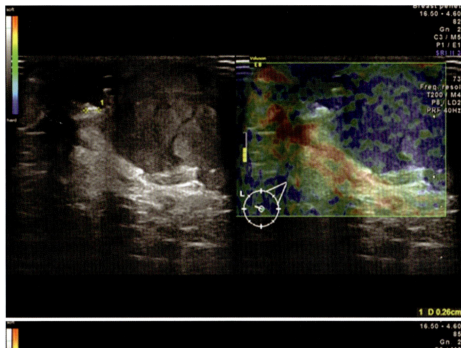

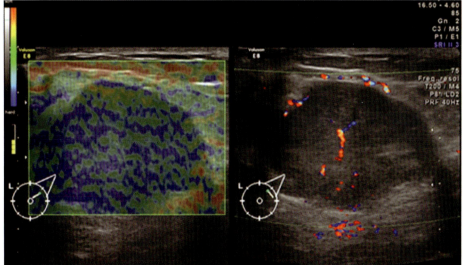

查，以更好地显示乳腺肿块，并证明病变与解剖结构之间的联系（图9.30）。

Olsson和Col认为，任何可疑男性乳房肿块的鉴别诊断应包括与激素性乳房改变类型男性乳房发育无关的病变：

非男性乳房发育病变：

- 假性男性乳房发育。
- 脂肪瘤。

- 肌纤维母细胞瘤。
- 颗粒细胞瘤（神经起源）。
- 表皮包涵囊肿。
- 囊性淋巴管瘤。
- 静脉曲张。
- 平滑肌瘤。
- 软组织多形性玻璃样血管扩张瘤。

本病理组病变具有异质性，其重要性因其发

生而不同；对可疑男性乳腺肿块最常见的鉴别诊断是脂肪瘤和假性男性乳腺肿块，FBU易于准确诊断；对于非乳腺肿瘤（淋巴瘤、转移瘤），显示与乳腺导管树的任何联系都缺失。一些特定的女性乳腺病变在男性乳腺中是不存在的，或者是异常发现的，如纤维腺瘤、叶状瘤或小叶癌。

FBU对乳腺癌的诊断必须包括周边引流区域淋巴结的描述：

- 部位：腋窝、锁骨上和锁骨下、胸外侧和内乳。

- 可见异常结节的数目：如果发现许多异常结节，预后就会改变，但所有的影像诊断技术都被认为真实的结节数被低估。

- 横径：它是反映肿大淋巴结大小变化最重要的参数，由于皮层受累，通过传入皮层淋巴管发生转移（在所有放射影像诊断技术中已经不可见）；异常/可疑淋巴结的大小应与无异常的同侧或对侧淋巴结进行比较，而不是用统计截断值进行比较，因为个体之间差异很大（图9.31）。

- 淋巴结解剖结构：

图9.30 同一病例：Doppler 3D和US 4D可以同时显示两个肿块的血管图；疾病的局部扩展对治疗决策的确定很重要

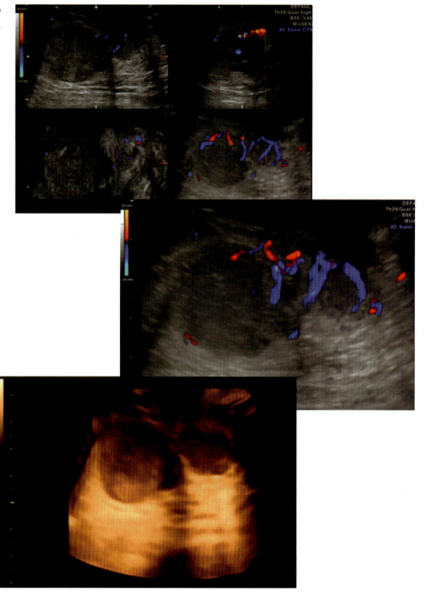

- 皮质：正常、薄或增厚。
- 髓质：存在、大小和回声（正常大小和高回声，在慢性反应性或炎性淋巴结中增大且回声减低（图9.29），在恶性肿瘤中减小或消失）。
- 淋巴门血管多普勒信号：正常动脉和静脉无法检测或降低；在良性结节型淋巴结炎中，血流向皮质离心方向增加。
- 可疑血管：周围包膜及皮质新生血管形成，与淋巴结转移时皮质增厚相一致。
- 除造影外，所有的影像学诊断方法都不能检出输入淋巴管和输出淋巴管。

- SE评分：通常正常或良性淋巴结Ueno评分为2分（图9.32），有时伴有局灶性BGR水肿改变，良性淋巴结钙化型结核极少出现Ueno评分3~4分；恶性淋巴结局灶性皮质血管增厚（部分受累）Ueno评分3分，全结节受累Ueno评分4分；Ueno评分5分不常见，但如果应变率可用，则诊断值较高，但与原发性乳腺肿瘤的应变率相比，通常值较低。

　　总之，随着超声设备技术的发展，超声在男性乳腺诊断中的作用必须增加：长探头通过大范

图9.31　同一病例：腋窝转移淋巴结FBU上表现为皮层薄、横径<6mm的正常小淋巴结（箭头），伴多发肿大淋巴结、低回声皮层增厚，横径增大14mm（粗箭头），应变增大，Ueno评分4分

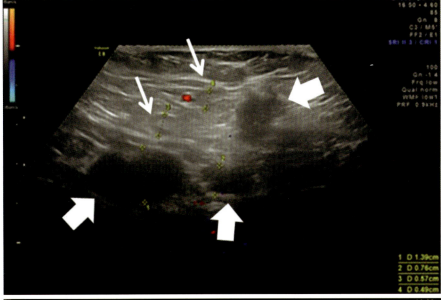

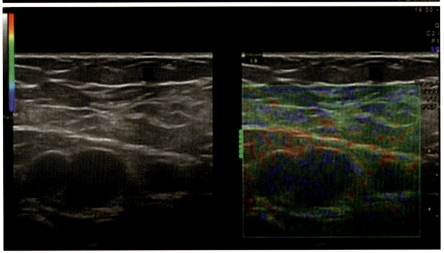

图9.32 淋巴结鉴别诊断：男性患者，71岁，男性乳房发育良性淋巴结肿大，淋巴结大小11mm×23mm，皮层薄，髓质面积增大，高回声减少，中心血管少，提示反应性淋巴结增大（比良性淋巴结病更具体的术语）；SE：Ueno评分2分；FLR：1.5

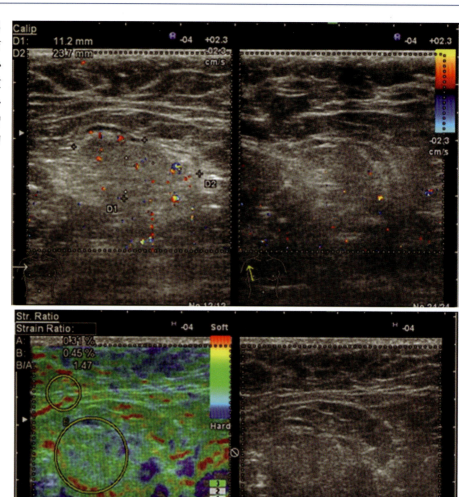

围的径向和反径向扫查，减少"盲区"、提高敏感性，使研究解剖视图成为可能；具有更好分辨率的高频探头，可以对<1mm大小的乳腺上皮进行详细检查，具有3D映射可能性的多普勒灵敏度更好，随着SE以及超声总体检查特异性的增加，"FBU"的检查过程更加完整。

当今超声的工程技术发展比传统方法的检验和诊断的医学模式更先进；应充分利用和改进设备，通过发展高分辨率探头的3D和4D检查的可能性以及更好的区分解剖结构与更好的减法型阈值应用等。最终目的是实现一种更准确、可重复性更好的解剖学乳腺超声检查和诊断，作为第一意向方法可用于所有患者，包括儿童和男性，没有辐射风险和避免不必要的活检。

参考文献

[1] Braunstein GD. Gynecomastia. N Engl J Med. 2007;357(12):1229–1237.

[2] Georgescu A, Enachescu V. The diagnosis of gyneco- mastia by Doppler ductal US: etiopathogenic, endo- crine and imaging correlations. Vienna: ECR; 2010. http://dx.doi. org/10.1594/ecr2010/C-0420.

[3] Johnson ER, Murad M. Gynecomastia: pathophysiol- ogy, evaluation, and management. Mayo Clin Proc. 2009;84(11):1010–5. http://www.mayoclinicproceed- ings. com.

[4] Georgiadis E, Papandreou L, Evangelopoulou C, et al. Incidence of gynaecomastia in 954 young males and its relationship to somatometric parameters. Ann Hum Biol. 1994;21(6):579–587.

[5] Niewoehner CB, Nuttal FQ. Gynecomastia in a hospi- tal- ized male population. Am J Med. 1984;77(4):633–638.

[6] Nordt CA, DiVasta AD. Gynecomastia in adolescents. Curr Opin Pediatr. 2008;20(4):375–382.

[7] McKiernan JF, Hull D. Breast development in the newborn. Arch Dis Child. 1981;56(7):525–529.

[8] Hines SL, Tan WW, Yasrebi M, DePeri ER, Perez EA. The role of mammography in male patients with breast symptoms. Mayo Clin Proc. 2007;82(3):297–300.

[9] Ganmaa D, Sato A. The possible role of female sex hor- mones in milk from pregnant cows in the develop- ment of breast, ovarian and corpus uteri cancers. Med Hypotheses. 2005;65(6):1028–1037.

[10] Murayama K, Oshima T, Ohyama K. Exposure to exogenous estrogen through intake of commer- cial milk produced from pregnant cows. Pediatr Int. 2010;52(1):33–38. https:// doi.org/10.1111/j.1442-200x. 2009.02890.x.

[11] Marshall WA, Tanner JM. Variations in pat- tern of pubertal changes in girls. Arch Dis Child. 1969;44(235):291–303.

[12] Evans GF, Anthony T, Turnage RH, et al. The diag- nostic accuracy of mammography in the evaluation of male breast disease. Am J Surg. 2001;181:96–100.

[13] Colan-Georges A. Atlas of full breast ultrasonogra- phy. New York, NY: Springer; 2016.

[14] Teboul M, Halliwell M. Atlas of ultrasound and ductal echography of the breast. Oxford: Blackwell Science Inc; 1995.

[15] Teboul M. Practical ductal echography: guide to intelligent and intelligible Ultrasound imaging of the breast. Madrid: Saned Editors; 2003.

[16] Joyce JA, Pollard JW. Microenvironmental regulation of metastasis. Nat Rev Cancer. 2009;9(4):239–252.

[17] Khamis ZI, Sahab ZJ, Sang Q-XA. Active roles of tumor stroma in breast cancer metastasis. Int J Breast Cancer. 2012;2012:574025. 10 pages. http://dx.doi. org/10.1155/2012/574025.

[18] Georgescu A, Enachescu V. The diagnosis of gyneco- mastia by Doppler ductal US. Etiopathogenic, endo- crine and imaging correlations – partial data. Med Ultrason. 2009;11(3):33–40.

[19] Ueno E, Iboraki P. Clinical application of US elas- tography in the diagnosis of breast disease. ECR 5–9 March, Vienna, Austria. 2004.

[20] Olsson H, Bladstrom A, Alm P. Male gyneco- mastia and risk for malignant tumours – a cohort study. BMC Cancer. 2002;2:26. https://doi. org/10.1186/1471-2407-2-26.

[21] Camus MG, Joshi MG, Mackarem G, et al. Ductal carci- noma in situ of the male breast. Cancer. 1994;74(4):1289–1293.

[22] Kobayashi T. Clinical ultrasound of the breast. New York, NY: Springer; 1978.

[23] Desai DC, Brennan EJ Jr, Carp NZ. Paget's disease of the male breast. Am Surg. 1996;62(12):1068–1072.

[24] Karakas C. Paget's disease of the breast. J Carcinog. 2011;10:31. https://doi.org/10.4103/1477-3163. 90676.

[25] Hayes R, Cummings B, Miller RA, Guha AK. Male Paget's disease of the breast. J Cutan Med Surg. 2000;4(4):208–212.

[26] Gunhan-Bilgen I, Oktay A. Paget's disease of the breast: clinical, mammographic, sonographic and patho- logic findings in 52 cases. Eur J Radiol. 2006;60:256–263.

[27] Weiss RJ, Moysich BK, Swede H. Epidemiology of male breast cancer. Cancer Epidemiol Biomarkers Prev. 2005;14(1):20–26.

[28] Jackman RJ, Nowels KW, Rodriguez-Soto J, et al. Stereo- tactic, automated, large core needle biopsy of nonpalpable breast lesions: false-negative and histo-logic underestimation rates after long-term follow-up. Radiology. 1999;210:799–805.

[29] Hertl K, Marolt-Musik M, Kocijancic I, et al. Haematomas after percutaneous vacuum-assisted breast biopsy. Ultraschall Med. 2007;30:33–36.

[30] Stavros AT, Rapp LC, Parker HS. Breast ultrasound. Philadelphia, PA: Lippincott Williams & Wilkins; 2004.

[31] Stavros AT, Thickman D, Rapp CL, Dennis MA, Parker SH, Sisney GA. Solid breast nodules: use of sonography to dis- tinguish between benign and malig- nant lesions. Radiology. 1995;196:123–134.

[32] American College of Radiology. Illustrated breast imaging reporting and data system (BI-RADS): ultra- sound. Reston, VA: American Coll. of Radiology; 2003. http://www.acr.org/ deparments/stand_accred/ birads/us_assess.pdf.

[33] D'Orsi CJ, Sickles EA, Mendelson EB, et al. ACR BI-RADS ® Atlas, breast imaging reporting and data system. Reston VA: American Coll. of Radiology; 2013.

[34] Kujiraoka Y, Ueno E, Yohno E, et al. Incident angle of the plunging artery of breast tumors. In: Research and develop- ment in breast ultrasound. Tokyo: Springer; 2005. p. 72–75.

[35] Georgescu A, Bondari S, Manda A, Andrei EM. The differential diagnosis between breast cancer and fibro- micro-cystic dysplasia by full breast US - a new approach. Vienna: ECR; 2012. https://doi. org/10.1594/ecr2012/ C-0167. EPOS™.

[36] Ruddy KJ, Winer EP. Male breast cancer: risk fac- tors, biology, diagnosis, treatment, and survivorship. Ann Oncol. 2013;24:1434. https://doi.org/10.1093/ annonc/mdt025.

[37] Burga AM, Fadare O, Lininger RA, et al. Invasive carcino- mas of the male breast: a morphologic study of the distri- bution of histologic subtypes and metastatic patterns in 778 cases. Virchows Arch. 2006;449(5):507–512.

[38] Kornegoor R, Verschuur-Maes AH, Buerger H, et al. Molecular subtyping of male breast cancer by immu- nohistochemistry. Mod Pathol. 2012;25(3):398–404.

第10章 超声（及FNA）淋巴结分期

Lymph Node Staging with US (and FNA)

Dominique Fournier

缩写

ALND	腋窝淋巴结清扫术
AUS	腋窝超声
FNA	细针穿刺活检
LN	淋巴结
NPV	阴性预测值
PPV	阳性预测值
SLNB	前哨淋巴结活检
US	超声
US–FNAB	超声引导的细针穿刺活检（带空心活检针）
US–FNAC	超声引导的细针穿刺细胞学检验

10.1 引言

重要信息

- 对浸润性乳腺癌的N分期而言，超声和超声引导的细针穿刺细胞学检验（FNAC）是最准确、最具成本效益的方法：
  - 建议单独使用超声开展早期乳腺癌患者的手术前分期。
  - 超声引导的FNAC可以识别出90%转移性沉积层5mm的腋窝和腋窝外淋巴结（LN），可避免进行前哨淋巴结活检。
  - 如果淋巴结在超声上表现正常（皮质厚度≤3mm），则超声可以排除存在重度转移性负担的情况。
- 在全身范围内寻找腋窝外淋巴池可以避免漏判N2/N3淋巴结疾病的风险。
- 淋巴结只要呈现出圆形就应视为异常，即便<5mm也是如此。
- 正常的内乳淋巴结在超声下不可见，所以任何在内乳血管附近发现的团块或局限性胸膜隆起均属异常。
- 对多中心/多灶性癌而言，完全浸润的内乳淋巴结可能代表一个误差源。
- 多普勒彩色血流成像可以在形态学上正常的淋巴结中显示微转移，显示形式为无血管的皮质区域。
- 在全世界范围内，细针穿刺细胞学检验（FNAC）比空心针活检更常用。
- 液基细胞学检验（LBC）可以显著提高FNAC的性能。

D. Fournier, M.D.
Institut de radiologie, rue du Scex 2, CH-1950, Sion, Switzerland
e-mail: dominique.fournier@groupe3r.ch

© Springer International Publishing AG, part of Springer Nature 2018
D. Amy (ed.), *Lobar Approach to Breast Ultrasound*, https://doi.org/10.1007/978-3-319-61681-0_10

乳腺癌早期即可发生淋巴转移。对乳腺癌复发和相关的死亡而言，是否扩散到淋巴结（LN）转移情况是最重要的预后因素。乳腺癌体积越大、浸润的腋窝LN越多，癌转移或死亡的风险就越高。因此，术前了解局部LN状况至关重要，因为如果发现隐蔽的转移性LN，疾病的分期结果，以及随后的治疗选择都会有所变化。

30多年前，乳腺癌患者的临床分期如果从I期升为II期，那么患者的五年生存率就会从87%降为75%；如果从II期升为IIIC期，那么五年生存率就会进一步降为46%。2005—2009年，乳腺癌患者的五年生存率可达到85%以上。而在2006—2012年，有报道称乳腺癌患者的五年生存率达到96%；相比于1999—2005年的情况，2006—2012年，所有肿瘤和淋巴结分期的患者的五年生存率均有所改善，肿瘤≤1cm的患者的五年生存率甚至可达100%。比较1999—2005年和2006—2012年的患者，可以发现肿瘤大小略有改善（≤T1的比例从65%降至60%），LN阴性肿瘤比例也有向好的方向发展的趋势（N0的比例从68%降至65%），但患者接受了更多的化疗、激素治疗和靶向治疗（60%对53%）。以上改善情况可通过乳腺癌的早期诊断，涉及的淋巴结疾病更少，治疗选择也更好来解释。

淋巴浸润情况，以及乳腺癌临床分期取决于诸多因素，包括检测方法的类型、转移的大小和位置，以及取样技术。

在全世界范围内，超声（US）是评价腋窝LN的首选成像技术。对腋窝淋巴结行超声引导的细针穿刺细胞学检验（US-FNAC），可以敏感且高度特异地检出乳腺癌患者的疾病转移情况。如果术前US-FNAC结果为阳性，则可以安全地按计划实施腋窝淋巴结清扫术（ALND），而不使用前哨淋巴结活检（SLNB），原因在于US-FNAC的阳性预测值（PPV）非常高。

研究表明，不使用SLNB的平均概率为20%~30%；如果操作人员经验丰富，甚至可以达到40%以上。

10.1.1 N3疾病判断的重要性

美国癌症联合委员会（AJCC）第7版（2010）乳腺癌分期系统将病理学上阳性的腋窝淋巴结定义为转移灶大小至少为0.2mm或包含>200个肿瘤细胞。

淋巴结阳性状态又进一步按照以下4个因素分类：

（1）腋窝转移灶的大小：0.2mm（或>200个细胞）~2mm称为微转移灶（pN1mic），>2mm即称为大转移灶：pN1、pN2和pN3，具体取决于阳性淋巴结的总数量。

（2）受累淋巴结的解剖学位置：阳性内乳淋巴结对pN的影响取决于其他病灶的状态（例如内乳和腋窝淋巴结属于N3b）；一个阳性锁骨下（腋窝III级）淋巴结属于pN3a，而一个阳性锁骨上病灶属于pN3c。

（3）阳性腋窝淋巴结的总数：1~3个，为pN1；4~9个，为pN2；>9个，则为pN3。

（4）检测方法（使用FNAC进行组织活检，或者临床检测）。

因此，除开腋窝的淋巴池，在其他引流乳房的淋巴池中检出异常淋巴结非常重要，因为这一检出结果会改变临床分期：

– 每检出一个N1（在1~3个腋窝淋巴结中发现转移灶>2mm，但受累的淋巴结少于4个；或在内乳淋巴结中发现，前提是转移灶已由前哨淋巴结检查证明存在，且并未在临床上检测到），就从I期（未转移到淋巴结，或淋巴结存在少量癌细胞，转移灶不大于2mm）升为II期。

– 每检出一个N3，就从I期升为IIIC期。

对N3期疾病患者而言，全腋窝淋巴结清扫术

（ALND）没有意义，因为非手术治疗往往是第一步。这就解释了筛查N3疾病非常重要，并且应该在术前分期时就完成系统性筛查的原因所在。

10.1.2　N分期的难点有哪些

要在乳腺癌患者中准确得到N分期，主要的难点在于识别出可改变治疗选择且影响生存率的N分期。因此，N分期的目标是检出大转移灶（＞2mm），原因在于如果前哨病灶（SN）为阴性、仅有≤2mm的微转移或孤立肿瘤细胞阳性时，无复发期和总生存率都不会出现明显差异。于是，检测微转移灶的重要性下降，腋窝淋巴结低阳性的预后意义和管理目前仍存在争议。

不过，在引流乳房的淋巴池当中检出可疑的淋巴结大转移性沉积物后，仍需要从其中一个可疑的淋巴结中提取细胞，用于细胞学或组织学分析；而细胞学或组织学分析仍然是证明存在淋巴结转移受累的金标准。使用微创技术和较低成本实施这一金标准仍是学术界的一大难题，而要克服这一难题，可以广泛采用超声和超声引导的细针穿刺细胞学检验（FNAC）。

10.1.3　超声评价浅表小淋巴结的新前沿

为更好地了解分析早期转移性LN采用的现代US成像技术，强调以下几个超声成像的新前沿非常重要：

- 谐波成像可以让空间分辨率和对比分辨率达到很高的水平，进而能显示：
    - 厚度小于1mm的结构，例如浅表小淋巴结的正常皮质（图10.1）。
    - 小的转移性沉积物（＜3mm），例如对应于大转移灶的皮质隆起的初始状态（图10.2）。

- 微小圆形浅表淋巴结，最小可达3mm（图10.3），从而可以区分良性和恶性病灶。

    皮肤中：皮肤黑色素瘤的跳跃性转移。

    颈部：面颈部肿瘤转移。

- 多普勒超敏彩色血流成像可以显示：
    - B模式下不可见的血管，例如小的解剖结构（如淋巴结皮质）中短径＜3mm的动脉和静脉（图10.1）。
    - 形态学上正常的淋巴结内存在的微型转移性沉积物，表现为皮质内的无血管区域（图10.4）。该表现是成像领域的一个新发现。小的肿瘤性病变的无血管性是一项广泛承认的病理生理学发现：大多数恶性肿瘤和转移灶最初都是一团没有血管的肿块，直到长到数毫米之后才会诱导生成新血管。早期转移灶最多可以长到1~2mm^3，之后其代谢需求由于收到氧气和营养物质的扩散原因而受到限制。

- 高分辨率的定量剪切波弹性成像可以完成如下操作：
    - 显示如有早期（5~10mm）淋巴结内生长转移，淋巴结外周硬度较高（图10.5）。

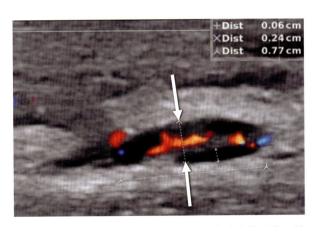

图10.1　高空间分辨率超声显示一个正常腋窝前哨淋巴结超声（长轴观）：短轴直径2.4mm（长箭头）；长轴直径7.7mm；深层皮质厚度0.6mm；彩色多普勒显示血管分布正常

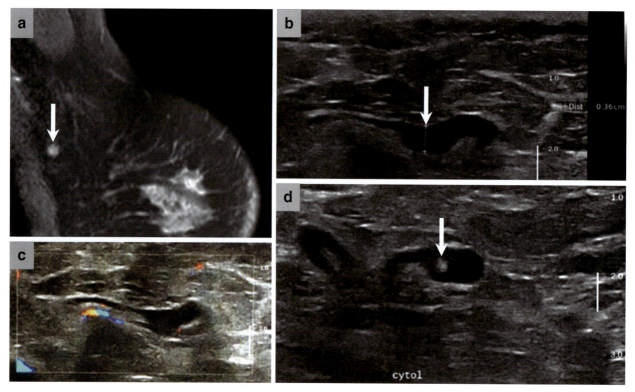

图10.2 左侧乳房浸润性导管癌伴早期腋窝淋巴结转移：（a）MRI（矢状位压脂序列）：＜1cm可疑腋窝淋巴结；（b）超声：可疑的局部皮质增厚（3.6mm）致淋巴门变形；（c）彩色多普勒上无血管分布；（d）超声引导的FNAC：为转移灶

图10.3 两个腋窝淋巴结内无回声转移灶高分辨（谐波成像）超声图像：一个圆形转移灶，大小2.9mm，位于5mm淋巴结内（箭头指向）；一个卵圆形转移灶，大小7.7mm，位于15mm淋巴结内（箭头标记淋巴结界线）

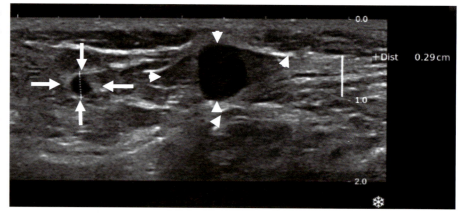

– 挑战转移性淋巴结皮质硬度更高这一常见观点。

– 证实了众所周知的病理生理学原理，即在生长中肿瘤的微环境中，周围组织的硬度通常比中央组织更高，这也可能是由于不断增长的转移灶对周围环境压迫所致（图10.6）。

10.1.4 腋窝肿块的鉴别诊断（表10.1）

重要的是要记住，在引流乳腺的淋巴池中出现淋巴结肿大可能不仅仅是由乳腺癌转移引起的。普通疾病和除乳腺癌以外的其他癌也可以造成临床上可以检出的淋巴结病，分布范围遍布全身，当然也包括引流乳房的淋巴池。

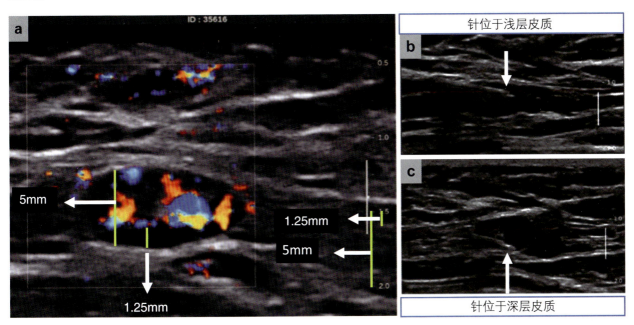

图10.4 超声和超声引导的FNAC检测到的最小转移灶：厚度为1.25mm。对这一大小5mm×7mm"形态正常的"椭圆形腋窝前哨淋巴结皮质进行超声分析（a）；深层皮质较浅层皮质回声更低，彩色多普勒显示无血流。这是早期转移灶吗？超声引导下对双侧皮质（b、c）进行细针穿刺活检（FNA）；细胞学结果显示：深层皮质存在肿瘤细胞，而浅层皮质中为正常淋巴样细胞

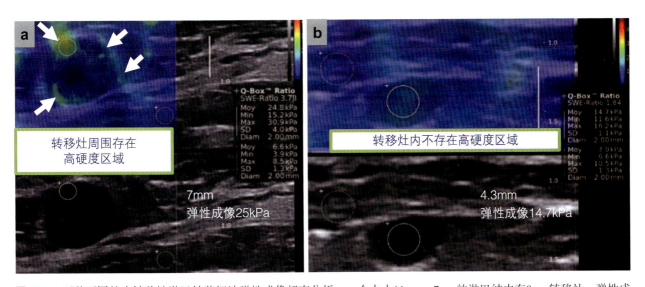

图10.5 两种不同的小转移性淋巴结剪切波弹性成像超声分析：一个大小11mm×7mm的淋巴结内有8mm转移灶，弹性成像显示淋巴结外周硬度更大（但较低于25kPa）（a），一个完全替代的4.3mm转移性淋巴结，在内部或外周无高硬度区（b）

在影像学上，无论患者是否患有乳腺癌，均可发现继发于全身性疾病的隐匿性腋窝或内乳淋巴结病。在这两种情况下，有必要观察邻近和对侧的淋巴池，观察是否存在类似的病灶。当对侧对称区域出现相似淋巴结时，继发于全身性疾病引起淋巴结肿大的概率较高，而乳腺癌转移的概率较低。患者的临床病史可能会提示存在全身性疾病。在没有存在已知全身性疾病的情况下，应寻找此类疾病。

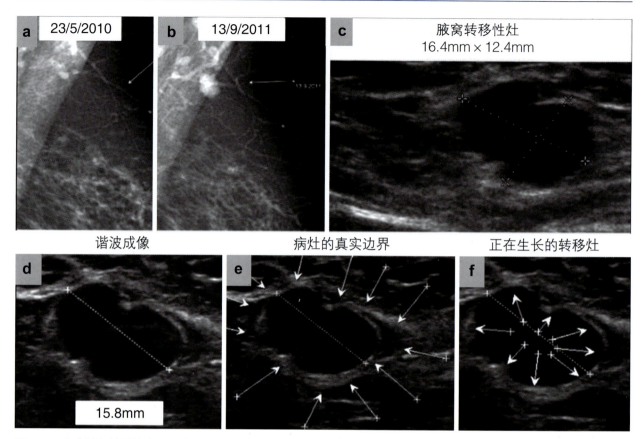

图10.6 左乳浸润性导管癌。乳房X线显示腋窝淋巴结进展超过15个月（a、b）标准超声上典型的16mm大转移性淋巴结（c）。谐波成像：更好地显示转移灶的轮廓（d）。淋巴结周围受压的皮质（e）和生长转移灶（f）

表10.1 腋窝淋巴结病的鉴别诊断

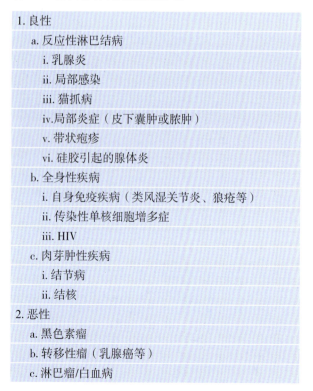

1. 良性
a. 反应性淋巴结病
i. 乳腺炎
ii. 局部感染
iii. 猫抓病
iv. 局部炎症（皮下囊肿或脓肿）
v. 带状疱疹
vi. 硅胶引起的腺体炎
b. 全身性疾病
i. 自身免疫疾病（类风湿关节炎、狼疮等）
ii. 传染性单核细胞增多症
iii. HIV
c. 肉芽肿性疾病
i. 结节病
ii. 结核
2. 恶性
a. 黑色素瘤
b. 转移性瘤（乳腺癌等）
c. 淋巴瘤/白血病

10.2 引流乳房的淋巴池

最近的研究发现，乳腺癌会诱导前哨以及末端淋巴结的局部淋巴管和区域淋巴网重构，具体产生的变化包括引流肿瘤的淋巴管的数量和直径出现增长。因此，远离肿瘤的淋巴引流增加，使得肿瘤细胞向引流淋巴结转移的情况明显增多，也可能导致全身扩散。

在淋巴结内，淋巴液从外周的皮质淋巴窦流入髓质淋巴窦，并在淋巴门汇合。随后通过输出淋巴管将淋巴液引流至更中央的淋巴结。通常认为最先出现的转移性沉积物会到达皮质，并固定在那里。

影像学检查的一个重要目的是在早期转移阶段，在厚度仅为2～3mm的前哨淋巴结皮质中检出转移性前哨淋巴结。

前哨淋巴结活检的淋巴闪烁显像研究已证明淋巴引流至：

- 腋窝淋巴结。
- 腋外淋巴结。
  - 内乳（胸骨旁）。
  - 乳腺内。
  - 胸内和胸间。
  - 锁骨下（腋窝Ⅲ水平）。
  - 锁骨上。
  - 纵隔。
  - 对侧内乳。
  - 对侧腋窝。

10.2.1 腋窝淋巴结

大部分（75%）的乳腺淋巴进入腋窝淋巴结，其余进入乳腺内乳淋巴结：

- 乳腺的内象限和外象限主要在腋窝引流，次级引流池为乳腺内乳淋巴结（IMN）。
- 浅表系统主要引流至腋窝，通常引流至胸小肌后方的淋巴结群。
- 深部系统引流至腋窝，也与穿通支吻合，后者引流至乳腺内乳淋巴结。

然而，高达56%的乳腺癌可能波及腋外淋巴结池，如内乳链和锁骨上/锁骨下区域。

有研究指出，高度波及淋巴结的情况是出现前哨淋巴结活检假阴性的一项重要原因，因为大转移性腋窝淋巴结阻塞了淋巴的自然引流通路，可能导致淋巴引流发生偏移。腋窝淋巴结假阴性分期的其他原因可能与乳腺淋巴引流发生变化有关，比如解剖变异或源于外科手术，如既往有乳腺美容史或乳腺肿瘤手术史或任何影响其淋巴通路的开胸手术史的患者。

10.2.2 腋窝外淋巴结

腋窝第一、二水平淋巴结以外的淋巴结被认为是腋外淋巴结。在存在非腋窝前哨淋巴结患者中，7%～10%的患者腋窝处完全没有前哨淋巴结。内象限（IQ）乳腺癌患者孤立性腋外转移的发生率增加了6倍，这一数据也造成此类患者出现疾病进展的风险是其他乳腺癌患者的3倍。

Krause等报道，在15例观察到前哨淋巴结的中央或内侧局部肿瘤患者中，有6例（40%）存在前哨淋巴结，分别在锁骨下（n=3）、胸骨旁（n=2）或对侧腋窝（n=1）；在这6例患者当中，对侧腋窝处的前哨淋巴结出现转移，而其他同时出现的前哨淋巴结和所有由同侧腋窝移除的淋巴结都未受累及。

在Altinyollar等的研究中，20%的患者在超声上有可疑锁骨下淋巴结（N3b）。超声识别锁骨下区转移性淋巴结的特异性为98%，灵敏度为47%，阳性预测值为95%，阴性预测值（NPV）为74%，总准确率为78%。

Van Rijk等的研究发现，12%的患者可存在异常位置（腋窝和内乳链外）的前哨淋巴结，其中：

- 乳房中：47%。
- 锁骨下窝：29%。
- 胸肌之间：17%。
- 锁骨上窝：6%。

17%的淋巴结转移呈阳性，治疗方案也相应调整。

重点：在乳腺癌患者的分期中，应全身范围地寻找腋外淋巴结，避免漏判N2～N3期淋巴结疾病的风险，低估了这些癌症风险较高的患者会导致治疗不足和疾病进展。

10.3　受累淋巴结术前检测

尽管有各种术前检查方法可用于评估淋巴结状态，但没有一种方法可以百分之百准确检测出淋巴结疾病，另一方面并且使用成像技术排除早期转移性淋巴结疾病本身就是不可能的，原因在于高达25%的淋巴结转移灶≤5mm，这一大小低于可靠的检测限度。

目前，在有乳腺癌筛查项目的发达国家，乳腺癌患者很少出现明显的临床转移性腋窝淋巴结受累（cN2～cN3），但通常会表现为正常或离散的不对称腋窝淋巴结（由触诊或成像发现），这与早期乳腺癌相关。只有20%～30%的患者腋窝淋巴结异常，60%～70%的患者淋巴结为阴性。

为了区分"临床检测"和"体格检查"两种说法，重要的是要记住，TNM分类是将"通过影像学研究（不包括淋巴闪烁显像）或临床检查发现，并具有高度怀疑恶性肿瘤或假定病理大转移的特征，基于细针穿刺活检和细胞学检查"定义为临床检测。

10.3.1　体格检查

体格检查是评估乳腺癌患者淋巴结状态的早期方法，但其灵敏度较低，约为30%，且受到患者肥胖、早期转移性淋巴结体积小以及转移性淋巴结位置难以触及（内乳、锁骨下）等因素限制。

体格检查阳性：腋窝体格检查可怀疑转移性淋巴结受累，锁骨上和锁骨下区域更为罕见。这些晚期乳腺癌的表现如今相当罕见。

腋窝体格检查阳性在评估淋巴结状态方面并不准确，原因在于存在临床可触及淋巴结的患者中只有49%经FNAC证实为转移。中度可疑淋巴结异常的患者假阳性率高达50%，而高度可疑淋巴结异常的患者假阳性率降为23%。

体格检查阴性：由于大多数乳腺癌患者处于早期，且临床上表现为淋巴结呈阴性，因此体格检查结果为阴性更常见。然而，影像学检查可以显示腋窝区域的转移性淋巴结，也可以显示更重要的腋窝外区域（内乳、锁骨下区域）无法触诊的那部分转移性淋巴结。

因此，无论体格检查是否有可疑，都需要利用影像学技术来评估淋巴结状态，且评估效果胜过腋窝的体格检查。

10.3.2　用于乳腺癌患者N分期的影像学技术

对于可疑的腋窝淋巴结病的特征，影像学技术比体格检查更敏感：钼靶摄影、超声、MRI和CT有助于分析淋巴结的大小、形状和轮廓等形态学表现，而功能成像（弥散加权和磁共振波谱、淋巴闪烁显像和FDG PET/CT）将反映血管生成和肿瘤代谢。

10.3.2.1　乳腺钼靶摄影

钼靶摄影也是较早的乳腺成像技术，很长时间内也是唯一一种评估腋窝区域的方法。该方法对于淋巴结分期的灵敏度较低（14%～39%），因为只有腋窝下部可见。

如表10.1所示，除乳腺癌转移淋巴结外，还有很多原因可以造成腋窝异常。在乳房钼靶检查可见的腋窝异常中，最常见的是异常淋巴结：

– 80%为淋巴结病。
　29%非特异性良性疾病。
　26%转移性乳腺癌。
　17% LLC或高分化淋巴细胞淋巴瘤。
　29%胶原性血管病和非高分化淋巴细胞淋巴瘤、非乳腺原发部位以及原发部位不明的转移性疾病、结节病。

– 20%为淋巴结病以外的其他疾病，其中表皮性疾病最常见（30%）。

如果使用＞33mm的长度来预测恶性病变，其特异性和灵敏度分别为97%和31%。恶性淋巴结和边缘不清或有毛刺、不富含脂肪的淋巴结之间可能存在关联，但在大多数情况下，无法通过钼靶检查鉴别良、恶性淋巴结。

非筛查性乳房钼靶检查

在乳房钼靶片上发现长大淋巴结而其他表现正常，则该淋巴结通常是良性的（图10.7）。患者的临床病史至关重要，可以提示淋巴结肿大的可能原因。在Lee等的研究中，所有存在恶性淋巴结的患者均有非乳腺恶性肿瘤的病史。

然而，对于乳腺癌患者，如果在钼靶检查中发现可疑淋巴结（图10.6），则其极有可能为恶性（特异性：99.5%）。

超声对乳腺癌患者可疑异常淋巴结的评估具有100%的灵敏度和100%的阴性预测值，当乳房钼靶发现孤立的异常腋窝淋巴结，只有30%的可能性这种淋巴结为恶性，但这种淋巴结大多数为乳腺癌的转移淋巴结。

筛查性乳房钼靶检查

在筛查性乳房钼靶检查中检出的腋窝"淋巴结病"的发病率非常低，仅为0.04%（基于以下2个或2个以上标准：＞2cm，富含脂肪的淋巴门被取代，形状呈圆形，总体密度增加）。然而，如果检出淋巴结病，则恶性淋巴结的发生率很高（62%），并在此类患者中，50%存在乳腺癌以外的潜在恶性病变。

10.3.2.2 CT

CT优于体格检查，但在乳腺癌的区域分期中不常用。淋巴结大小本身对转移灶的预测较差。在20世纪90年代，有研究将淋巴结≥1cm视为异

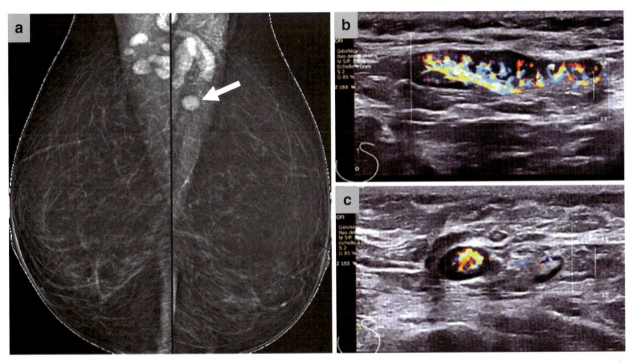

图10.7 同一患者正常腋窝淋巴结的钼靶成像与超声成像对比：两侧乳房在乳房钼靶成像下呈对称倾斜像（a）：左腋窝下部出现多个椭圆形腋淋巴结，并出现一个圆形不对称淋巴结（箭头）；左腋窝彩色多普勒超声纵断面图像（b）和横断面（c）：一个大小12.8mm×6.6mm的正常淋巴结，皮质＜3mm，分支血管正常

常，除此之外将形态不规则、边缘毛刺状以及周围脂肪浸润，作为淋巴结囊外扩散的标志，以预测腋窝淋巴结转移，其阳性预测值为89%，灵敏度为50%，特异性为75%，而阴性预测值为20%。

CT可以用来评价纵隔或腹膜后淋巴结，但采用与之类似的方法测量短轴直径本身并没有用处。然而，以长轴与短轴比值<2（圆形结节）预测恶性的特异性达到97%，并且淋巴结皮质不规则或呈偏心增厚则应被视为可疑。皮质呈向心性增厚——增厚定义为>2mm，不存在富含脂肪的淋巴门的淋巴结都无法判定其是否为恶性。

随着技术的不断进步，CT的性能已经有所提高，目前对乳腺癌区域分期可以达到灵敏度为93%，特异性为58%，准确性为72%，阳性预测值为59%，阴性预测值为93%。

10.3.2.3　PET/CT

FDG PET/CT主要用于晚期乳腺癌患者的局部分期和远端转移灶检测，也用于监测治疗的应答情况。

有限的研究结果表明，相比于传统方法而已，FDG PET/CT在检测隐蔽的腋窝外淋巴结（尤其是内乳淋巴结）方面具有一定优势，得出的分期结果较高，并影响辅助治疗。然而，由于自身的限制，目前该技术评估腋下淋巴结评估的性能仍无法手术活检和组织学评估：

- 淋巴结分期的灵敏度在20%～100%之间波动，特异性在65%～100%之间波动。
- 低空间分辨率妨碍了对小淋巴结转移的检测。
- 对检测腋窝淋巴结转移灶而言，灵敏度仅和超声相当。
- 无法预测淋巴扩散情况（假阴性率为52%）或微转移，原因在于FDG亲和力主要受转移灶的大小影响。

该技术依赖于放射性同位素，使其在发达国家只能用于约60%的可用患者，而在其他地区，该比例可忽略不计。

10.3.2.4　前哨淋巴结活检（SLNB）：淋巴闪烁显像

1994年，前哨淋巴结外科活检程序首次进入临床，自此成为体格检查和成像检查均显示腋窝正常的乳腺癌患者的腋窝淋巴结分期常用标准。SLNB技术会用到放射性同位素或蓝色染料。淋巴闪烁显像可以用来检测肿瘤的淋巴引流池、判断前哨淋巴结的数量、定位非预期位置处的前哨淋巴结，并在皮肤上标记该前哨淋巴结，方便进行手术活检。

在检测局部淋巴结转移方面，前哨淋巴结活检相当于腋窝淋巴结清扫，在早期疾病患者中发病率可减少75%，SLNB代表了针对临床腋窝淋巴结阴性患者更先进的治疗方案，前哨淋巴结活检阴性的患者腋窝复发率不到1%。对临床上淋巴结呈阴性且前哨淋巴结呈阴性的患者，还有腋窝淋巴结阴性、仅一组特定前哨淋巴结局限性受累的患者而言，可以不行腋淋巴结清扫术，患者即使不接受该手术也是安全的，这可以降低因手术所致手臂与肩部损伤的发病率。相反，对于前哨淋巴结活检阳性的患者，经典的全腋窝淋巴结清扫术（ALND）仍然是常规，在某些情况下，如果快速冷冻切片为假阴性时，腋窝淋巴结清扫术可以在第二次外科手术当中进行。

前哨淋巴结活检的缺点是：

- 对前哨淋巴结定位的假阴性率高达10%。
- 技术昂贵。
- 有辐射。
- 耗时久。
- 在发达国家以外的地区不可用。

因此，当前前哨淋巴结活检的一大挑战是降低发生率。在早期乳腺癌患者的诊断检查当中，超声、MRI和性价比较高的检查策略的进一步发展能使接受前哨淋巴结活检的患者的比例降至50%以下，而早期乳腺癌是发达国家的主要病例类型。

10.3.2.5 磁共振成像（MRI）

相对于其他成像技术，MRI有多项优势，例如辐射少（与PET/CT相比）或观察者内、观察者间差异性小（常见于超声检查）。尽管MRI存在一些局限性（幽闭恐惧症、可用性、成本），但MRI越来越多地用于乳腺癌的治疗前评估。据报道，MRI检测腋窝转移的灵敏度范围较广（36%～78%），特异性为93%～100%，并可准确评估腋窝淋巴结、Ⅰ～Ⅲ分区，以及内乳淋巴结。

区分阳性淋巴结和阴性淋巴结的标准差异很大：大小、短/长轴比、淋巴结＞4mm、短径＞5mm或＞10mm，形状、边缘不规则、分叶状边缘、富含脂肪的淋巴门、皮质增厚、皮质厚度＞3mm、皮质不对称、边缘不清、淋巴结周围水肿、淋巴结的解剖位置、信号强度-时间曲线、超小超顺磁性氧化铁粒子（USPIO）的不均匀摄取、超顺磁性氧化铁粒子摄取不足、T2*值、DWI上的高信号强度、早期增强、表观弥散系数（ADC）值、弥散加权成像（DWI）和ADC的目视检查结果，以及DWI的可检出性。

笔者指出近年来报道的其他有趣标准：

– 当使用第一次对比后图像中淋巴结信号强度增加＞100%作为恶性肿瘤阈值时，灵敏度为83%，特异性为90%，准确性为88%；以淋巴结大小和形态用作附加标准时，上述结果均未

得到改善。

– 不对称和边缘不规则也是存在转移的重要预测因素（90%灵敏度，90%特异性，阳性预测值为100%），而淋巴结无不对称性和内部回声均匀可高度预测无转移（阴性预测值94.3%）。

– 弥散加权（DW）MRI在预测腋窝淋巴结转移方面优于超声。转移性淋巴结的平均ADC值明显低于良性腋窝淋巴结的ADC值。

– 流出率＞49%诊断准确性最高。

– 彗星尾征的特异性为95%，缺乏富含脂肪的淋巴结这一指标阳性预测值为100%。

– 当评估腋窝时，MRI优于其他成像方式，其灵敏度最高，为85%。

部分用于排除腋窝LN转移的MRI方案拥有的诊断性能达到可以取代SLNB的NPV，具有85%的灵敏度和95%的阴性预测值。在确定腋窝淋巴结的MRI评估结果是否可以替代前哨淋巴结活检之前，必须明确区分微小和更晚期淋巴结疾病（在大多数研究中，高淋巴结疾病负担定义为＞3个转移性淋巴结）。

与其他研究者一样，我们执行了一种扩展的MR乳房钼靶（MRM）检查方案，包括腋窝、锁骨上淋巴结和颈部淋巴结，在一次检查中结合乳腺癌的局部分期（T分期）和局部区域分期（N分期）。

重点：在MRI上识别出可疑淋巴结后，通常通过US-FNAC来确认转移受累的情况（图10.8）。

10.3.2.6 超声

超声的首要角色是作为乳腺癌分期的分类手段。次要角色是引导经皮穿刺取样。具体内容见下文相关内容。

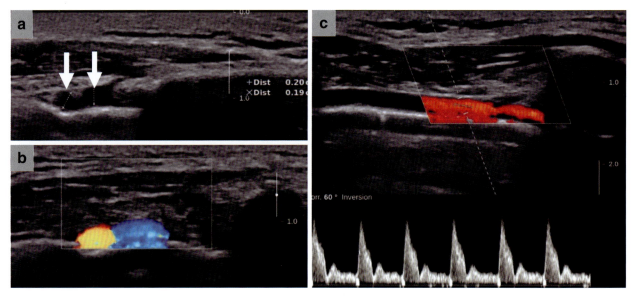

图10.8 高空间分辨率。胸骨旁位右胸廓内小血管的超声显示：直径1.9mm的胸廓内动脉和（2.0mm）静脉的横切面（a）；彩色多普勒成像（b）；矢状面上胸廓内动脉的彩色多普勒成像，收缩峰值流速＞80cm/s（c）

10.4 乳腺内乳淋巴结（IMN）的问题

乳腺内乳淋巴结（IMN）是乳腺淋巴引流的第二区。乳腺内乳淋巴结沿着胸廓内动脉分布。肿瘤的内乳淋巴结引流32%来自内上象限，52%来自内下象限，29%来自外下象限，10%来自外上象限，24%来自中央区。此外，无法触诊的病变向乳腺内乳淋巴结引流的概率往往高于可以触诊的病变。临床N2或N3期局部晚期乳腺癌患者中，有4%～65%的患者出现乳腺内乳淋巴结转移，肿瘤位置越靠内，腋窝淋巴结受累情况越严重，出现乳腺内乳淋巴结转移的概率就越高。

乳腺内乳淋巴结转移与腋窝淋巴结转移具有相似的预后重要性，也被认为是乳腺癌的一项主要预后因素，与更高的远处转移率和更低的总体生存率相关。大多数乳腺内乳淋巴结转移都伴有腋窝转移，但也有8%～10%的乳腺癌患者只出现乳腺内乳淋巴结转移。

尽管提示需要开展常规乳腺内乳淋巴结评估，但该评估尚未成为常规步骤，可能原因是利用淋巴闪烁扫描显示乳腺内乳淋巴结引流要比显示腋窝引流更难。患者在乳腺内乳淋巴结前哨淋巴结活检术后出现胸膜病变和内乳动脉出血的比例分别为7.2%和5.2%。根据TNM分期，同侧乳腺内乳淋巴结转移属于N3b期，这种情况被认为无法进行手术。乳腺内乳淋巴结的存在也会影响应接受放疗的区域。

重点：就笔者的经验来看，正常的内乳淋巴结在超声上不可见，但有时在MRI上可见。因此，对乳腺内乳淋巴结进行超声评估时，我们将任何胸廓内动脉附近的肿块或胸膜的任何隆起视为异常淋巴结。我们必须牢记，内乳淋巴结病可能与乳腺癌以外的其他疾病有关（表10.1）。

10.4.1 检测转移性内乳淋巴结的影像学方法

1990年，Scatarige等首次报道了利用影像学诊断内乳淋巴结病的标准。

10.4.1.1 淋巴闪烁显像：前哨淋巴结活检（SLNB）

在腋窝，前哨淋巴结活检淋巴闪烁显像仍是当前识别内乳链中（正常或转移）前哨淋巴结的方法。然而，对内乳前哨淋巴结进行外科取样仍不是常规操作，原因是当前仍不清楚IMN治疗的影响。大约只有20%的内乳SN是转移性的，这种情况会使患有非腋窝前哨LN者分期出现改变（13%），也会改变这些患者的治疗策略（17%）。邱等报道了8.1%的患者出现淋巴结分期改变，但只有0.7%的患者出现全身性治疗改变；这一结果也指导了内乳淋巴链的放疗过程。

10.4.1.2 FDG PET/CT

FDG PET/CT对复发或转移性乳腺癌的分期，以及评估局部晚期和转移性乳腺癌的治疗应答最有帮助。

针对晚期乳腺癌（N3期）患者，张等报道称，通过超声（最常用）、胸部CT、乳腺MRI和/或正电子发射断层扫描/CT检测出的内乳淋巴结受累总发病率为14%。增大的内乳淋巴结中位大小为1.3cm（范围0.5～3.0cm）。这项研究给出了2个互补的兴趣点：

（1）累及的肋间隙：

（a）第一：55%。

（b）第二：58%。

（c）第三：22%。

（d）第四：1%。

（2）累及相关的引流池：

（a）仅内乳淋巴结病的淋巴结受累（N2b）占9%。

（b）59%的患者患有内乳淋巴结和腋窝或锁骨下淋巴结疾病（N3b）。

（c）32%的患者锁骨上和锁骨上淋巴结受累，伴或不伴腋窝或锁骨下淋巴结受累（N3c）。

内乳淋巴结的手术活检并不是常规操作，因为大多数患者（81%）同时通过超声引导的细针穿刺活检（US-FNAB）取样证实腋窝或锁骨上淋巴结转移，这些转移是通过超声引导下细针抽吸进行采样的。虽然只有不到10%的乳腺癌患者在采用PET/CT技术进行初始分期或再分期时，乳腺内乳淋巴结呈阳性，但超声引导细胞针吸细胞学发现乳腺内乳淋巴结阳性表明发生恶性变的可能性非常高（80%）。

10.4.1.3 MRI

乳腺MRI可显示恶性和良性乳腺内乳淋巴结。虽然大量的乳腺癌患者都在接受乳房MRI检查，但使用MRI检测异常乳腺内乳淋巴结的相关研究仍显稀少。

Kinoshita等报道称，将＞5mm视为MRI上的阳性标准（范围为7～22mm），可以达到91%的准确性、93%的灵敏度和89%的特异性。在时间更近的一项研究中，在对临床ⅡA～ⅢA期疾病患者进行新辅助化疗之前，MRI和PET/CT上检测出乳腺内乳淋巴结腺病的发生率分别为16%和14%。在这14例患者中，有7例（50%）检测到一个以上的乳腺内乳淋巴结。Cheon等对可手术的乳腺癌患者进行了研究，报道称在初始分期时使用PET/CT和MRI可以增加检出IMN腺病的情况。肿瘤位置越靠内，尤其是再加上腋窝淋巴结状态呈阳性，乳腺内乳淋巴结腺病的发病情况就越多。

10.4.1.4 超声

超声可以对乳腺癌患者的内乳淋巴结进行快速评估，且应对任何患者进行。超声的高空间分辨率可以很好地显示直径约为2mm的胸廓内动脉和静脉（图10.8）。幸运的是，乳腺内乳淋巴结位于肋间间隙前方，这为寻找淋巴结肿大提供了完美的声学窗口。存在明显异常的内乳淋巴结（＞5mm）可以一眼看出，通常表现为胸廓内血管附近的圆形低回声结节（图10.9、图10.10a）。转移性乳腺内乳淋巴结主要位于第一和第二肋间隙。如果可见多个乳腺内乳淋巴结，则应考虑潜在的全身性疾病（图10.10d）并寻找其他部位的淋巴结病（表10.1）。

10.4.2 如何处理乳腺内乳淋巴结

Dogan等报道称，在10%的内乳超声检查结果阳性的患者中，其中只有1.3%的患者存在单个的内乳受累，超声可使得8%的患者的淋巴结状态以及6.4%的患者的临床分期发生改变。

在内乳链中发现阳性的前哨淋巴结表明需要对这些淋巴结进行放射治疗。然而，对乳腺内乳淋巴结辐射可导致心脏病发病率上升，除非在早期乳腺癌中已产生病理学证明乳腺内乳淋巴结，否则不推荐对乳腺内乳淋巴结施加辐射。

目前，内部乳腺链中存在大转移导致后果的问题尚有争议。

10.5 乳房内的淋巴结

重要的是要知道乳房周围的淋巴结不仅位于腋窝区域，而且也位于乳房区域；最常见的是在外上象限的外周看到低位腋窝淋巴结（Ⅰ区）。也有一些淋巴结位于"正常腋窝区域"之外，这种情况相对少见：

- 乳房每个象限可能存在一个被乳房组织环绕的乳房内淋巴结（IMLN）。

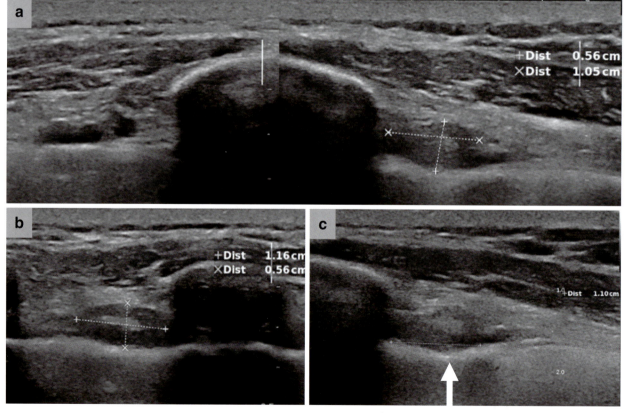

图10.9 继发于左乳假体包膜慢性炎症的乳腺内乳淋巴结病；（a）胸骨两侧内乳链的横断面图显示不对称：右侧为正常动脉和静脉，左侧为5.6mm×10.5mm内乳淋巴结病变；（c）乳腺血管模糊，胸骨线移位（箭头）；（b）矢状面更好地显示富含脂肪的淋巴门，<3mm规则的皮质厚度

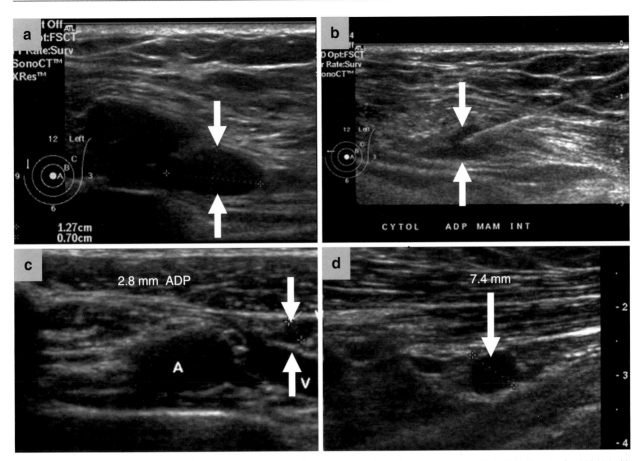

图10.10 2004年检查时显示的异常腋外淋巴结。（a）位于一根肋软骨下方12.7mm×7mm的内乳结节。超声引导的细针穿刺细胞学检验（b）：转移（N3c）。（c）另一名患者在FNAC（N3a）上发现2.8mm圆形锁骨下转移性淋巴结。（d）另一名患者有7.4mm的假性锁骨下淋巴结转移。US-FNAC：淋巴反应细胞（慢性炎症性疾病：狼疮）

– 腋窝异位下淋巴结位于乳房赤道平面下方，位于腺体组织的边缘。

– 在背阔肌下方的低位和后部可以发现腋窝异位后下淋巴结。

– 腋下褶皱的淋巴结。

最后一个位置被低估了，但也有所报道。Gui等分析了来自42名接受乳房切除术的患者的50个乳房下皱襞标本：3例（6%）含有纤维脂肪组织且无乳腺实质的标本在乳房下皱襞内有乳腺内乳淋巴结，1名因浸润性导管癌接受乳房切除术的患者（2%）的乳房下皱襞组织含有一个乳腺癌淋巴结转移。乳房下皱襞有正常淋巴结的报道很少，但在MRI上可见（个人数据）。

10.5.1 乳房内淋巴结（IMLN）

根据定义，乳房内淋巴结应完全被乳腺实质包裹，根据这一标准，有助于将乳房内乳淋巴结与腋下淋巴结区分开来，后者在钼靶摄影中也位于胸肌区域上方。许多临床状况都会波及乳房内淋巴结，包括良性、肿瘤转移、乳腺淋巴瘤和乳腺癌。良性乳腺疾病占乳房内淋巴结的51%，49%与原发性乳腺癌相关。转移性乳房内淋巴结疾病可能是乳腺癌的第一个临床和/或放射学指征。乳房内淋巴结转移本身可以独立预测乳腺癌患者的不良结局。

乳房内淋巴结的发生率为0.7%（影像学）~48%（乳腺切除标本）。尽管尚不清楚它们是否代表真正的前哨淋巴结，或者有独立的淋巴引流途径，但IMLN在乳房区域的淋巴引流当中确实扮演了重要的角色。

在乳腺癌患者中，累及乳房内淋巴结罕见（0.1%），这些淋巴结通常>1cm。

沈等分析了20年间收集的196例乳房内淋巴结标本，证明18%的患者术前即有通过乳腺钼靶或超声方法识别出的乳房内淋巴结。在其他82%的病例中，仅在手术乳腺标本的病理检查中检测到乳房内淋巴结。所有病例当中，有28%（n=36）检出了IMLN转移。大多数乳房内淋巴结转移的患者（81%）同时也有腋窝转移，6例（5%）患者只存在孤立的乳房内淋巴结转移。

在乳房钼靶片上，正常的乳房内淋巴结是局限性的椭圆形或肾形肿块，中央或周围透亮，代表淋巴门内的脂肪，大多数（72%）位于外上象限。在可触诊或乳房钼靶检查发现的肿块中，乳房内淋巴结占0.5%；此外，在接受乳房钼靶检查的患者当中，约有5%报告了内乳淋巴结。

在超声上，典型的正常乳房内淋巴结表现为实性低回声肾形肿块，淋巴门富含脂肪，在彩色多普勒成像中通常显示血流。转移性乳房内淋巴结可能类似于良性肿块：缺少富含脂肪的淋巴门，完全低回声，圆形，边缘清晰。如果同时在有癌的乳房内发现呈良性的淋巴结，该淋巴结为转移性内乳淋巴结的概率会有所上升，特别是当该淋巴结靠近动脉并位于外上象限时。

在术前进行前哨淋巴结活检淋巴闪烁显像中，Nogareda等报道了2.2%（38/1725）的患者存在乳房内淋巴结。这38例中有3例（8%）病理检查未发现淋巴组织，1例术中未发现淋巴组织；其余34例中，10例（26%）有转移，24例（63%）无转移。

针对IMLN的MRI的研究文献很少：两份病例报道和Vijan等开展的一项纳入93例乳腺癌的研究

证实，其中75%的患者是偶然发现的（外科医生在手术中或病理检查中）IMLN，25%是术前即发现的IMLN（在乳房钼靶、超声、MRI或淋巴造影上明显），而这些IMLN组织学上呈阴性。

如果在乳房内淋巴结中发现了乳腺癌转移，则无论检测乳房内淋巴结的方法如何，往往都会发现其他腋窝淋巴结疾病。

乳房切除标本显示48%的患者有乳房内淋巴结；其中10%的患者处于晚期（淋巴结分期），76例患者中有1例由于分期上升而接受了额外的全身治疗。

乳腺区域罕见的一种情况，如带状疱疹病毒感染，也可能是造成乳房内淋巴结病疼痛的原因。

如果在皮疹前表现为前驱淋巴结疾病，则可能在临床上模拟了乳房外上象限的炎性病变；彩色多普勒超声分析描述了一种简单的良性反应性淋巴结病（个人数据）。

10.5.2 乳房内淋巴结完全取代：多中心性／多焦点性的原因

在以下临床情况中，了解乳房内淋巴结的存在具有一定的重要性：当患有乳腺肿瘤的女性在同一乳腺中再出现第二个边界良好的恶性病变时，这应该提高对真正的第二乳腺癌或完全替代转移性乳房内淋巴结病灶的鉴别诊断。这种可能性似乎在放射学报告和文献中很少被提及，但在乳腺癌患者中出现的概率达到8%。支持该假设的一些影像学特征是：

– 第二个边界清楚的肿瘤病变。
– 定位在外上象限。
– 沿胸廓动脉外侧（乳腺外动脉）分布。
– 第一轮化疗后完全消失，这是乳腺内转移性淋巴结的间接证据。

那样的话，那么为了防止非必要的疾病分期上升，避免疾病分期达到多中心/多灶性癌，治疗方案就应与单一的N+期乳腺癌一致。如果疾病分期达到多中心/多灶性癌，就需要采用乳房切除术治疗，而继部分多灶性肿瘤患者可以安全采用乳房保守治疗之后，乳房切除术已不再是唯一的治疗选择。存在转移性乳房内淋巴结、但未累及腋窝时，可以合理地避免实施腋窝淋巴结清扫术（ALND）。

10.6　超声和US-FNAC学诊断淋巴结转移

用于乳腺癌患者N分期的现代影像学技术如CT、MR和PET/CT可以显示明显/可疑的淋巴结转移。但就目前而言还没有任何一种成像技术能足够准确地帮我们选择最合适的治疗方案，因为：

– 由于腋窝淋巴结病的其他原因导致特异性低（表10.1）。

– 检测早期转移性腋窝淋巴结和腋外淋巴结的灵敏度不准确。

– 乳腺内乳淋巴结的前哨淋巴结活检阳性率低（20%）。

– 对于前哨淋巴结中的微转移，灵敏度为0%。

因此，无论检测结果和目标位置如何，不可避免的最佳实践步骤是从可疑淋巴结中提取细胞样本进行细胞学/组织学分析。

毫无疑问，就准确性、速度、简单性和成本效益而言，针对可疑的腋淋巴结和腋外淋巴结，术前超声和超声引导的细针穿刺细胞学检验（US-FNAC）是最佳的选择。

由于其他形态和功能成像方法没有更好的诊断结果，因此认为超声检测不到<5mm的转移瘤的批评是没有根据的。此外，<3mm的转移是可以

通过超声进行识别和取样的（图10.2、图10.4）。

10.6.1　超声作为分诊工具

超声的第一个作用是作为乳腺癌分期的分诊工具。早在20世纪80年代，超声已被用于进一步表征乳房钼靶检查发现的孤立的异常腋窝淋巴结或可触及的淋巴结病。分界点非常简单：正常淋巴结不可见。此后，许多作者强调了超声的作用，将其视为一种标准的非侵入性成像手段，用来评估腋窝淋巴结；此外，还制定了对应的标准和扫描方法。超声和US-FNAC可以检测到所有腋窝受累的3个或3个以上淋巴结的病例，并且对包含>5mm的转移性沉积物的淋巴结具有93%的检出率。

重点：当腋窝矢状面有超过两个正常的结节状低回声解剖结构——腋动脉和静脉时，超声分诊可初步显示可疑的转移性腋窝淋巴结病变（图10.11）。但不要忘记罕见的假阳性（表10.1，图10.11、图10.17）。

10.6.2　超声引导在经皮穿刺取样中的应用

超声的第二个作用是作为经皮穿刺的指导工具。超声引导下取样具有广为人知的优点，可以与诊断性超声同时进行。像许多作者一样，笔者有超过20年的临床经验，认为（超声）结合细针吸取细胞学是术前评估女性乳腺癌患者腋窝淋巴结的最佳方法，因为该方法可以比MRI评估更多的淋巴结群（例如锁骨上窝），并引导细针穿刺取样，在几分钟内确定任何不确定淋巴结（包括内乳淋巴结）的状态。

10.6.3　恶性淋巴结的超声诊断标准

研究者已经提出了多项标准来区分转移性

图10.11 假阳性腋窝淋巴结。一名59岁女性进行年度乳腺超声筛查。左腋窝超声（AUS）：B模式（a），同一区域的彩色多普勒（b、c）显示3种边界清晰的结构：1=腋动脉；2=腋静脉；3=淋巴结病：（i）不对称（未显示），（ii）13mm×7mm，（iii）分叶状，（iv）无富含脂肪的淋巴门，（v）血管分布异常。超声引导细针吸取细胞学：反应性淋巴结病。临床病史：20年前肩部皮肤黑色素瘤行腋窝淋巴结清扫手术

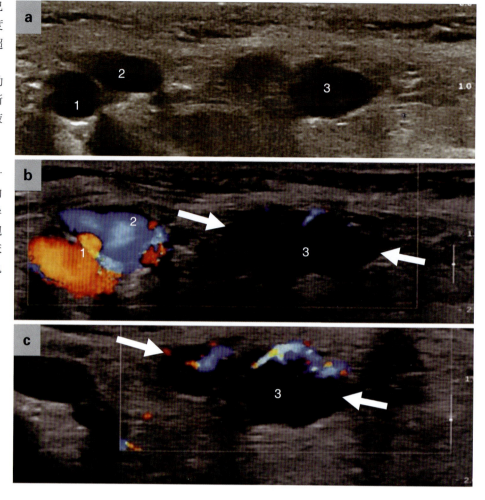

淋巴结和良性淋巴结。其中最有用的是形态学特征：淋巴门缺失和皮质厚度（<4mm）与恶性病变最密切相关（图10.12）。

当以皮质厚度为2.5mm的分界点时，超声分类的灵敏度为85%（35/41）和特异性为78%（117/150）。

在日常实践中，根据超声表现应考虑到三大类：

（1）肿块样外观。

（2）局灶性结节伴有皮质增厚（有富含脂肪的淋巴门和皮质增厚>2mm）。

（3）弥漫性皮质增厚（有富含脂肪的淋巴门和皮质增厚>2mm）。

45%的转移性淋巴结可见肿块样外观（图10.12、图10.3）。又有35%的存在弥漫性皮质增厚（图10.13a），20%存在局灶淋巴结皮质增厚。

局灶性皮质隆起或增厚被认为是存在转移时最早可检测到的形态学变化，然而，这一标准实际应用起来很困难，阳性预测值较低，原因在于它并没有特异性，因此属于无法确定的发现结果。如果皮质出现局灶性增厚、增厚部分并不在有回声的淋巴门边缘内且表现出明显的低回声，则认为确实出现了异常的皮质隆起（图10.2）。如果与另一个发现联系起来看，例如在彩色多普勒上除了淋巴门，皮质上也存在血流，则该征象更准确。

重点：根据笔者的经验，对于每一个浅表淋巴结，当可见一个圆形淋巴结（>2mm）时，应

该认为它是异常的，细针穿刺会显示阳性转移。这种圆形淋巴结通常位于腋窝水平、锁骨下和锁骨上区域（图10.10c、10.13c）。

Bedi等将良性和恶性淋巴结分为6种类型：

– 1型，皮质不可见+（图10.14）。
– 2型，皮质≤3mm（图10.15）。
– 3型，皮质＞3mm（图10.16a、b）。
– 4型，广泛的皮质分叶（图10.16c）。
– 5型，局部低回声皮质分叶（图10.2、图10.13b）。
– 6型，缺少淋巴门的低回声结节（图10.3，图10.5、图10.6、图10.10、图10.11、图10.17c、d）。

1~3型被认为是良性的。5型和6型被认为是转移性的，是FNAC的适应证。在3型中经常观察到反应性变化。4型可能是良性的，因为这种类型包含部分假阴性结果（9%）。即使是6型，假性

淋巴结病亦并不罕见，假性淋巴结病也可能与狼疮（图10.10d）、硅胶（图10.17）和既往手术有关（图10.11、图10.18）；详见表10.1。

超声也是一种多参数成像技术，可以同时使用B型、彩色多普勒或弹性成像来显示淋巴结的血管分布和硬度，以更好地表征。

10.7　影响超声和超声引导下细针吸取细胞学准确性的因素

为了显示小的早期转移性淋巴结，需要具备基本的先决条件。

– 超声医师：擅长利用图像放大技术对小器官进行超声成像，并在感兴趣区域缓慢移动探头。
– 超声设备：＞12MHz线性阵列换能器、组织谐波成像、彩色多普勒。
– 患者：是否肥胖，腋窝肿瘤负担重或低。

图10.12　转移淋巴结的超声标准。典型的左侧腋窝肿块样转移性淋巴结乳房钼靶（a）和超声（b）相关，长径16mm，血管分布紊乱（c）

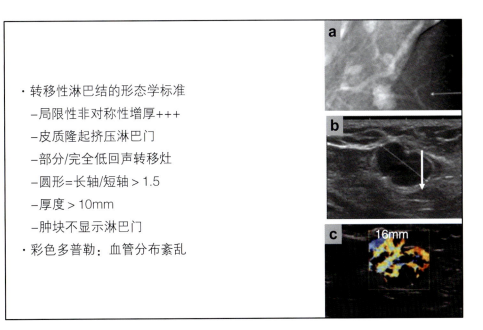

・转移性淋巴结的形态学标准
　–局限性非对称性增厚+++
　–皮质隆起挤压淋巴门
　–部分/完全低回声转移灶
　–圆形=长轴/短轴 > 1.5
　–厚度 > 10mm
　–肿块不显示淋巴门
・彩色多普勒：血管分布紊乱

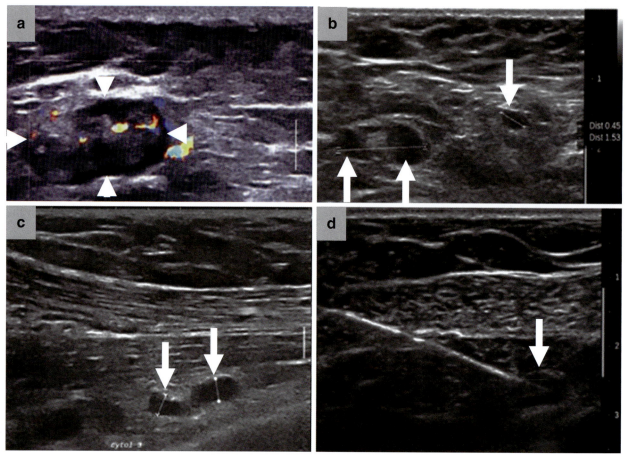

图10.13 一例患有右侧乳腺癌的71岁女性。超声结果改变了N分期。多发性可疑淋巴结：12mm椭圆形腋窝淋巴结，淋巴门回声不均匀，皮质不规则，血管结构异常（a）；一个4.5mm的圆形低回声腋窝淋巴结，另一个15.3mm×7mm淋巴结，有极性结节（b）；两个圆形低回声锁骨下淋巴结，大小3.4~3.6mm（c）；对锁骨下远端大小为4mm的淋巴结进行细针吸取细胞学：转移=N3a（d）

图10.14 有3个相邻的富含脂肪的正常腋窝淋巴结。大小：8~17mm。无可见皮质（<0.5mm）。只有通过细小均匀的富含脂肪的淋巴门才能看到结节（谐波成像）；彩色多普勒显示淋巴门血管

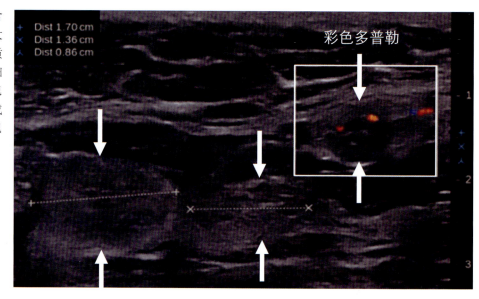

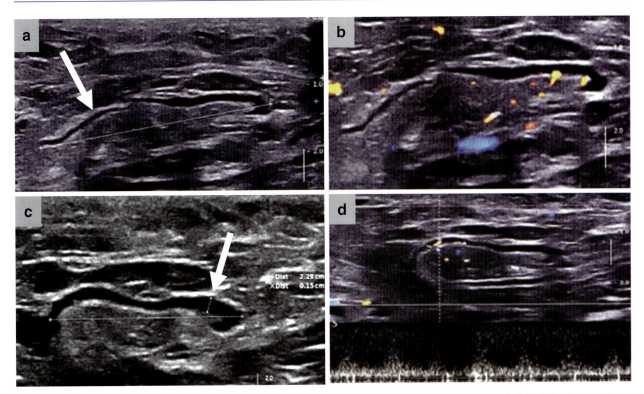

图10.15 两个正常腋窝淋巴结的高分辨率（谐波成像）超声：长轴直径分别为40mm和23mm；皮质厚度小于1.5mm（a、c）；彩色多普勒（b、d）：富含脂肪的淋巴门内和皮质基底的小动脉

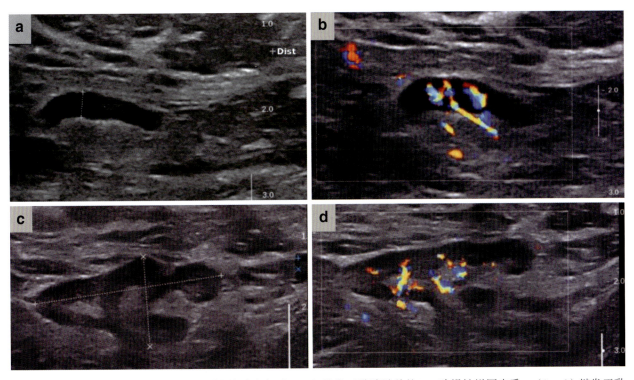

图10.16 腋窝炎性淋巴结病（两名不同的患者）：（a、c）继发于乳腺脓肿的3mm弥漫性增厚皮质；（b、d）继发于乳腺炎的分叶状增厚皮质；彩色多普勒血流正常

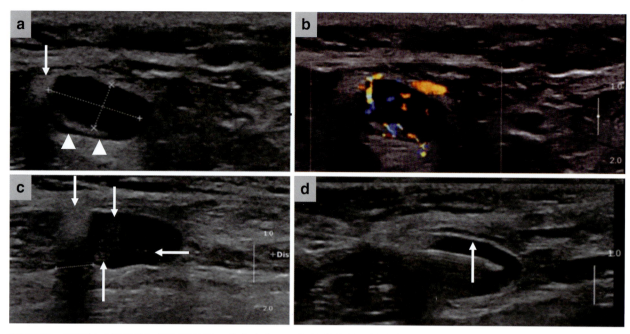

图10.17 假阳性"转移性"腋窝淋巴结。临床病史：10年前乳房植入物囊外破裂。B超上显示一个大小11.6mm×5.8mm的淋巴结（a、c），硅胶沉积物主要位于淋巴结周围（箭头）（箭头）。深层皮质正常，无反应性（箭头）；彩色多普勒血流紊乱（b）。超声引导下的FNAC（d）：反应性淋巴结病

图10.18 同一个结节的常规B模式超声（a）和相同的谐波成像（b）之间图像质量比较（空间分辨率和对比度分辨率）。患者8年前接受了右侧乳房的肿瘤切除术，每年来院进行超声复查。该结节位于腋下，呈圆形低回声，大小为7mm×4.2mm（彩色多普勒显示内部无血管，此处未显示）：转移性结节伴坏死？超声引导的细针穿刺细胞学检验（FNAC）结果：正常淋巴细胞。定期随访6个月无变化。相邻淋巴结正常，皮质厚度为1.6mm（箭头）

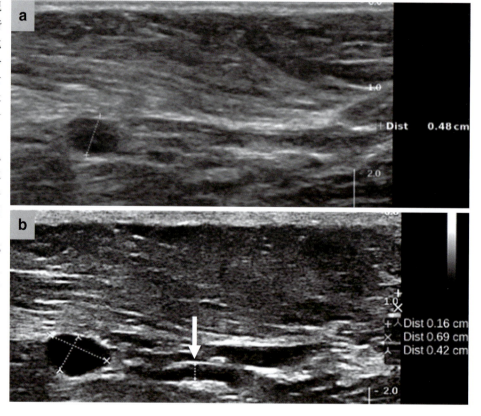

10.7.1 谐波成像

谐波与实时复合成像通过减少混响和近场伪影来提高图像分辨率和病变特征。这些特征使得识别正常淋巴结变得更加容易：即使皮质厚度＜1mm，与周围的脂肪组织和富含脂肪的淋巴门相比，也是可见的，并且呈更低回声（图10.15）。更重要的是，这有助于识别淋巴结中最早发生的转移性变化，即局灶性增厚（图10.2～图10.4、图10.6）。

10.7.2 彩色多普勒

使用彩色多普勒成像可以：

- 通过显示皮质不明显的正常淋巴结富含脂肪的淋巴门中的血管，改进了对正常淋巴结的描述（图10.14）。
- 更好地显示转移性淋巴结中的异常血管（图10.12c、10.13a、10.17b）。
- 更好地显示反应性淋巴结病中的正常血管（图10.16）。
- 确认良性病变"无血管性"，该情况可模拟出现复杂囊肿/淋巴囊肿或脂肪坏死等情况的异常淋巴结。

彩色多普勒增强造影可用于前哨淋巴结的术前定位和评估。

10.7.3 弹性成像

对乳腺癌而言，组织弹性成像可以提供关于组织和病变的重要额外信息。据报道，在乳腺癌的诊断中，弹性成像的灵敏度为82%，而传统灰阶超声的灵敏度为94%。

笔者使用由法国SuperSonic Imagine公司生产

的Aixplorer超声系统已有10年之久，该系统为乳腺成像提供了革命性的剪切波弹性成像技术。就笔者的经验而言，这种补充工具在淋巴结表征中对B模式和彩色多普勒分析具有相对附加价值。这一结论与其他研究者的报道一致。对于局部或完全浸润的小淋巴结（＜5mm），这些结节（或淋巴结）与周围组织之间并没有明显的硬度差异。对更大（＞8mm）的转移灶而言，中等大小的硬度多见于生长的转移灶边缘，可能的原因是对周围组织产生的挤压效应（图10.5）。

10.7.4 肥胖的影响

肥胖确实会影响术前AUS的准确性。在肥胖患者中寻找小的转移性淋巴结可能比瘦的患者更困难，但根据Dighe等最近的研究报道，与BMI＜30kg/m^{2}的患者相比，超声在这些方面的表现显著提高了2.5倍，特异性提高了100%，这可能是因为增厚皮质的异常低回声淋巴结很容易与周围的高回声脂肪区分开来。

然而，根据笔者的经验，对深度超过3cm的小淋巴结（5mm）而言，进行超声引导的细针穿刺细胞学检验（FNAC）采样可能精度较低，并可能得到假阴性结果。如果可疑淋巴结的大小＞10mm，那么肥胖就不是到达目标的限制因素。

10.7.5 腋窝肿瘤负担轻重程度的影响

对早期乳腺癌患者而言，术前超声检查的准确性主要取决于腋窝淋巴结转移灶的大小和数量、原发肿瘤大小和肿瘤分期。将大体（明显/宏观上可见）囊外扩张（ECE）或＞3个阳性前哨淋巴结数量视为"肿瘤负担过重"，而将pT1～2、cN0或＜3个阳性前哨淋巴结数量视为"肿瘤负担较低"。如果累及4个或4个以上腋窝淋巴结，则表明与淋巴血管间隙浸润（LVSI），受累的前哨淋巴结数量增加、前哨淋巴结转移灶大小增加和小叶组织学相关。

通过筛查，目前患者都具有较低的腋窝肿瘤负担。Stachs等对这类患者开展了一项队列研究，发现在腋窝肿瘤负担较低的pN+(sn)患者当中，45.2%的pN+(sn)患者最大转移淋巴结大小≤5mm，43.3%的患者在完成腋窝淋巴结清扫术后仅发生一个转移性淋巴结。只有11.6%的患者有3个或3个以上的阳性淋巴结。

对于腋窝肿瘤负担重的患者，对放射学可疑淋巴结进行术前在检测转移瘤方面非常有效，且易于操作。Tahir等报道称灵敏度为47.1%，特异性为100%，阳性预测值为100%，阴性预测值为70%，总准确度为76.3%。当涉及2个或2个以上淋巴结时，灵敏度会提高到80%，阴性预测值提高到93.3%。Kramer等证实了US-FNAC检测出3个或3个以上阳性淋巴结的准确率达到90%。但最重要的是，术前腋窝超声可以排除96%的N2和N3期浸润性导管转移灶。

对于腋窝肿瘤负荷低、淋巴结临床阴性的患者，几年前US-FNAC的灵敏度约为50%。由于淋巴结大转移负担较低，超声引导下FNA的性能下降，出现大量假阴性结果。Rocha等报道了在评估T1、T2和T3期侵袭性乳腺癌时灵敏度分别为69.6%、83.7%和100%。根据Britton等的研究，US-FNAC并不常检测到微转移灶。核心活检灵敏度为26.7%，而细针穿刺细胞学检验（FNAC）无法识别微转移沉积物。

10.7.6　前哨淋巴结转移灶的大小

约有25%的淋巴结转移瘤大小≤5mm，因此低于成像技术可靠限度。然而，一些研究报道了超声可以检测到<5mm的淋巴结转移浸润（图10.3~图10.5）。目前可用的超声设备具有相当高的分辨率，由此利用超声可预期发现可检测出的

早期形态学变化，即局灶性皮质隆起或增厚，这被认为是转移灶存在时最早可检测到的形态学变化（图10.2b）。

当表现为肿块样结节时，转移性受累更具特异性。如前所述，根据笔者的经验，无论大小如何，所有的圆形淋巴结都是恶性的（图10.3，图10.5，图10.10c，图10.13b、c），经FNAC证明的罕见的假阳性情况除外（图10.11、图10.17、图10.18）。

AUS可以准确排除了临床T1–T2、N0乳腺癌患者中具有临床意义（>2.0mm）的腋窝淋巴结疾病，敏感度为76%，阴性预测值为89%，因此对于这些已不再认为"需要进行"腋窝手术治疗的患者，AUS可能是SLNB的替代方案。

10.7.7　浸润性小叶癌（ILC）

浸润性小叶癌（占乳腺癌的10%）不同于浸润性导管癌（IDC），其转移性扩散的方式可能不同寻常。浸润性小叶癌和浸润性导管癌在生物学上是不同的实体，具有不同的淋巴结受累模式，与浸润性导管癌的正弦模式相比，浸润性小叶癌倾向于弥漫性转移的形态模式，有转移到更多淋巴结的倾向。在Fernández等的研究中，这种差异对患者的预后无显著影响。然而，Brouckaert等报道了不同的结果：在淋巴结阴性患者中，浸润性小叶癌在远处无转移生存期方面预后更好，并有改善乳腺癌特异性生存率的趋势。在淋巴结阳性患者中，浸润性小叶癌对应的以上两项参数都明显更差，在较长的随访后（>4年）更为明显。

N2期和N3期浸润性小叶癌的假阴性率（17%）明显高于浸润性导管癌（4.1%），这表明腋窝超声不能排除此类患者的N2和N3期转移灶。浸润性小叶癌在假阴性涂片中更常见。根据笔者的经验，浸润性小叶癌在US-FNAC上有更多

的假阴性淋巴结。Dellaportas报道了3/50假阴性US-FNAC的浸润性小叶癌转移病例，另外2例为微转移。这种类型的癌通常在肿瘤中非黏性细胞占比较低，在转移性淋巴结中也可能类似。

10.8　经皮超声引导下的可疑淋巴结采样

US-FNAC是从浅表组织和淋巴结中采集细胞样本的最佳技术。由于超声本身具备一定的优势，所以在超声的引导下，对可触及的可疑淋巴结进行经皮进针取样的准确度更高；体格检查结果阳性对确认转移累及范围的准确度较低（70%），PPV也不高（80%）。如果淋巴结大小>5mm且可触及，则可以使用核心活检。当由于淋巴结的小尺寸和位置以及其他患者相关因素（如抗凝）而需要使用较小的针时，FNA是一种很好的选择。

10.8.1　细针穿刺细胞学检验（FNAC）比核心活检更常用

文献反复报道称，相比于细针穿刺，核心活检在腋窝转移受累的术前诊断中越来越受欢迎。但事实恰恰相反：只有5%的超声引导下经皮取样是用核心活检针，而95%都是使用细针（21~32G）。Diepstraten等在一篇对31项研究的综述中报道，21个团队全部使用FNA，3个团队在90%以上的情况下使用FNA，只有5个团队单独使用核心活检，2个团队同时使用了两种技术。

FNA因其快速简便、成本低廉和并发症发生率较低而广受欢迎。穿刺吸入不足的发生率受病变性质、可用技术以及操作者的经验和个人选择的影响。其中病变的性质是导致FNAC不足的最常见原因（68%），其次是操作员经验（32%）。根据笔者的经验，只要针尖已经到达目标部位，转移性淋巴结的高细胞密度总是会产

生具有代表性的抽吸物。假阴性的情况相当罕见：一些来自小叶癌的早期转移性淋巴结在患者接受新辅助化疗后愈合，而取样的样本来自较大的转移性淋巴结的坏死区域或转移性淋巴结。

核心活检有一些缺点，对于<10mm的可疑淋巴结，其准确性较低。核心活检通常需要不止一个样本。在实施过程中，首次取样后可能会引入空气或造成出血，从而使下一次样本的小目标变得模糊。核心活检取样时，有一些解剖上的限制，表现为可疑淋巴结位于锁骨下动脉和腋窝动脉附近，也邻近胸膜附近。产生假阴性的原因包括未能对淋巴结进行采样（45%）或未能对淋巴结中的转移性病变进行采样（55%）。（核心活检的）阳性预测值达到97%，阴性预测值达到80%。

综合考虑到这两种技术的优、缺点，作者在20余年的时间内继续使用超声引导下FNA对可疑淋巴结进行采样。采样时，笔者使用23G针头，辅以40cm的延长管，再将延长管的另一头连接到一个20mL的一次性塑料注射器，注射器用注射器支架固定（图10.19）。这使得细针穿刺操作更加容易，也更准确，甚至对于小病变也如此。

重点：为了最大限度地提高细针吸取细胞学对小目标（<5mm）的性能，操作人员手持物体的重量必须尽可能地轻，从而使目标靶向的准确度达到最高；实际操作时，操作人员始终用惯用手的拇指和食指捏住针头。直接用手握住注射器并非最佳的操作方法。这种方法需要第三人的协助来控制好注射器。

10.8.2　用于细胞保存的液基细胞学（LBC）

LBC技术最早用于筛查女性宫颈癌，随后很快成为评估妇科和非妇科样本（包括FNAC样本）的有用方法。由于细胞被限制在载玻片上的一个

固定区域（直径20mm），涂片背景清晰，细胞呈现良好，因此，筛选和解释该技术得到的载玻片更容易，耗时更少。

笔者对细针穿刺得到的样本采用LBC技术，迄今已有近20年的时间（图10.19）。这一技术极大地提高了FNAC的检测性能，将有代表性的样本比例从69%提高到92%，代表性较差的穿刺样本比例从18%降低到6%，代表性不足的穿刺样本比例从12%降低到1%。ECR 2012详细叙述了笔者采用的联合LCB的FNAC采样过程。与其他作者一样，笔者也提倡使用该程序对乳腺癌患者中可疑LN进行细胞学分析。

重点：使用LBC的一大主要优点是，即使存在明显的血液污染，也可以继续采样，因为在样本制备过程中，血细胞和血块会被破坏。

10.8.3 对哪一个目标淋巴结取样

最可疑的淋巴结，通常是前哨淋巴结，应该最先完成采样。但是，即使在影像学上有明显的腋窝转移性淋巴结，仍有必要在其他淋巴结池中寻找可疑的淋巴结，原因在于如果在US-FNAC发现有转移性腋窝外淋巴结，则可能导致临床分期变更。

重点：为了获得最准确的N分期，如果发现可疑的腋外淋巴结，应在最差的位置（锁骨上、

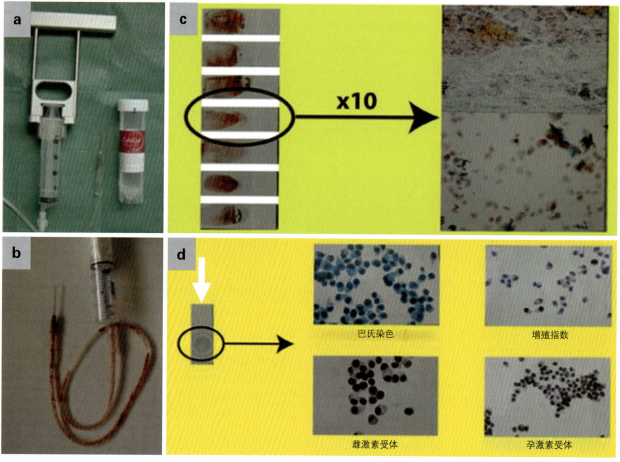

图10.19 FNA和液基细胞学材料（a），细针穿刺时针管内血液污染（b），被血液污染的标准涂片放大图（c）：许多涂片的可见度较差。在LBC制备后的单张载玻片上（箭头）（d）：不同试验中染色的载玻片的放大图，包含染色充分且保存完好的单层细胞（即使FNA存在有血液污染）

锁骨下、内乳）采集淋巴结样本。

对超声上表现正常的淋巴结（皮质<3mm）开展超声引导的FNAC（细胞学）或FNAB（核心活检）的报道很少。根据笔者对超声引导的FNAC开展的研究，在淋巴结呈临床阴性的患者当中，对表现正常的前哨淋巴结（通常位于离肿瘤最近的一极）取样后，转移性淋巴结的识别数量上升了7%（图10.4）。根据转移性沉积物的大小，需要获得数份额外的切片样本，从而最大化FNAC的准确度。采样目标应为：

- 皮质转移结节或小淋巴结（<10mm）增厚/分叶状的皮质。
- 较大的转移性淋巴结（>10mm）的边缘，避免取到坏死中心区造成假阴性结果。
- 如果第一次抽吸不具有代表性，则在同一位置或另一处可疑位置再次取样，以提高准确性。

重点：如果FNAC操作准确、操作水平佳，然后使用LBC程序保存细胞和制备细胞样本，则可以只取样一次。

10.8.4　超声检测前哨淋巴结：对比

超声可以确定前哨淋巴结的位置。有研究讨论了36个淋巴结的相对位置，这些淋巴结都相对于其他淋巴结被判定为前哨淋巴结；结果发现，其中81%是腋窝中水平最低的淋巴结，11%是水平第二低的淋巴结，剩下的8%是水平第三低的淋巴结。

对于无明显腋窝淋巴结异常的早期乳腺癌患者，超声造影（CEUS）可能有助于识别前哨淋巴结。超声造影具有提高对良恶性淋巴结鉴别诊断准确性的潜力。

注射造影剂后，恶性淋巴结的增强程度高于良性淋巴结，并表现为皮质的不均匀性增强模式，而良性淋巴结呈均匀性离心性增强。此外，恶性淋巴结的周围血管分布更多，这在注射造影剂后更加突出，相较于良性淋巴结，恶性淋巴结增强持续时间更长。在一项针对50例患者的研究中，对比增强超声检测前哨淋巴结受累的阴性预测值为90%，阳性预测值为75%。

很少有团队使用CEUS进行前哨淋巴结的识别和表征，因为使用传统超声就足以很容易地检出异常前哨淋巴结。此外，如果在高分辨率超声中没有检出异常淋巴结，那么判断哪一个淋巴结是前哨淋巴结并不重要，因为超声图像正常时，出现3个以上大转移淋巴结的概率极低，不足以影响患者的治疗过程。

10.9　成本节约

使用超声引导下的细针吸取细胞学检测转移性淋巴结，避免前哨淋巴结活检，具有以下积极意义：

- 减少相关的时间和成本。
  - 麻醉。
  - 手术识别前哨淋巴结。
  - 术中/术后前哨淋巴结分析。
- 减少与前哨淋巴结活检的相关的潜在并发症。
- 不注入放射性同位素和蓝色染料。
- 减少总时间。
  - 明确病理诊断。
  - 开始辅助治疗之前。
- 降低患者、医院和保险公司的总成本。

术前用细针吸取细胞学呈阳性的患者，如不开展前哨淋巴结活检，医疗系统的成本节约就主要与一次性腋窝外科手术有关。平衡后的成本包括前哨淋巴结活检的成本下降12%，并且由于假阳性临床分期造成的非必要腋窝淋巴结清扫术

（ALND）也会显著减少。

笔者研究了86例早期乳腺癌患者（cN=0）和原发乳腺手术的患者，发现US-FNAC具有100%的特异性、100%的阳性预测值、73%的灵敏度和71%的阴性预测值。许多FNAC阳性的患者（37/86）进行了一期腋窝手术，从而为43%阳性患者避免了不必要的前哨淋巴结活检。成本降低了37×3000欧元，避免了单纯的淋巴闪烁显像手术。根据操作人员的经验，可以进一步提高降低前哨淋巴结活检比率。根据笔者的研究，如果可以在发达国家的当前前哨淋巴结活检执行率（70%）的基础上再减少40%，就能显著减少医疗卫生活动的成本。

ACOSOG Z0011试验［美国外科医师学会肿瘤学组（American College of Surgeons Oncology Group, ACOSOG）Z0011试验］建议发布后，腋窝淋巴结清扫术的执行率从78%降至21%（$P < 0.001$）。每位患者前哨淋巴结活检的平均总成本为41 059美元，而前哨淋巴结活检并完成腋窝淋巴结清扫术的平均总成本为50 999美元（$P < 0.001$）。术中冰冻切片的使用率从95%降至66%（$P=0.015$）。省略冰冻切片可使平均成本从4319美元降至2036美元。ACOSOG Z0011试验显著影响了腋窝管理，通过省掉腋窝淋巴结清扫术使每位患者的平均总成本减少20%，住院天数减少64%，早期围术期成本减少18%。

特别是对于前哨淋巴结活检，McMasters等报道称，在没有获得术前淋巴闪烁图的情况下注射放射性胶体，患者费用减少了545美元，并得出结论认为，考虑到所需的额外时间和成本，使用常规淋巴闪烁显像来识别腋窝前哨淋巴结是不合理的。

10.10　腋窝管理的最新进展

自Giuliano等首次研究以来，前哨淋巴结

活检已被确立为大多数浸润性乳腺癌患者腋窝分期的共同标准。20年过去，浸润性乳腺癌的腋窝评估方法不断发展，并逐渐趋向于减少前哨淋巴结活检。在美国外科医师学会肿瘤学组Z0011试验（ACOSOG Z0011试验）之前，术前主要通过使用AUS引导的细针穿刺细胞学检验来识别腋窝转移，这种方法可以让一部分合适的患者直接接受腋窝淋巴结清扫术，而无须进行前哨淋巴结活检。

10.10.1　避免不必要的全腋窝淋巴结清扫

基于Z0011试验的第一个结果和其他类似建议（2011年圣加仑会议共识，EORTC AMAROS试验）关于日常实践的新证据，即全腋窝淋巴结切除术（ALND）对于早期乳腺癌的患者而言并非必要。特别是在当前哨淋巴结最低程度受累（单个前哨淋巴结中的微转移）或存在1~2个阳性前哨淋巴结（SLN）时。对于这些患者来说，腋窝淋巴结切除术并不会带来生存率和局部复发方面的获益，但也因为用腋窝淋巴结清扫术的标准（≥3前哨淋巴结，囊外延伸）可靠地识别出了腋窝残余病变的高危患者。

最近的研究也证实，腋窝淋巴结清扫术的10年累计局部复发率为6.2%，仅使用了前哨淋巴结活检，复发率为5.3%（$P=0.36$）。尽管前哨淋巴结活检后可能存在残留的腋窝病变，但不进行腋窝淋巴结清扫术的前哨淋巴结活检可以为接受保乳治疗和辅助全身治疗的早期转移性乳腺癌患者治疗提供极佳的局部疾病控制。考虑到这一建议，与Z0011试验之前（93.7%）相比，Z0011试验之后前哨淋巴结活检阳性患者的腋窝清除率（71.4%）显著降低。

与此同时，还有一项新试验正在进行，该试验比较前哨淋巴结活检和腋窝超声阴性时的观察结果，试验对象是拟接受乳房保留外科手术的小

型乳腺癌患者。

10.10.2　放射科医生的新角色

有鉴于此，放射科医生可能需要重新定义他们在术前腋窝评估中的角色，并提出腋窝淋巴结经皮穿刺取样的积极程度的问题。根据目前超声和US-FNAC对乳腺癌患者进行N分期的评估，术前影像学检查的重点仍然是检测淋巴结大转移（＞2mm），因为微转移和≤2个阳性腋窝淋巴结不会影响复发时间和总生存率。超声凭借当前的性能，可以达到这个目标。

超声可以确认重度转移性腋窝负荷，避免了大部分前哨淋巴结活检：

对3个或3个以上阳性腋窝淋巴结和腋外淋巴结的灵敏度为91%；

– 因此，超声确定的转移应被视为临床淋巴结阳性疾病，即使在计划保乳手术的患者中也适用。

– 超声引导的FNA可以识别93%转移性沉积大于5mm的淋巴结。

超声可以排除严重的腋窝转移性负担：

• 灰阶超声正常的患者（淋巴结皮质厚度≤3mm）不太可能出现广泛的腋窝疾病，并且腋窝保守治疗可能也是最合适的，因为：
  – 对pT1-2乳腺癌只有2.2%的假阴性。
  – 无复发生存期与病理性N0疾病患者相当。
  – 排除了96%的N2和N3浸润性导管转移，但对小叶性转移的准确性较低。

10.11　未来该何去何从

基于对当前文献的回顾和笔者的经验，实用的"最佳患者管理"可能是仅使用超声对侵袭性乳腺癌的N期。

然而要实现这一点，操作人员就需要接受更多的培训，才能获得足够的经验，得到足以和前哨淋巴结活检相媲美的阳性预测值和阴性预测值。为减少错误诊断，需要进行超声和超声引导的FNA（充分采样）的专业培训。

正在进行的乳腺癌N分期研究将带来新的趋势：

• 早期乳腺癌患者的术前分期建议单独使用超声。

• 当超声阴性的早期乳腺患者进行保乳手术时，单独观察可以替代前哨淋巴结活检。

• 对于临床及超声检查阴性的腋窝，不建议进行腋窝手术分期。

因此，在不远的将来，推荐的N分期分诊方法包括超声和另外两种选择：

（1）无腋窝/腋外异常淋巴结=无严重的大转移负担=无须进行腋窝手术。

（2）异常结节：任何大小的单个无富含脂肪的淋巴门的圆形结节，或＞3个引流乳腺的异常淋巴结=大转移=根据患者和肿瘤特征采取不同的治疗方案。

仅从笔者的经验来看，对乳腺癌患者的病情检查而言，与其他影像技术和手术程序相比，推广以上方案，将在放疗、诊断和治疗时间方面使患者获益。

此外，在成本效益方面，无论是在MRI、PET/CT和前哨淋巴结活检等高级技术受到限制使用的发展中国家，还是在面临卫生支出持续增加的经济发达国家。US-FNAC对乳腺癌患者N分期都具有成本效益。

参考文献

[1] Nemoto T, Natarajan N, Bedwani R, Vana J, Murphy GP. Breast cancer in the medial half. Results of 1978 National Survey of the American College of Surgeons. Cancer. 1983;51(8):1333–1338.

[2] Saez RA, McGuire WL, Clark GM. Prognostic factors in breast cancer. Semin Surg Oncol. 1989;5(2):102–110. Review.

[3] Colzani E, Liljegren A, Johansson AL, Adolfsson J, Hellborg H, Hall PF, Czene K. Prognosis of patients with breast cancer: causes of death and effects of time since diagnosis, age, and tumor characteristics. J Clin Oncol. 2011;29:4014–4021.

[4] de Boer M, van Dijck JA, Bult P, Borm GF, Tjan-Heijnen VC. Breast cancer prognosis and occult lymph node metastases, isolated tumor cells, and micrometastases. J Natl Cancer Inst. 2010;102:410–425.

[5] Fisher B, Bauer M, Wickerham DL, Redmond CK, Fisher ER, Cruz AB, Foster R, Gardner B, Lerner H, Margolese R, et al. Relation of number of posi- tive axillary nodes to the prognosis of patients with primary breast cancer. An NSABP update. Cancer. 1983;52(9):1551–1557.

[6] Allemani C, Weir HK, Carreira H, Harewood R, Spika D, Wang XS et al.; CONCORD Working Group. Global surveillance of cancer survival 1995–2009: analysis of individual data for 25,676,887 patients from 279 population-based registries in 67 countries (CONCORD-2). Lancet. 2015;385(9972):977–1010.

[7] Saadatmand S, Bretveld R, Siesling S. Tilanus- Linthorst. Influence of tumour stage at breast cancer detection on survival in modern times: population based study in 173,797 patients. BMJ. 2015;351:h4901.

[8] Ojeda-Fournier H, Nguyen JQ. Ultrasound evalu- ation of regional breast lymph node. Semin Roentgenol. 2011;46(1):51–59.

[9] Baruah BP, Goyal A, Young P, Douglas-Jones AG, Mansel RE. Axillary node staging by ultra- sonography and fine-needle aspiration cytol- ogy in patients with breast cancer. Br J Surg. 2010;97(5):680–683.

[10] Deurloo EE, Tanis PJ, Gilhuijs KG, Muller SH, Kröger R, Peterse JL, Rutgers EJ, Valdés Olmos R, Schultze Kool LJ. Reduction in the number of senti- nel lymph node procedures by preoperative ultraso- nography of the axilla in breast cancer. Eur J Cancer. 2003;39:1068–1073.

[11] Diaz-Ruiz MJ, Arnau A, Montesinos J, Miguel A, Culell P, Solernou L, Tortajada L, Vergara C, Yanguas C, Salvador-Tarrasón R. Diagnostic accu- racy and impact on management of ultrasonogra- phy-guided fine-needle aspiration to detect axillary metastasis in breast cancer patients: a prospective study. Breast Care (Basel). 2016;11(1):34–39.

[12] Huber D, Duc C, Schneider N, Fournier D. Ultrasound-guided fine needle aspiration cytol- ogy in staging clinically node-negative invasive breast cancer. Gynecol Surg. 2012;9:185.

[13] Francissen CMTP, Dings PJM, van Dalen T, Strobbe LJA, van Laarhoven HWM, de Wilt JHW. Axillary recurrence after a tumor-positive sen- tinel lymph node biopsy with-out axillary treat- ment: a review of the literature. Ann Surg Oncol. 2012;19(13):4140–4149.

[14] Giuliano AE, Hunt KK, Ballman KV, Beitsch PD, Whitworth PW, Blumencranz PW, Leitch AM, Saha S, McCall LM, Morrow M. Axillary dissection vs. no axillary dissection in women with invasive breast cancer and sentinel node metas-tasis: a randomized clinical trial. JAMA. 2011;305:569–575.

[15] Maaskant-Braat AJ, van de Poll-Franse LV, Voogd AC, Coebergh JW, Roumen RM, Nolthenius- Puylaert MC, Nieuwenhuijzen GA. Sentinel node micrometastases in breast cancer do not affect prog- nosis: a population-based study. Breast Cancer Res Treat. 2011;127(1):195–203.

[16] Tallet A, Lambaudie E, Cohen M, Minsat M, Bannier M, Resbeut M, Houvenaeghel G. Locoregional treat- ment of early breast cancer with isolated tumor cells or micrometas-tases on sentinel lymph node biopsy. World J Clin Oncol. 2016;7(2):243–252.

[17] Blum A, Schlagenhauff B, Stroebel W, Breuninger H, Rassner G, Garbe C. Ultrasound examination of regional lymph nodes significantly improves early detection of locoregional metastases during the follow-up of patients with cutaneous disease: result of a prospective study of 1288 patients. Cancer. 2000;88(11):2534–2539.

[18] Tregnaghi A, De Candia A, Calderone M, Cellini L, Rossi CR, Talenti E, Blandamura S, Borsato S, Muzzio PC, Rubaltelli L. Ultrasonographic evalua- tion of superfi-cial lymph node metastases in mela- noma. Eur J Radiol. 1996;24(3):216–221.

[19] Voit C, Mayer T, Kron M, Schoengen A, Sterry W, Weber L, Proebstle TM. Efficacy of ultra- sound B-scan compared with physical examina- tion in follow-up of melanoma patients. Cancer. 2001;91(12):2409–2416.

[20] Mandava A, Ravuri PR, Konathan R. High- resolution ultrasound imaging of cutaneous lesions. Indian J Radiol Imaging. 2013;23(3):269–277.

[21] Dudea SM, Lenghel M, Botar-Jid C, Vasilescu D, Duma M. Ultrasonography of superficial lymph nodes: benign vs. malignant. Med Ultrason. 2012;14(4):294–306.

[22] Kristo B, Krišto B, Buljan M. The lymph node roundness index in the evaluation of lymph nodes of the neck. Coll Antropol. 2015;39(1):165–169.

[23] Hillen F, Griffioen AW. Tumour vasculariza- tion: sprouting angiogenesis and beyond. Cancer Metastasis Rev. 2007;26(3–4):489–502. Review.

[24] Chiorean L, Barr RG, Braden B, Jenssen C, Cui XW, Hocke M, Schuler A, Dietrich CF. Transcutaneous ultrasound: elastographic lymph node evaluation. current clinical applications and literature review. Ultrasound Med Biol. 2016;42(1):16–30.

[25] Kilic F, Velidedeoglu M, Ozturk T, Kandemirli SG, Dikici AS, Er ME, Aydogan F, Kantarci F, Yilmaz MH. Ex vivo assessment of sentinel lymph nodes in breast cancer using shear wave elastography. J Ultrasound Med. 2016;35(2):271–277.

[26] Wojcinski S, Dupont J, Schmidt W, Cassel M, Hillemanns P. Real-time ultrasound elastography in 180 axillary lymph nodes: elasticity distribution in healthy lymph nodes and prediction of breast cancer metastases. BMC Med Imaging. 2012;12:35.

[27] Gkretsi V, Stylianou A, Papageorgis P, Polydorou C. Stylianopoulos T. Remodeling components of the tumor microenvironment to enhance cancer therapy. Front Oncol. 2015;5:214.

[28] Ran S, Volk L, Hall K, Flister MJ. Lymphangiogenesis and

lymphatic metastasis in breast cancer. Pathophysiology. 2010;17(4):229–251.

[29] Suami H, Pan WR, Mann GB, Taylor GI. The lym- phatic anatomy of the breast and its implications for sentinel lymph node biopsy: a human cadaver study. Ann Surg Oncol. 2008;15(3):863–871.

[30] Manca G, Volterrani D, Mazzarri S, Duce V, Svirydenka A, Giuliano A, Mariani G. Sentinel lymph node mapping in breast cancer: a critical reappraisal of the internal mammary chain issue. Q J Nucl Med Mol Imaging. 2014;58(2):114–126.

[31] Tanis PJ, Nieweg OE, Valdés Olmos RA, Peterse JL, Rutgers EJ, Hoefnagel CA, Kroon BB. Impact of non-axil- lary sentinel node biopsy on staging and treatment of breast cancer patients. Br J Cancer. 2002;87(7):705–710.

[32] Liu Y. Role of FDG PET-CT in evaluation of locore- gional nodal disease for initial staging of breast can- cer. World J Clin Oncol. 2014;5(5):982–989.

[33] Robertson IJ, Hand F, Kell MR. FDG-PET/CT in the stag- ing of local/regional metastases in breast cancer. Breast. 2011;20(6):491–494.

[34] Hong J, Choy E, Soni N, Carmalt H, Gillett D, Spillane AJ. Extra-axillary sentinel node biopsy in the management of early breast cancer. Eur J Surg Oncol. 2005;31(9):942–948.

[35] Baltzer PA, Dietzel M, Burmeister HP, Zoubi R, Gajda M, Camara O, Kaiser WA. Application of MR mammography beyond local staging: is there a potential to accurately assess axillary lymph nodes? Evaluation of an extended pro- tocol in an initial prospective study. AJR Am J Roentgenol. 2011;196(5):W641–647.

[36] Tran A, Pio BS, Khatibi B, Czernin J, Phelps ME, Silverman DH. 18F-FDG PET for staging breast cancer in patients with inner-quadrant versus outer- quadrant tumors: com- parison with long-term clinical outcome. J Nucl Med. 2005;46(9):1455–1459.

[37] Krause A, Dunkelmann S, Makovitzky J, Küchenmeister I, Schümichen C, Reimer T, Friese K, Gerber B. Detection of atypical site of "sentinel lymph nodes" by lymph drainage scintigraphy in patients with breast carcinoma. Zentralbl Gynakol. 2000;122(10):514–518.

[38] Altinyollar H, Dingil G, Berberoglu U. Detection of infraclavicular lymph node metastases using ultrasonography in breast cancer. J Surg Oncol. 2005;92(4):299–303.

[39] van Rijk MC, Tanis PJ, Nieweg OE, Olmos RA, Rutgers EJ, Hoefnagel CA, Kroon BB. Clinical implications of sentinel nodes outside the axilla and internal mammary chain in patients with breast can- cer. J Surg Oncol. 2006;94(4):281–286.

[40] Stachs A, Göde K, Hartmann S, Stengel B, Nierling U, Dieterich M, Reimer T, Gerber B. Accuracy of axillary ultrasound in preoperative nodal staging of breast cancer— size of metastases as limiting factor. Spring. 2013;2:350.

[41] Khout H, Richardson C, Toghyan H, Fasih T. The role of combined assessment in preoperative axillary staging. Ochsner J. 2013;13(4):489–494.

[42] Gipponi M, Fregatti P, Garlaschi A, Murelli F, Margarino C, Depaoli F, Baccini P, Gallo M, Friedman D. Axillary ultrasound and fine-needle aspiration cytology in the preop- erative staging of axillary node metastasis in breast cancer patients. Breast. 2016;30:146–150.

[43] Feng Y, Huang R, He Y, Lu A, Fan Z, Fan T, Qi M, Wang X, Cao W, Wang X, Xie Y, Wang T, Li J, Ouyang T. Efficacy of physical examination, ultra- sound, and ultrasound combined with fine-needle aspiration for axilla staging of primary breast cancer. Breast Cancer Res Treat. 2015;149(3):761–765.

[44] Pamilo M, Soiva M, Lavast EM. Real-time ultra- sound, axillary mammography, and clinical exami- nation in the detection of axillary lymph node metastases in breast cancer patients. J Ultrasound Med. 1989;8(3):115–120.

[45] Usmani S, Ahmed N, Al Saleh N, abu Huda F, Amanguno HG, Amir T, al Kandari F. The clinical utility of combining pre-operative axillary ultraso- nography and fine needle aspiration cytology with radionuclide guided sentinel lymph node biopsy in breast cancer patients with palpable axillary lymph nodes. Eur J Radiol. 2015;84(12):2515–2520.

[46] Specht MC, Fey JV, Borgen PI, Cody HS 3rd. Is the clinically positive axilla in breast cancer really a contra- indication to sentinel lymph node biopsy? J Am Coll Surg. 2005;200(1):10–14.

[47] Dialani V, James DF, Slanetz PJ. A practical approach to imaging the axilla. Insights Imaging. 2015;6(2):217–229.

[48] Ecanow JS, Abe H, Newstead GM, Ecanow DB, Jeske JM. Axillary staging of breast cancer: what the radiologist should know. Radiographics. 2013;33(6):1589–1612.

[49] Wu PQ, Liu CL, Liu ZY, Ye WT, Liang CH. Value of mamography, CT and DCE-MRI in detecting axil- lary lymph node metastasis of breast cancer. Nan Fang Yi Ke Da Xue Xue Bao. 2016;36(4):493–499.

[50] Walsh R, Kornguth PJ, Soo MS, Bentley R, DeLong DM. Axillary lymph nodes: mammographic, pathologic, and clin- ical correlation. AJR Am J Roentgenol. 1997;168(1):33–38.

[51] Lee CH, Giurescu ME, Philpotts LE, Horvath LJ, Tocino I. Clinical importance of unilaterally enlarg- ing lymph nodes on otherwise normal mammo- grams. Radiology. 1997;203(2):329–334.

[52] Valente SA, Levine GM, Silverstein MJ, Rayhanabad JA, Weng-Grumley JG, Ji L, Holmes DR, Sposto R, Sener SF. Accuracy of predicting axillary lymph node positivity by physical examination, mammog- raphy, ultrasonogra- phy, and magnetic resonance imaging. Ann Surg Oncol. 2012;19(6):1825–1830.

[53] Shetty MK, Carpenter WS. Sonographic evalu- ation of isolated abnormal axillary lymph nodes identified on mammograms. J Ultrasound Med. 2004;23:63–71.

[54] Murray ME, Given-Wilson RM. The clini- cal impor- tance of axillary lymphadenopathy detected on screening mammography. Clin Radiol. 1997;52(6):458–461.

[55] March DE, Wechsler RJ, Kurtz AB, Rosenberg AL, Needleman L. CT-pathologic correlation of axillary lymph nodes in breast carcinoma. J Comput Assist Tomogr. 1991;15:440–444.

[56] Uematsu T, Sano M, Homma K. In vitro high- resolution helical CT of small axillary lymph nodes in patients with breast cancer: correla- tion of CT and histology. AJR Am J Roentgenol. 2001;176(4):1069–1074.

[57] Chudgar A, Clark A, Mankoff D. Applications of PET/CT in breast cancer, NCCN guidelines and beyond. J Nucl Med. 2016;57:1304.

[58] Peare R, Staff RT, Heys SD. The use of FDG-PET in assess- ing axillary lymph node status in breast can- cer: a sys- tematic review and meta-analysis of the lit- erature. Breast

Cancer Res Treat. 2010;123:281–290.

[59] Riegger C, Koeninger A, Hartung V, Otterbach F, Kimmig R, Forsting M, Bockisch A, Antoch G, Heusner TA. Comparison of the diagnostic value of FDG-PET/CT and axillary ultrasound for the detection of lymph node metastases in breast cancer patients. Acta Radiol. 2012;53(10):1092–1098.

[60] Fujii T, Yajima R, Tatsuki H, Oosone K, Kuwano H. Implication of 18F-fluorodeoxyglucose uptake of affected axillary lymph nodes in cases with breast cancer. Anticancer Res. 2016;36(1):393–397.

[61] Ahmed M, Purushotham AD, Douek M. Novel techniques for sentinel lymph node biopsy in breast cancer: a systematic review. Lancet Oncol. 2014;15(8):e351–362.

[62] Giuliano AE, Kirgan DM, Guenther JM, Morton DL. Lymphatic mapping and sentinel lymphadenec- tomy for breast cancer. Ann Surg. 1994;220:391–398.

[63] Kell MR, Burke JP, Barry M, Morrow M. Outcome of axillary staging in early breast cancer: a meta- analysis. Breast Cancer Res Treat. 2010;120:441–447.

[64] Straver ME, Meijnen P, van Tienhoven G, van de Velde CJ, Mansel RE, Bogaerts J, Demonty G, Duez N, Cataliotti L, Klinkenbijl J, Westenberg HA, van der Mijle H, Hurkmans C, Rutgers EJ. Role of axil- lary clearance after a tumor-positive sentinel node in the administration of adjuvant therapy in early breast cancer. J Clin Oncol. 2010;28(5):731–737.

[65] Veronesi U, Viale G, Paganelli G, Zurrida S, Luini A, Galimberti V, Veronesi P, Intra M, Maisonneuve P, Zucca F, Gatti G, Mazzarol G, De Cicco C, Vezzoli D. Sentinel lymph node biopsy in breast cancer: ten- year results of a randomized controlled study. Ann Surg. 2010;251:595–600.

[66] Zavagno G, De Salvo G L, Scalco G. et al.; GIVOM Trialists. A randomized clinical trial on sentinel lymph node biopsy versus axillary lymph node dis- section in breast can- cer: results of the SENTINELLA/ GIVOM trial. Ann Surg. 2008;247:207–213.

[67] Maguire A, Brogi E. Sentinel lymph nodes for breast carcinoma: a paradigm shift. Arch Pathol Lab Med. 2016;140(8):791–798.

[68] Husted Madsen A, Haugaard K, Soerensen J, Bokmand S, Friis E, Holtveg H, Peter Garne J, Horby J, Christiansen P. Arm morbidity following sentinel lymph node biopsy or axillary lymph node dissection: a study from the Danish Breast Cancer Cooperative Group. Breast. 2008;17(2):138–147. Epub 2007 Oct 24

[69] Kuijs VJL, Moossdorff M, Schipper RJ, Beets-Tan RGH, Heuts EM, Keymeulen KBMI, Smidt ML, Lobbes MBI. The role of MRI in axillary lymph node imaging in breast cancer patients: a systematic review. Insights Imaging. 2015;6:203–215.

[70] Rahman RL, Crawford SL, Siwawa P. Management of axilla in breast cancer: the saga continues. Breast. 2015;24(4):343–353.

[71] Yoshimura G, Sakurai T, Oura S, Suzuma T, Tamaki T, Umemura T, Kokawa Y, Yang Q. Evaluation of axillary lymph node status in breast cancer with MRI. Breast Cancer. 1999;6:249–258.

[72] Kvistad KA, Rydland J, Smethurst HB, Lundgren S, Fjosne HE, Haraldseth O. Axillary lymph node metastases in breast cancer: preoperative detection with dynamic contrast-en- hanced MRI. Eur Radiol. 2000;10:1464–1471.

[73] García Fernández A, Fraile M, Giménez N, Reñe A, Torras M, Canales L, Torres J, Barco I, González S, Veloso E, González C, Cirera L, Pessarrodona A. Use of axillary ultrasound, ultrasound-fine needle aspiration biopsy and magnetic resonance imaging in the preoperative triage of breast cancer patients considered for sentinel node biopsy. Ultrasound Med Biol. 2011;37:16–22.

[74] Harnan SE, Cooper KL, Meng Y, Ward SE, Fitzgerald P, Papaioannou D, Ingram C, Lorenz E, Wilkinson ID, Wyld L. Magnetic resonance for assessment of axillary lymph node status in early breast cancer: a systematic review and meta-analysis. Eur J Surg Oncol. 2011;37(11):928–936.

[75] Chung J, Youk JH, Kim JA, Gweon HM, Kim EK, Ryu YH, Son EJ. Role of diffusion-weighted MRI: predicting axillary lymph node metastases in breast cancer. Acta Radiol. 2014;55(8):909–916.

[76] Yun SJ, Sohn YM, Seo M. Differentiation of benign and metastatic axillary lymph nodes in breast can- cer: additive value of MRI computer-aided evalua- tion. Clin Radiol. 2016;71(4):403.e1–7.

[77] Arslan G, Altintoprak KM, Yirgin IK, Atasoy MM, Celik L. Diagnostic accuracy of metastatic axillary lymph nodes in breast MRI. Spring. 2016;5(1):735.

[78] Estourgie SH, Nieweg OE, Olmos RA, Rutgers EJ, Kroon BB. Lymphatic drainage patterns from the breast. Ann Surg. 2004;239(2):232–237.

[79] Freedman GM, Fowble BL, Nicolaou N, Sigurdson ER, Torosian MH, Boraas MC, Hoffman JP. Should internal mammary lymph nodes in breast cancer be a target for the radiation oncologist? Int J Radiat Oncol Biol Phys. 2000;46(4):805–814. Review.

[80] Veronesi U, Cascinelli N, Bufalino R, Morabito A, Greco M, Galluzzo D, Delle Donne V, De Lellis R, Piotti P, Sacchini V, et al. Risk of internal mam- mary lymph node metastases and its relevance on prognosis of breast cancer patients. Ann Surg. 1983;198:681–684.

[81] Huang O, Wang L, Shen K, Lin H, Hu Z, Liu G, Wu J, Lu J, Shao Z, Han Q, Shen Z. Breast cancer subpop- ulation with high risk of internal mammary lymph nodes metastasis: analysis of 2,269 Chinese breast cancer patients treated with extended radical mastec- tomy. Breast Cancer Res Treat. 2008;107:379–387.

[82] Ragaz J, Olivotto IA, Spinelli JJ, Phillips N, Jackson SM, Wilson KS, Knowling MA, Coppin CM, Weir L, Gelmon K, Le N, Durand R, Coldman AJ, Manji M. Locoregional radiation therapy in patients with high-risk breast cancer receiving adjuvant chemo- therapy: 20-year results of the British Columbia ran- domized trial. J Natl Cancer Inst. 2005;97:116–126.

[83] Colleoni M, Zahrieh D, Gelber RD, Holmberg SB, Mattsson JE, Rudenstam CM, Lindtner J, Erzen D, Snyder R, Collins J, Fey MF, Thürlimann B, Crivellari D, Murray E, Mendiola C, Pagani O, Castiglione-Gertsch M, Coates AS, Price K, Goldhirsch A. Site of primary tumor has a prognos- tic role in operable breast cancer: the interna- tional breast cancer study group experience. J Clin Oncol. 2005;23:1390–1400.

[84] Cody HS, Urban JA. Internal mammary node sta- tus: a major prognosticator in axillary node-negative breast cancer. Ann Surg Oncol. 1995;2:32–37.

[85] Noguchi M, Koyasaki N, Ohta N, Kitagawa H, Earashi M,

Thomas M, Miyazaki I, Mizukami Y. Internal mammary nodal status is a more reliable prognostic factor than DNA ploidy and c-erb B-2 expression in patients with breast cancer. Arch Surg. 1993;128:242–246.

[86] Jochelson MS, Lebron L, Jacobs SS, Zheng J, Moskowitz CS, Powell SN, Sacchini V, Ulaner GA, Morris EA, Dershaw DD. Detection of internal mammary adenopathy in patients with breast can- cer by PET/CT and MRI. AJR Am J Roentgenol. 2015;205(4):899–904.

[87] Qiu PF, Liu YB, Wang YS. Internal mammary sen- tinel lymph node biopsy: abandon or persist? Onco Targets Ther. 2016;9:3879–3882.

[88] Scatarige JC, Boxen I, Smathers RL. Internal mam- mary lymphadenopathy: imaging of a vital lym- phatic pathway in breast cancer. Radiographics. 1990;10(5):857–870. Review.

[89] Glass EC, Essner R, Giuliano AE. Sentinel node localization in breast cancer. Semin Nucl Med. 1999;29:57–68.

[90] van der Ent FW, Kengen RA, Pol HA, Povel JA, Stroeken HJ, Hoofwijk AG. Halsted Revisited: Internal Mammary Sentinel Lymph Node Biopsy in Breast. Ann Surg. 2001 Jul;234(1):79–84.

[91] Chen RC, Lin NU, Golshan M, Harris JR, Bellon JR. Internal mammary nodes in breast cancer: diagno- sis and implications for patient management—a sys- tematic review. J Clin Oncol. 2008;26(30):4981–4989.

[92] Zhang YJ, Oh JL, Whitman GJ, Iyengar P, Yu TK, Tereffe W, Woodward WA, Perkins G, Buchholz TA, Strom EA. Clinically apparent internal mammary nodal metastasis in patients with advanced breast cancer: incidence and local control. Int J Radiat Oncol Biol Phys. 2010;77:1113–1119.

[93] Wang CL, Eissa MJ, Rogers JV, Aravkin AY, Porter BA, Beatty JD. (18)F-FDG PET/CT-positive inter- nal mammary lymph nodes: pathologic correlation by ultrasound-guided fine-needle aspiration and assessment of associated risk fac- tors. AJR Am J Roentgenol. 2013;200(5):1138–1144.

[94] Kinoshita T, Odagiri K, Andoh K, Doiuchi T, Sugimura K, Shiotani S, Asaga T. Evaluation of small internal mammary lymph node metastases in breast cancer by MRI. Radiat Med. 1999;17:189–193.

[95] Cheon H, Kim HJ, Lee SW, Kim DH, Lee CH, Cho SH, Shin KM, Lee SM, Kim GC, Kim WH. Internal mammary node adenopathy on breast MRI and PET/ CT for initial staging in patients with operable breast cancer: prevalence and associ- ated factors. Breast Cancer Res Treat. 2016;160(3):523–530.

[96] Dogan BE, Dryden MJ, Wei W, Fornage BD, Buchholz TA, Smith B, Hunt K, Krishnamurthy S, Yang WT. Sonography and sonographically guided needle biopsy of internal mam- mary nodes in staging of patients with breast cancer. AJR Am J Roentgenol. 2015;205(4):905–911.

[97] Farrús B, Vidal-Sicart S, Velasco M, Zanón G, Fernández PL, Muñoz M, Santamaría G, Albanell J, Biete A. Incidence of internal mammary node metas- tases after a sentinel lymph node technique in breast cancer and its implication in the radiotherapy plan. Int J Radiat Oncol Biol Phys. 2004;60(3):715–721.

[98] Gui GP, Behranwala KA, Abdullah N, Seet J, Osin P, Nerurkar A, Lakhani SR. The inframammary fold: contents, clinical significance and implications for immediate breast reconstruction. Br J Plast Surg. 2004;57(2):146–149.

[99] Troupis T, Michalinos A, Skandalakis P. Intramammary lymph nodes: a question seeking for an answer or an answer seeking for a question? Breast. 2012;21(5): 615–620.

[100] Nassar A, Cohen C, Cotsonis G, Carlson G. Significance of intramammary lymph nodes in the staging of breast cancer: correlation with tumor char- acteristics and outcome. Breast J. 2008;14(2):147–152.

[101] Abdullgaffar B, Gopal P, Abdulrahim M, Ghazi E, Mohamed E. The significance of intramam- mary lymph nodes in breast cancer: a system- atic review and meta-analysis. Int J Surg Pathol. 2012;20(6):555–563.

[102] Rampaul RS, Dale OT, Mitchell M, Blamey RW, Macmillan RD, Robertson JF, Ellis IO. Incidence of intramammary nodes in completion mastec- tomy specimens after axillary node sampling: implications for breast conserving surgery. Breast. 2008;17(2):195–198.

[103] Günhan-Bilgen I, Memiş A, Ustün EE. Metastatic intramam- mary lymph nodes: mammographic and ultrasonographic features. Eur J Radiol. 2001;40(1):24–29.

[104] Shen J, Hunt KK, Mirza NQ, Krishnamurthy S, Singletary SE, Kuerer HM, Meric-Bernstam F, Feig B, Ross MI, Ames FC, Babiera GV. Intramammary lymph node metastases are an independent predictor of poor outcome in patients with breast carcinoma. Cancer. 2004;101(6):1330–1337.

[105] Svane G, Franzén S. Radiologic appearance of non- palpable intramammary lymph nodes. Acta Radiol. 1993;34:577–580.

[106] Gordon PB, Gilks B. Sonographic appearance of nor- mal intramammary lymph nodes. J Ultrasound Med. 1988;7(10):545–548.

[107] Stomper PC, Leibowich S, Meyer JE. The preva- lence and distribution of well circumscribed nodules on screening mammography: analysis of 1500 mam- mograms. Breast Dis. 1991;4:197–203.

[108] Kim SJ, Ko EY, Shin JH, Kang SS, Mun SH, Han BK, Cho EY. Application of sonographic BI-RADS to synchro- nous breast nodules detected in patients with breast cancer. AJR Am J Roentgenol. 2008;191(3):653–658.

[109] Edeiken-Monroe BS, Monroe DP, Monroe BJ, Arnljot K, Giaccomazza M, Sneige N, Fornage BD. Metastases to intramammary lymph nodes in patients with breast cancer: sonographic findings. J Clin Ultrasound. 2008;36:279–285.

[110] Nogareda Z, Álvarez A, Perlaza P, Caparrós FX, Alonso I, Paredes P, Vidal-Sicart S. Presence of intramammary lymph nodes in the preoperative lym- phoscintigraphy to locate the sentinel lymph node. Clinical significance. Rev Esp Med Nucl Imagen Mol. 2015;34(2):83–88.

[111] Mahajan A, et al. Diagnosis of a malignant intrama- mmary node retrospectively aided by mastectomy specimen MRI-Is the search worth it? A case report and review of current liter- ature. Korean J Radiol. 2013;14(4):576–580.

[112] Kembhavi SA, Choudhary H, Deodhar K, Thakur MH. Reactive intramammary lymph node mimick- ing recurrence on MRI study in a patient with prior breast conservation therapy. J Cancer Res Ther. 2013;9(1):111–113.

[113] Vijan SS, Hamilton S, Chen B, Reynolds C, Boughey JC, Degnim AC. Intramammary lymph nodes: pat- terns of discovery and clinical significance. Surgery. 2009;145:495–499.

[114] Aksoy Ozcan U, Tezcanli E, Yildirim Y, Garipagaoglu M. The great mimicker: zona zoster at the mastectomy site causing contralateral intrama- mmary lymph node enlargement. Case Rep Oncol Med. 2012;2012:468576.

[115] Houvenaeghel G, Tallet A, Jalaguier-Coudray A, Cohen M,

Bannier M, Jauffret-Fara C, Lambaudie E. Is breast conservative surgery a reasonable option in multifocal or multicentric tumors? World J Clin Oncol. 2016;7(2):234–242.

[116] Lynch SP, Lei X, Hsu L, Meric-Bernstam F, Buchholz TA, Zhang H, Hortobágyi GN, Gonzalez- Angulo AM, Valero V. Breast cancer multifocality and multicentricity and locoregional recurrence. Oncologist. 2013;18(11):1167–1173.

[117] Bruneton JN, Caramella E, Héry M, Aubanel D, Manzino JJ, Picard JL. Axillary lymph node metas- tases in breast cancer: preoperative detection with US. Radiology. 1986;158(2):325–326.

[118] Mustonen P, Farin P, Kosunen O. Ultrasonographic detection of metastatic axillary lymph nodes in breast cancer. Ann Chir Gynaecol. 1990;79(1):15–18.

[119] Ciatto S, Brancato B, Risso G, Ambrogetti D, Bulgaresi P, Maddau C, Turco P, Houssami N. Accuracy of fine needle aspiration cytology (FNAC) of axillary lymph nodes as a triage test in breast cancer staging. Breast Cancer Res Treat. 2007;103(1):85–91.

[120] Krishnamurthy S, Sneige N, Bedi DG, Edieken BS, Fornage BD, Kuerer HM, Singletary SE, Hunt KK. Role of ultrasound-guided fine-needle aspira- tion of indeterminate and suspicious axillary lymph nodes in the initial staging of breast carcinoma. Cancer. 2002;95(5):982–988.

[121] Alvarez S, Añorbe E, Alcorta P, et al. Role of sonog- raphy in the diagnosis of axillary lymph node metas- tases in breast cancer: a systematic review. AJR Am J Roentgenol. 2006;186:1342–1348.

[122] Choi YJ, Ko EY, Han BK, Shin JH, Kang SS, Hahn SY. High-resolution ultrasonographic features of axillary lymph node metastasis in patients with breast cancer. Breast. 2009;18(2):119–122.

[123] Dihge L, Grabau DA, Rasmussen RW, Bendahl PO, Rydén L. The accuracy of preoperative axillary nodal stag- ing in primary breast cancer by ultrasound is modified by nodal metastatic load and tumor biol- ogy. Acta Oncol. 2016;55(8):976–982.

[124] Fornage BD. Local and regional staging of invasive breast cancer with sonography: 25 years of prac- tice at MD Anderson Cancer Center. Oncologist. 2014;19(1):5–15.

[125] Fournier D, Huber D, Duc C, Laswad T, Moreau J, Villemain AM, Schneider N. The role of ultrasonog- raphy guided-fine-needle-aspiration in axillary lymph node staging of breast cancer. Case series of 108 patients. ECR 2012/ C-2585. Vienna. March 1–5 2012.

[126] Houssami N, Ciatto S, Turner RM, Cody HS 3rd, Macaskill P. Preoperative ultrasound-guided needle biopsy of axil- lary nodes in invasive breast cancer: meta-analysis of its accuracy and utility in staging the axilla. Ann Surg. 2011;254(2):243–251.

[127] Mainiero MB, Cinelli CM, Koelliker SL, Graves TA, Chung MA. Axillary ultrasound and fine-needle aspiration in the preoperative evaluation of the breast cancer patient: an algo- rithm based on tumor size and lymph node appearance. AJR Am J Roentgenol. 2010;195(5):1261–1267.

[128] Bedi DG, Krishnamurthy R, Krishnamurthy S, Edeiken BS, Le-Petross H, Fornage BD, Bassett RL Jr, Hunt KK. Cortical morphologic features of axillary lymph nodes as a predictor of metastasis in breast cancer: in vitro sonographic study. AJR Am J Roentgenol. 2008;191(3):646–652.

[129] Duchesne N, Jaffey J, Florack P, Duchesne S. Redefining ultrasound appearance criteria of positive axillary lymph nodes. Can Assoc Radiol J. 2005;56(5):289–296.

[130] Britton PD, Goud A, Godward S, Barter S, Freeman A, Gaskarth M, Rajan P, Sinnatamby R, Slattery J, Provenzano E, O'Donovan M, Pinder S, Benson JR, Forouhi P, Wishart GC. Use of ultrasound-guided axillary node core biopsy in staging of early breast cancer. Eur Radiol. 2009;19(3):561–569.

[131] Cho N, Moon WK, Han W, Park IA, Cho J, Noh DY. Preoperative sonographic classification of axil- lary lymph nodes in patients with breast cancer: node-to-node correla- tion with surgical histology and sentinel node biopsy results. AJR Am J Roentgenol. 2009;193(6):1731–1737.

[132] Fournier D. Ultrasound assessment of sentinel lymph node on breast cancer. Contribution of Aixplorer and its harmonic imaging. Swiss Congress of Radiology. Luzern. 30. Mai – 1. Juni 2013.

[133] Kubota K, Ogawa Y, Nishigawa T, Yoshida S. Tissue har- monic imaging ultrasound of the axillary lymph nodes: eval- uation of response to neoadjuvant che- motherapy in breast cancer patients. Oncol Rep. 2003;10(6):1911–1914.

[134] Shapiro RS, Wagreich J, Parsons RB, Stancato-Pasik A, Yeh HC, Lao R. Tissue harmonic imaging sonog- raphy: evalua- tion of image quality compared with conventional sonogra- phy. AJR Am J Roentgenol. 1998;171(5):1203–1206.

[135] Dellaportas D, Koureas A, Contis J, Lykoudis PM, Vraka I, Psychogios D, Kondi-Pafiti A, Voros DK. Contrast- enhanced color Doppler ultrasonog- raphy for preoperative evaluation of sentinel lymph node in breast cancer patients. Breast Care (Basel). 2015;10(5):331–335.

[136] Sarvazyan A, Hall TJ, Urban MW, Fatemi M, Aglyamov SR, Garra BS. An overview of elastogra- phy—an emerg- ing branch of medical imaging. Curr Med Imaging Rev. 2011;7(4):255–282.

[137] Cosgrove DO, Berg WA, Doré CJ, Skyba DM, Henry JP, Gay J, Cohen-Bacrie C, BE1 Study Group. Shear wave elastography for breast masses is highly reproducible. Eur Radiol. 2012;22(5):1023–1032.

[138] Liu B, Zheng Y, Huang G, Lin M, Shan Q, Lu Y, Tian W, Xie X. Breast lesions: quantitative diagnosis using ultra- sound shear wave elastography—a sys- tematic review and meta-analysis. Ultrasound Med Biol. 2016;42(4):835–847.

[139] Thomas A, Kümmel S, Fritzsche F, Warm M, Ebert B, Hamm B, Fischer T. Real-time sonoelastography performed in addition to B-mode ultrasound and mammography: improved differentiation of breast lesions? Acad Radiol. 2006;13(12):1496–1504.

[140] Shah AR, Glazebrook KN, Boughey JC, Hoskin TL, Shah SS, Bergquist JR, Dupont SC, Hieken TJ. Does BMI affect the accuracy of preoperative axillary ultrasound in breast cancer patients? Ann Surg Oncol. 2014;21(10):3278–3283.

[141] Koelliker SL, Chung MA, Mainiero MB, Steinhoff MM, Cady B. Axillary lymph nodes: US-guided fine-needle aspi- ration for initial staging of breast cancer—correlation with primary tumor size. Radiology. 2008;246(1):81–89.

[142] Gooch J, King TA, Eaton A, Dengel L, Stempel M, Corben AD, Morrow M. The extent of extracapsular extension may influence the need for axillary lymph node dissection in patients with T1-T2 breast cancer. Ann Surg Oncol. 2014;21(9):2897–2903.

[143] Giuliano AE, McCall L, Beitsch P, et al. Locoregional recur-

rence after sentinel lymph node dissection with or without axillary dissection in patients with senti- nel lymph node metastases: the American College of Surgeons Oncology Group Z0011 randomized trial. Ann Surg. 2010;252:426–432. discussion 32–33.

[144] Rutgers EJ, Donker M, Straver ME, et al. Radiotherapy or surgery of the axilla after a positive sentinel node in breast cancer patients: final analy- sis of the EORTC AMAROS trial (10981/ 22023). J Clin Oncol. 2013;31(Suppl; abstract):LBA1001.

[145] Katz A, Niemierko A, Gage I, Evans S, Shaffer M, Smith FP, Taghian A, Magnant C. Factors associated with involvement of four or more axillary nodes for sentinel lymph node-pos- itive patients. Int J Radiat Oncol Biol Phys. 2006;65(1):40–44.

[146] Beriwal S, Soran A, Kocer B, Wilson JW, Ahrendt GM, Johnson R. Factors that predict the bur- den of axillary disease in breast cancer patients with a positive sentinel node. Am J Clin Oncol. 2008;31(1):34–38.

[147] Sauer T, Kåresen R. The value of preoperative ultra- sound guided fine-needle aspiration cytology of radiologically suspicious axillary lymph nodes in breast cancer. Cytojournal. 2014;11:26.

[148] Tahir M, Osman KA, Shabbir J, Rogers C, Suarez R, Reynolds T, Bucknall T. Preoperative axillary stag- ing in breast cancer-saving time and resource. Breast J. 2008;14(4):369–371.

[149] Kramer GM, Leenders MW, Schijf LJ, Go HL, van der Ploeg T, van den Tol MP, Schreurs WH. Is ultrasound-guided fine-needle aspiration cytology of adequate value in detecting breast cancer patients with three or more positive axillary lymph nodes? Breast Cancer Res Treat. 2016;156(2):271.

[150] Neal CH, Daly CP, Nees AV, Helvie MA. Can preop- erative axillary US help exclude N2 and N3 metastatic breast can- cer? Radiology. 2010;257(2):335–341.

[151] Schiettecatte A, Bourgain C, Breucq C, Buls N, De Wilde V, de Mey J. Initial axillary staging of breast cancer using ultrasound-guided fine needle aspira- tion: a liquid-based cytology study. Cytopathology. 2011;22(1):30–35.

[152] van Wely BJ, de Wilt JH, Schout PJ, et al. Ultrasound-guided fine-needle aspiration of suspicious nodes in breast cancer patients; selecting patients with exten- sive nodal involvement. Breast Cancer Res Treat. 2013;140:113–118.

[153] Rocha RD, Girardi AR, Pinto RR, de Freitas VA. Axillary ultrasound and fine-needle aspiration in preopera- tive staging of axillary lymph nodes in patients with invasive breast cancer. Radiol Bras. 2015;48(6):345–352.

[154] Tucker NS, Cyr AE, Ademuyiwa FO, Tabchy A, George K, Sharma PK, Jin LX, Sanati S, Aft R, Gao F, Margenthaler JA, Gillanders WE. Axillary ultrasound accurately excludes clinically signifi- cant lymph node disease in patients with early stage breast cancer. Ann Surg. 2016;264(6):1098–1102.

[155] Fernández B, Paish EC, Green AR, Lee AH, Macmillan RD, Ellis IO, Rakha EA. Lymph-node metastases in invasive lobular carcinoma are differ- ent from those in ductal carcinoma of the breast. J Clin Pathol. 2011;64(11):995–1000.

[156] Brouckaert O, Laenen A, Smeets A, Christiaens MR, Vergote I, Wildiers H, Moerman P, Floris G, Neven P; MBC Leuven. Prognostic implications of lobular breast cancer histology: new insights from a single hospital cross-sectional study and SEER data. Breast. 2014;23(4):371–377.

[157] Boerner S, Sneige N. Specimen adequacy and false- nega- tive diagnosis rate in fine-needle aspirates of palpable breast masses. Cancer. 1998;84(6):344–348.

[158] Ganott MA, Zuley ML, Abrams GS, Lu AH, Kelly AE, Sumkin JH, Chivukula M, Carter G, Austin RM, Bandos AI. Ultrasound guided core biopsy versus fine needle aspiration for evaluation of axil- lary lymphadenopathy in patients with breast cancer. ISRN Oncol. 2014;2014:703160.

[159] Holwitt DM, Swatske ME, Gillanders WE, Monsees BS, Gao F, Aft RL, Eberlein TJ, Margenthaler JA. Scientific Presentation Award: the combination of axillary ultrasound and ultrasound-guided biopsy is an accurate predictor of axillary stage in clinically node-negative breast cancer patients. Am J Surg. 2008;196(4):477–482.

[160] Diepstraten SC, Sever AR, Buckens CF, Veldhuis WB, van Dalen T, van den Bosch MA, Mali WP, Verkooijen HM. Value of preoperative ultrasound- guided axillary lymph node biopsy for preventing completion axillary lymph node dissection in breast cancer: a systematic review and meta-analysis. Ann Surg Oncol. 2014;21(1):51–59.

[161] Mendoza P, Lacambra M, Tan PH, Tse GM. Fine nee- dle aspiration cytology of the breast: the nonmalig- nant categories. Patholog Res Int. 2011;2011:547580.

[162] Scopa CD, Koukouras D, Androulakis J, Bonikos D. Sources of diagnostic discrepancies in fine-needle aspi- ration of the breast. Diagn Cytopathol. 1991;7(5):546–548.

[163] Britton PD, Provenzano E, Barter S, Gaskarth M, Goud A, Moyle P, Sinnatamby R, Wallis M, Benson JR, Forouhi P, Wishart GC. Ultrasound guided per- cutaneous axillary lymph node core biopsy: how often is the sentinel lymph node being biopsied? Breast. 2009;18(1):13–16.

[164] Karnon J, Peters J, Platt J, Chilcott J, McGoogan E, Brewer N. Liquid-based cytology in cervical screen- ing: an updated rapid and systematic review and eco- nomic analysis. Health Technol Assess 2004;8(20).

[165] Mayor S. NHS cervical screening programme to intro- duce liquid based cytology. BMJ. 2003;327(7421):948.

[166] Saqi A. The state of cell blocks and ancillary test- ing: past, present, and future. Arch Pathol Lab Med. 2016;140(12):1318–1322.

[167] Tripathy K, Misra A, Ghosh JK. Efficacy of liquid- based cytology versus conventional smears in FNA samples. J Cytol. 2015;32(1):17–20. https://doi. org/10.4103/0970-9371.155225.

[168] Fournier D, Joris F, Pauzé JL, Gaudin G, Vogel J. Avantages pratiques du transport en milieu liquide lors de ponction à l'aiguille fine des lésions du sein : à propos de750 ponctions dont 210 cancers. 21es journées Nationales de la Société Française de Sénologie et de Pathologie Mammaire, 20–22 oct 1999.

[169] Joris F, Pauzé JL, Fournier D, Gaudin G, Vogel J. Cytologie des lésions du sein par ponction à l'aiguille : comparaison des potentialités du transport en milieu liquide et de l'anal- yse en couche mince par rapport à la méthode traditionnelle d'étalement sur lames. Erster Gemeinsamer Senologie Kongress der Deutschen-Österreichischen-Schweizer Gesellschaft für Senologie. Lugano. 5-8 Juli 2000.

[170] Jing X, Wey E, Michael CW. Diagnostic value of fine needle aspirates processed by ThinPrep® for the assessment

of axillary lymph node status in patients with invasive carcinoma of the breast. Cytopathology. 2013;24:372–376.

[171] Britton P, Moyle P, Benson JR, Goud A, Sinnatamby R, Barter S, Gaskarth M, Provenzano E, Wallis M. Ultrasound of the axilla: where to look for the sentinel lymph node. Clin Radiol. 2010;65(5):373–376.

[172] Cox K, Sever A, Jones S, Weeks J, Mills P, Devalia H, Fish D, Jones P. Validation of a technique using micro- bubbles and contrast enhanced ultrasound (CEUS) to biopsy sentinel lymph nodes (SLN) in pre-operative breast cancer patients with a normal grey-scale axil- lary ultrasound. Eur J Surg Oncol. 2013;39(7):760–765.

[173] Cui XW, Jenssen C, Saftoiu A, et al. New ultra- sound techniques for lymph node evaluation. World J Gastroenterol. 2013;19:4850–4860.

[174] Sever AR, Mills P, Weeks J, Jones SE, Fish D, Jones PA, Mali W. Preoperative needle biopsy of sentinel lymph nodes using intradermal microbubbles and contrast-enhanced ultra- sound in patients with breast cancer. AJR Am J Roentgenol. 2012;199(2):465–470.

[175] Ouyang Q, Chen L, Zhao H, et al. Detecting metas- tasis of lymph nodes and predicting aggressiveness in patients with breast carcinomas. J Ultrasound Med. 2010;29:343–352.

[176] Yang WT, Metreweli C, Lam PK, Chang J. Benign and malignant breast masses and axillary nodes: evaluation with echo-enhanced color power Doppler US. Radiology. 2001;220:795–802.

[177] Genta F, Zanon E, Camanni M, Deltetto F, Drogo M, Gallo R, Gilardi C. Cost/accuracy ratio analysis in breast cancer patients undergoing ultrasound- guided fine-needle aspira- tion cytology, sentinel node biopsy, and frozen section of node. World J Surg. 2007;31(6):1155–1163.

[178] Glynn RW, Williams L, Dixon JM. A further sur- vey of sur- gical management of the axilla in UK breast cancer patients. Ann R Coll Surg Engl. 2010;92(6):506–511.

[179] Fillion MM, Glass KE, Hayek J, Wehr A, Phillips G, Terando A, Agnese DM. Healthcare costs reduced after incorporating the results of the American College of Surgeons Oncology Group Z0011 trial into clinical practice. Breast J. 2016;30.

[180] Camp MS, Greenup RA, Taghian A, Coopey SB, Specht M, Gadd M, Hughes K, Smith BL. Application of ACOSOG Z0011 criteria reduces perioperative costs. Ann Surg Oncol. 2013;20(3):836–4.

[181] McMasters KM, Wong SL, Tuttle TM, Carlson DJ, Brown CM, Dirk Noyes R, Glaser RL, Vennekotter DJ, Turk PS, Tate PS, Sardi A, Edwards MJ. Preoperative lymphoscintig- raphy for breast can- cer. Ann Surg. 2000;231(5):724–731.

[182] Gnant M, Harbeck N, Thomssen C. St. Gallen 2011: sum-

mary of the consensus discussion. Breast Care (Basel). 2011;6(2):136–141.

[183] Dengel LT, Van Zee KJ, King TA, Stempel M, Cody HS, El-Tamer M, Gemignani ML, Sclafani LM, Sacchini VS, Heerdt AS, Plitas G, Junqueira M, Capko D, Patil S, Morrow M. Axillary dissection can be avoided in the majority of clinically node- negative patients undergoing breast-con- serving ther- apy. Ann Surg Oncol. 2014;21(1):22–27.

[184] Giuliano AE, Ballman K, McCall L, Beitsch P, Whitworth PW, Blumencranz P, Leitch AM, Saha S, Morrow M, Hunt KK. Locoregional recurrence after sentinel lymph node dissection with or without axillary dissection in patients with sentinel lymph node metasta- ses: long-term follow-up from the American College of Surgeons Oncology Group (Alliance) ACOSOG Z0011 randomized trial. Ann Surg. 2016;264(3):413–420.

[185] Joyce DP, Lowery AJ, McGrath-Soo LB, Downey E, Kelly L, O'Donoghue GT, Barry M, Hill AD. Management of the axilla: has Z0011 had an impact? Ir J Med Sci. 2016;185(1):145–149.

[186] Gentilini O, Veronesi U. Abandoning sentinel lymph node biopsy in early breast cancer? A new trial in progress at the European Institute of Oncology of Milan (SOUND: Sentinel node vs Observation after axillary UltraSouND). Breast. 2012;21(5):678–681.

[187] Reimer T, Hartmann S, Stachs A, et al. Local treat- ment of the axilla in early breast cancer: concepts from the National Surgical Adjuvant Breast and Bowel Project B-04 to the planned Intergroup Sentinel Mamma trial. Breast Care (Basel). 2014;9:87–95.

[188] Humphrey KL, Saksena MA, Freer PE, Smith BL, Rafferty EA. To do or not to do: axillary nodal eval- uation after ACOSOG Z0011 trial. Radiographics. 2014;34(7):1807–1816.

[189] Reyna C, Kiluk JV, Frelick A, Khakpour N, Laronga C, Lee MC. Impact of axillary ultrasound (AUS) on axillary dis- section in breast conserving surgery (BCS). J Surg Oncol. 2015;111(7):813–818.

[190] Cox K, Weeks J, Mills P, Chalmers R, Devalia H, Fish D, Sever A. Contrast-enhanced ultrasound biopsy of sentinel lymph nodes in patients with breast cancer: implications for axillary metastases and conserva- tion. Ann Surg Oncol. 2016;23(1):58–64.

[191] Moorman AM, Bourez RL, Heijmans HJ, Kouwenhoven EA. Axillary ultrasonography in breast cancer patients helps in identifying patients preoperatively with limited disease of the axilla. Ann Surg Oncol. 2014;21(9):2904–2910.

第11章　乳腺癌的淋巴闪烁显像和前哨淋巴结定位

Lymphoscintigraphy and Sentinel Node Localization in Breast Cancer

Cornelis A. Hoefnagel

关键信息

前哨淋巴结活检（SLNB）是乳腺癌在显微镜下进行淋巴结分期的重要工具。

通过前哨淋巴结活检，可以使大多数乳腺癌患者避免进行根治性淋巴结切除术，从而增加患者获益并减少并发症。

根据腺叶概念，在肿瘤内或瘤周紧密给予示踪剂后，淋巴闪烁显像图将最好地代表肿瘤的淋巴引流。

为了确保正确的淋巴结被识别并作为"前哨淋巴结"切除，建议尽一切可能优化术前成像。

SPECT/CT比平面淋巴显像更敏感、更准确，尤其是在定位非腋窝前哨淋巴结方面时，这可能会影响手术入路。

前哨淋巴结活检对患者和医院工作人员来说都是一种安全的手术。

11.1　导言：核医学在乳腺癌中的作用

鉴于女性乳腺癌的高发病率，该病一直是各种核医学手术的重要适应证。在平面闪烁扫描时

代，使用骨闪烁扫描、肿瘤成像、闪烁扫描和淋巴闪烁扫描以及射血分数检测来监测化疗的潜在心脏副作用。

尽管骨闪烁显像在乳腺癌的分期和随访中仍然很重要，但如今，前哨淋巴结活检（SLNB）已成为在淋巴结水平对可手术乳腺肿瘤分期的重要工具，并使用了混合成像技术，通过将功能参数（由PET或SPECT提供）与解剖参考（由CT或MRI提供）相结合，可提供更高的灵敏度、特异性和准确性。

SPECT/CT与平面骨闪烁显像相结合，可更准确地检测和定位骨转移瘤。此外，它有助于区分因各种良性骨异常引起的转移灶和热点。

利用[18]F-氟脱氧葡萄糖（FDG）进行的正电子发射断层扫描（PET）在诊断、分期、复发和反应监测方面具有很高的灵敏度和准确性。虽然磁共振成像是原发性乳腺癌T分期的更好的技术，但是PET/CT在检测淋巴结和远处转移方面优于MRI。然而，SLNB仍然是在显微镜水平进行淋巴结分期的最佳技术。对于溶骨性和骨髓转移瘤的检测，FDG-PET/CT优于骨闪烁扫描，而后者在骨硬化（成骨细胞）转移瘤中更好。乳腺癌可能同时存在两种类型的骨骼转移。使用[18]F作为氟化物的PET/CT可用于骨显像，且灵敏度高于骨闪烁

C.A. Hoefnagel
Nuclear Medicine Consultant, Fazantstraat 38,
1171 HS Badhoevedorp, The Netherlands
e-mail: keeshoefnagel@quicknet.nl

© Springer International Publishing AG, part of Springer Nature 2018
D. Amy (ed.), *Lobar Approach to Breast Ultrasound*, https://doi.org/10.1007/978-3-319-61681-0_11

显像。^{18}F-FDG-PET/CT也可用于监测（术前）化疗的反应，以及随访期间淋巴结复发和转移的检测。

由于并非所有肿瘤都会积聚大量的FDG，并且这种放射性药物是非特异性的，使得很难进入乳腺进行PET引导活检，因此最近使用了大量更特异性的药物，并开发了新技术。后者包括使用专用乳腺PET技术（PEM，Mammi PET），允许对肿瘤代谢最活跃的部分进行活检，以及PET/MR，它将最敏感（但特异性很小）的乳腺成像（MR乳腺）技术与PET分子成像相结合，提高了特异性，并改善了（对于MRI）更困难区域病变的检测和评估。

本章将重点介绍淋巴闪烁显像技术和前哨淋巴结定位。

11.2 乳腺癌的淋巴闪烁显像技术

自20世纪70年代初以来，各种淋巴闪烁显像应用（在给予^{99m}Tc标记的微胶体后使用γ照相机）已用于乳腺癌，包括淋巴水肿的研究、术后淋巴引流的改变以及乳腺内淋巴显像在放射治疗计划中的应用。从这些早期的经验中，我们吸取到了一些教训，这些教训与最近的发展有关，即淋巴图谱作为前哨淋巴结活检程序的一个组成部分。类似技术用于放射性引导的隐匿性病变定位（ROLL）。

患者面临的一个重大负担可能是由于根治性手术和/或区域淋巴结放疗而导致的手臂淋巴水肿的发生，进行前哨淋巴结活检手术的原因之一是为了避免（事后看来）不必要的淋巴结清扫造成的损伤，并且只有在淋巴结（微）转移的情况下才进行这种手术。

如果出现淋巴水肿，可通过淋巴闪烁显像以半定量的方式客观评价肢体淋巴引流的速度和方式。这些结果可能有助于决定是否可行淋巴显微

手术或是否需要进行保守治疗，并可在随访期间确定此类治疗的益处。

淋巴显像还可显示乳腺手术淋巴结清扫后引流路径的改变。在一项比较乳腺癌根治术伴腋窝淋巴结清扫患者术前和术后淋巴显像的研究中，26/32的患者术前可见引流至同侧腋窝；然而，术后8例（29%）患者引流至对侧腋窝，这对随访和对侧腋窝淋巴结复发的处理有影响。如果对侧淋巴结转移或多或少被认为是远处转移的标志，在我们目前的前哨淋巴结的概念中，它将被认为是"新的"前哨淋巴结（新前哨淋巴结）。

为了便于对乳腺癌患者的乳腺内淋巴结进行放射治疗，可通过乳腺内淋巴闪烁显像对这些淋巴结的位置以及可选择淋巴路径进行可视化。对这些淋巴结进行放射治疗的适应证是原发肿瘤的内侧或中央定位、腋窝淋巴结转移、不能手术的乳腺癌、肿瘤阳性的锁骨下淋巴结活检和局部肿瘤复发。

将40~80MBq（1~2mCi）的小体积（0.1~0.2mL）^{99m}Tc-纳米胶体肌肉内注射入腹部前直肌在受累乳房的一侧，在45°角下的同侧腋窝方向，大约2h后，制作带有^{57}Co标记的静态淋巴闪烁显像图，指示胸骨中线；随后，向对侧直肌内注射，2h后，在标准辐射场的角上重复进行有和无^{57}Co标志物的闪烁扫描。这样就可以确定标准辐射场是否包括所有淋巴结（如果不包括，则必须进行校正）以及距中线的最小和最大距离是多少（以观察辐射场是否可以缩小，从而避免照射过多的肺组织）。

淋巴闪烁显像评分为正常、不明确/疑似或病理性，病理标准为淋巴结链不完整和淋巴结明显充盈缺损。从组织学上可知，在可手术的乳腺癌中，9%~24%的患者存在乳腺内淋巴结转移，所报道的22%~27%病理性淋巴转移瘤的百分比与此一致。此外，闪烁图可能会消除所谓的交叉现象，即对侧淋巴结，在大多数情况下，该

淋巴结会在标准辐射场之外。

荷兰癌症研究所数千名患者使用该技术的经验表明，病理学总百分比为27.9%，且该百分比随着疾病阶段而增加。26.5%的患者需要校正辐射场，14.0%的正常人和45.3%的异常淋巴水肿患者出现交叉现象，几乎总是需要校正辐射场。

与前哨淋巴结活检过程相关的是，观察到淋巴引流存在较大的个体差异，以及Ege和Bourgeois的长期随访研究已证明了内乳淋巴结的预后意义，与腋窝淋巴结这一更可接受的预后参数类似：在淋巴显像正常的患者中，Ege发现五年生存率为83%，而病理性淋巴显像患者的生存率为50%（表11.1）。

11.3　前哨淋巴结活检：从概念到实践

1977年，泌尿外科医生Cabanas首次使用"前哨淋巴结"一词，并报道了他（放射学）治疗阴茎癌的方法。但直到1992年，Morton才在早期黑色素瘤中引入外科肿瘤学中的前哨淋巴结活检术。该手术基于淋巴结转移的有序进展的概念：肿瘤直接引流到一个或几个第一淋巴结称为前哨淋巴结，从该淋巴结与所谓的第二梯队淋巴结存在进一步的连接。

首先，绘制肿瘤的淋巴引流路径图，通过淋巴闪烁显像术识别前哨淋巴结并标记在皮肤上，以便随后在手术期间通过联合使用术中探针和注射亚甲蓝染料更容易定位前哨淋巴结，然后选择性地切除前哨淋巴结。如果通过病理学，发现这些第一级淋巴结没有肿瘤细胞，可以避免可能与额外的发病率和并发症（如淋巴水肿）相关的更广泛的淋巴结手术。

此过程代表了一种敏感的分期方法。联合方法在乳腺癌中的检出率为93%～100%，仅亚甲蓝染料的检出率为66%～82%，使用无淋巴显像的探针的检出率为84%～93%。假阴性结果数呈反比（表11.2）。

前哨淋巴结活检（SLNB）过程是外科肿瘤学中可手术肿瘤淋巴结分期的重要工具。然而，为了使整个治疗策略基于对单个或几个淋巴结的分析，将正确的淋巴结识别为前哨淋巴结至关重要。为了使该程序尽可能成功和可靠，淋巴闪烁显像研究必须符合最高质量标准，这可以通过使用正确的放射性药物（通常优选直径范围为5～75nm的^{99m}Tc标记的微胶体）、细致的示踪剂给药（取决于适应证）和使用现代γ照相机、在前部和后部投影中每隔几个时间间隔执行成像（对于俯卧位的乳腺癌），使用5co-flood通过透

表11.1　内乳淋巴显像（IML）结果的预后意义

节点状态	Ege 1978	Bourgeois 1998
	3年的复发率	复发/进展率
腋窝阴性/IML阴性	9%	4%
腋窝阳性/IML阴性	21%	28%
腋窝阴性/IML阳性	21%	13%
腋窝阳性/IML阳性	32%	45%
	五年生存率	复发率
正常的IML	83%	21%
病理性IML	50%	40%

表11.2 乳腺癌淋巴结活检：技术和结果

作者	患者人数	SN鉴定	假阴性
仅亚甲蓝染料			
Giuliano等	174	0.66	0.11
Guenther等	145	0.71	0.1
Flett等	68	0.82	0.17
仅探针			
Crossin等	50	0.84	0.13
Krag等	443	0.93	0.11
扫描/染色/探针			
Doting等	136	0.93	0.05
Cox等	466	0.94	0.01
Chatterjee等	60	0.97	0.05
V/d Ent等	70	—	0.04

射扫描定义身体轮廓来实现。以及借助于标记源或笔来识别和定位前哨淋巴结，在患者将被操作的位置中用不可擦除墨水标记在皮肤上的位置。

自20世纪90年代初这种技术被引入用于黑色素瘤和乳腺癌后，临床适应证的数量显著增加，现在SLNB已用于多种肿瘤类型，包括阴茎癌、外阴癌、睾丸癌、宫颈癌、前列腺癌、膀胱癌、头颈癌、甲状腺癌、肺癌、食管癌、胃癌和结直肠癌、肛门癌和默克尔细胞瘤。对于某些适应证，平面淋巴显像可能足以定位前哨淋巴结。但对于位于解剖学上更具挑战性的区域（如头颈部、腹部和盆腔区域）的肿瘤或淋巴管，则需要更先进的技术，如SPECT/CT和术中微型γ照相机的使用。

前哨淋巴结活检术的主要成功决定因素是给药剂量、胶体大小、胶体颗粒数量（浓度）、给药途径、方案和淋巴显像质量。由于核医学医师、技术人员和临床医师都有独特的学习曲线，因此经验是一个同样重要的因素，核医学、临床和病理部门之间的团队合作也是如此。

11.4 从腺叶视野看乳腺癌的前哨淋巴结（有疑问）

腋窝淋巴结清扫术（ALND）一直被认为是乳腺癌手术的重要分期方法。然而，随着早期诊断的趋势，肿瘤阴性剥离的数量正在增加，并且该手术与许多并发症相关，例如疼痛、感觉异常、感染、淋巴水肿和肩部功能受损。经过学习阶段并遵守高质量标准后，前哨淋巴结活检（SNLB）程序也是一种准确的分期方法，这减少了不必要的ALND的数量，降低了可避免的疾病的风险，并且可以提供更好的美容效果。前哨淋巴结手术的主要适应证是可操作的、可触及的乳腺癌，无任何淋巴结转移的临床证据和不可触及的肿瘤，为此可使用探针检测前哨淋巴结和定位不可触及病变。

当分期和预后的关注点最初在腋窝时，淋巴闪烁显像研究已证明乳腺引流途径多且更复杂，前哨淋巴结的位置显示出很大的个体差异。除引流至同侧腋窝外，还可引流至内乳淋巴结、乳腺内淋巴结、胸内和胸下淋巴结、锁骨下淋巴结和对侧腋窝淋巴结。因此，前哨淋巴结的淋巴造影需要高质量的闪烁显像研究。这些研究的结果可能受到许多因素的影响，如果将这些因素考虑在内，手术将会得到改善。

目前采用几种给药途径：皮下给药、瘤周给药和肿瘤内给药。表11.3总结了每种方法的特点：4次瘤周注射紧密围绕肿瘤，1次瘤内注射显示可比较的闪烁显像结果，更局限的注射部位是后一种技术的优势，使乳房内淋巴管和淋巴结以及靠近肿瘤的腋窝淋巴结可视化（图11.1）。在这3种技术中，皮下给药后的淋巴闪烁显像将反映肿瘤的引流情况。在一项对78例乳腺癌患者同时进行皮下和皮下注射的对比研究中，Alazraki等表明，尽管在74/79例患者中，相同的腋窝淋巴结被确定为前哨淋巴结，但瘤周技术显示19例患者

（21%）的内乳淋巴结在皮下注射后不可见。

在腺叶入路概念的背景下，应强调的是，与皮下注射后的淋巴显像不同，腺叶淋巴引流最好由肿瘤内给药后的淋巴造影表现，因为它始终反映肿瘤叶内的引流；（紧密地）瘤周给药（围绕肿瘤的4次注射）也可以反映腺叶引流，但是，在肿瘤位于腺叶边缘附近的情况下，如果任何注射已经发生在该腺叶中，也可以代表邻近的腺叶的引流。在一些中心，皮下给药有利于腋窝淋巴结成像，而术中定位不可触及的肿瘤时，可进行肿瘤内给药。然而，肿瘤内给药后，通过单次手术即可有效且更可靠地显示肿瘤位置及其淋巴引流与乳腺癌患者一样，皮下给药后淋巴引流通常比黑素瘤的情况慢；在前（仰卧位）和侧（俯卧位）投影中以若干时间间隔进行闪烁显像是重要的，因为在具有多个前哨淋巴结的患者中，引流可以是快的或慢的，也可以是两者的组合。

在荷兰癌症研究所接受鞘内注射后SLNB手术的前549例乳腺癌患者中，发现了206个病理前哨淋巴结（37.5%），其中大多数位于同侧腋窝。

表11.3 乳腺癌前哨淋巴结手术：给药途径

	皮下给药	瘤周给药	肿瘤内给药
注射	单一	多个	单一
引流(速度)	快	慢	快/慢
闪烁图上的注射部位	突出的	非常突出	界限
内乳淋巴结	很少见到	++	++
乳房内淋巴结	从未见过	+	++
反映肿瘤的引流	+/-	+	++
反映腺叶引流	-	+	++

图11.1 乳腺癌瘤内注射后前哨淋巴结的平面闪烁照片，与肿瘤引流物最佳匹配，符合腺叶概念。此外，界线注射部位允许检测3个淋巴盆中的前哨淋巴结，即腋窝（A）、内乳链（B）和乳房内（C）。在一项对78例乳腺癌患者同时进行皮下和皮下注射的对比研究中，Alazraki等表明，尽管在74/79例患者中，相同的腋窝淋巴结被确定为前哨淋巴结，但瘤周技术显示19例患者（21%）的内乳淋巴结在皮下注射后不可见

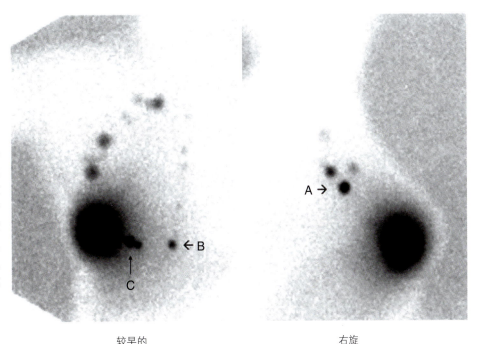

较早的　　　　　　　　　　　右旋

149例患者（27%）检测到非腋窝前哨淋巴结，其中15例腋窝无前哨淋巴结。它们位于内乳链（104例患者；19%）、乳房内（38例）、外侧淋巴结内（9例），或在锁骨下或锁骨上淋巴结内（12例患者）。总体而言，外科医生可切除这些淋巴结中的128个（86%），其中26个经证明为肿瘤阳性（20%）。由于这一发现，这些患者的治疗方法发生了改变。与腋窝肿瘤阳性前哨淋巴结导致手术清理受累腋窝类似，在内乳链中发现肿瘤阳性前哨淋巴结表明需要对这些淋巴结进行放射治疗。

通过观察连续700例接受前哨淋巴结手术并接受股内给药的患者中^{99m}Tc-纳米胶体与原发性乳腺肿瘤部位的引流模式，Estourgie等发现，内乳淋巴结引流发生于32.4%的内上象限肿瘤、52.0%的内下象限肿瘤、29.5%的外下象限肿瘤、10.4%的外上象限肿瘤和23.7%的乳腺中心肿瘤。此外，不可触及的病变往往比可触及的肿瘤更频繁地向内乳淋巴结引流。

通过优化胶体颗粒的给药剂量和数量，可进一步改善淋巴闪烁显像结果:在荷兰癌症研究所的前100例患者中，使用平均给药剂量为61.6MBq ^{99m}Tc-纳米胶体，闪烁显像前哨淋巴结检测率为83%，总体识别率（即在检查期间使用扫描、探针和亚甲蓝染料）为90%。通过增加后续75例患者的剂量（平均剂量93.4 MBq），检出率上升至93%，鉴别率上升至97%。通过在第3组（76例患者）中使相同剂量水平的同源颗粒数目加倍，在99%的患者中闪烁显像检测到前哨淋巴结；此外，淋巴管，有助于识别前哨淋巴结，更经常地被显示，前哨淋巴结的计数率更高，便于由外科医生做探针检测，最重要的是，更多的病理淋巴结被发现。

随着乳腺癌筛查项目在各个国家的逐步引入，外科医生和影像科医生正在面对越来越多的不可触知的乳房病变，其不一定都是恶性的。如果通过乳腺X线检查、超声检查和细胞学检查可以确定诊断为乳腺癌；前哨淋巴结手术也适用于这一组患者，其可能具有保乳手术和前哨淋巴结活检的最大益处。肿瘤内给予示踪剂后，在超声检查或立体定向或^{125}I-seed引导下，使用相同的成像方案进行前哨淋巴结活检，结果与可触及肿瘤效果相同。同时，手术中使用切除探头可以很容易地定位原发性肿瘤。

放射引导隐匿性病变定位（ROLL）是一种用于诊断性切除活检的技术，代替了传统的使用钩形钢丝来指导外科医生。如上所述，放射性药物在病变内注射，闪烁扫描确认后，外科医生切除病变。如果病变可能是恶性的，则在单独的情况下进行前哨淋巴结活检。

11.5　混合成像的作用

在选定的情况下，可将单光子发射断层扫描结合计算机断层扫描（SPECT/CT）添加到平面闪烁扫描中用于多种适应证，其中之一是前哨淋巴结定位。进行平面闪烁扫描后，对选定区域进行SPECT检查。随后，制作感兴趣区域的X线地形图，随后进行螺旋CT扫描，或者使用低剂量（在大多数情况下足够）或者使用较高（"诊断"）剂量和静脉注射造影剂。重建和衰减校正的SPECT图像与CT切片融合，产生一系列跨轴、冠状和矢状SPECT/CT融合图像。

SPECT/CT对乳腺癌前哨淋巴结的检测和正确定位有重要价值，特别是如果它涉及非腋窝前哨淋巴结的定位，如内乳、乳房内、胸间和胸下淋巴结，并排除由于非淋巴结示踪剂积聚（如淋巴内或污染）引起的假阳性发现。它为外科医生提供了接近和切除前哨淋巴结所需的解剖细节（图11.2）。在平面淋巴显像未显示前哨淋巴结的情况下，半数病例仍可通过SPECT/CT检测到前哨淋巴结。

图11.2　由SPECT/CT（右）补充的平面闪烁扫描（左）检测和定位左腋窝、乳房内和内乳中的前哨淋巴结链条

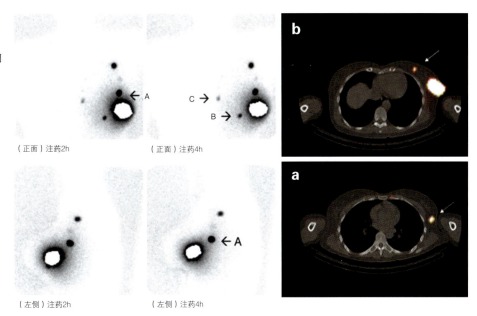

（正面）注药2h　　（正面）注药4h

（左侧）注药2h　　（左侧）注药4h

平面淋巴显像的连续图像对于识别早期作为前哨淋巴结出现的淋巴结仍然很重要。然而，SPECT/CT可更好地实现这些前哨淋巴结的解剖定位在横轴、矢状和冠状投影中的图像准确地定位两个胸肌之间的淋巴结，改变手术方法（图11.3）。尽管使用[18]F-氟脱氧葡萄糖（FDG）的PET/CT和PET/MR在乳腺肿瘤的诊断、分期、再分期和反应监测方面具有很高的灵敏度和准确性，但前哨淋巴结活检仍然是显微镜下淋巴结分期的最佳技术。

将SPECT/CT研究向前推进一步，可以以二维方式（横轴面、冠状面和/或矢状面）或三维方式显示SPECT/CT融合图像。对于后者，SPECT/CT融合图像以体积绘制的方式堆叠和显示。该软件允许从各种参数中进行选择，通过这些参数，可以在其周围环境中显示哨点节点，突出显示解剖结构，例如骨骼、肌肉和/或皮肤。虽然3D体绘制图像（以静态、旋转或倾斜模式显示）包含与2D断层融合图像基本相同的信息，但3D体积绘制显示为外科医生提供了有吸引力且更容易解释的三维路线图（图11.4）。向外科医生提供的改进的解剖信息可能会影响手术方法，从而达到保留正常解剖结构的目的。新的发展包括在手术过程中使用术中微型γ照相机，以及在注射混合示踪剂（[99m]Tc-纳米胶体+吲哚菁绿）后在手术过程中将γ探针检测与荧光成像相结合。

11.6　成本和安全问题

在许多国家，乳腺癌的发病率很高。在荷兰，这种疾病占女性所有新癌症病例的30.7%（男性为0.1%），这意味着每10名女性中就有1名在其一生中将遭遇乳腺癌。

黑色素瘤患者前哨淋巴结活检与根治性淋巴结切除术的成本效益分析显示，显著节约费用且并发症数量显著减少。在乳腺癌中，经济利益不太明显。Gemignani等表明，两种手术的总医院费用相似，这主要是由于SLNB组中较高的病理学费用和使用冷冻切片分析。当前哨淋巴结为肿瘤阴性时，SLNB的住院费用低于腋窝淋巴结清扫；然而，当结果为阳性时费用较高，尤其是当免疫组化后病理结果纠正导致入院进行再次手术时。然而，由于手术范围较小、麻醉时间较短、住院时间较短、感染较少、手术并发症较少，以及美容

图11.3 中心位于左乳房外上侧象限的不可触及乳腺癌的前哨淋巴结标测。当平面闪烁图（左）可能提示左侧腋窝引流时，SPECT/CT

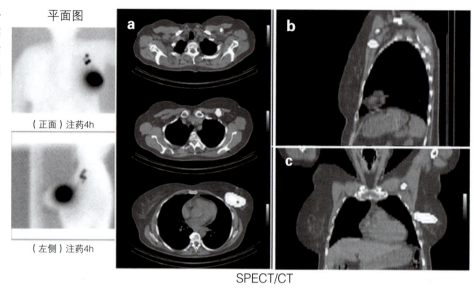

平面图

（正面）注药4h

（左侧）注药4h

SPECT/CT

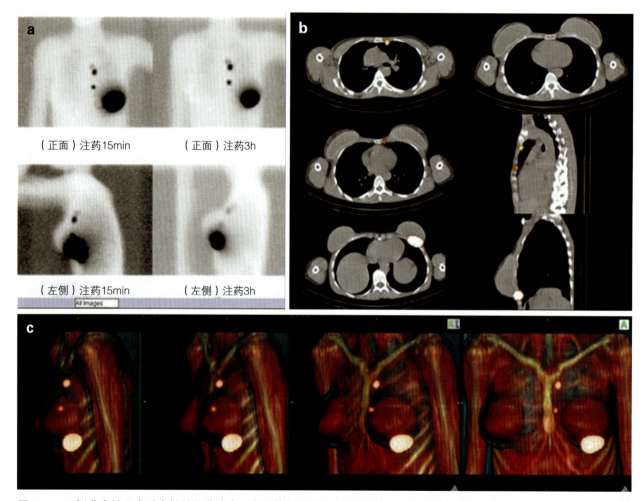

（正面）注药15min（正面）注药3h

（左侧）注药15min（左侧）注药3h

图11.4 双侧乳房植入术后未触及的乳腺癌，淋巴管仅引流至内乳淋巴结，平面闪烁扫描（a）、SPECT/CT（b）、3D体绘制（c）显示

效果和减少患者负担/痛苦及社会影响（如缺勤、无法恢复先前的工作、再教育、接受），最初缺乏经济利益必须与预防发病率的利益相平衡。在一些患者中，内乳淋巴结放射治疗和淋巴臂保守治疗或显微手术的费用被避免，这些费用将在以后产生。

要考虑的主要辐射安全问题是患者的吸收辐射剂量、医院工作人员的暴露和累积辐射负担以及辐射污染环境。由于淋巴闪烁显像是一种常规核医学技术，使用相对较低的^{99m}Tc给药剂量，且切除的含^{99m}Tc组织未被彻底处理，因此环境无风险。前哨淋巴结中的放射性胶体摄取量仅为给药剂量的一小部分：在荷兰癌症研究所，已在51例乳腺癌患者中测量了名义上是74MBq ^{99m}Tc-纳米胶体给药24h后切除前哨淋巴结中的活性量。前哨淋巴结的平均摄取量为6.5kBq（范围0.03~102kBq），是注射的放射性胶体的0.16%（范围0.001%~2.5%）。

由于^{99m}Tc的给药剂量相对较低，淋巴显像对患者的辐射负荷较低；到目前为止，最大的吸收辐射剂量是在注射部位，即在肿瘤内注射的情况下原发性肿瘤将被切除。相比之下，对全身、骨髓、卵巢或睾丸的剂量要低得多（大约是常规骨扫描的10倍）。

对于医院工作人员，SLNB的辐射防护措施必须侧重于减少外部辐射暴露（通过限制暴露持续时间，尽可能保持距离，屏蔽放射性物质，手术时间，以及使用热发光探测器和/或袖珍剂量仪监测人员），并侧重于避免放射性内部污染，即通过防止吸入（面罩）和摄入（手套），避免意外伤害，清除放射性废物，以及将所有使用过的手术器械视为已污染。

患者和工作人员的辐射负担较低，可以推断，在注射75MBq ^{99m}Tc-微胶体后3~6h内进行手术的外科医生，在达到公众手中的年度剂量限值（50mSv/a）之前，每年至少可以进行2000次前哨淋巴结活检。实际上，这是无法实现的。

计算连续参与前哨淋巴结手术的每名工作人员的辐射暴露量以及手和身体的剂量，结果表明，在放射性药物给药期间，核医学物理学家的手的剂量最高。随后，在显像阶段，核医学技术人员接受的剂量相对较低。关于对外科工作人员的剂量，应注意的是，医生可以通过在施用放射性药物24h后而不是4h进行操作，将对手和身体的辐射剂量减少10倍。对病理学家的辐射剂量可以忽略不计。

结论

前哨淋巴结活检是乳腺癌在显微镜下进行淋巴结转移分期的重要工具。

为了确保正确的淋巴结被识别并作为"前哨淋巴结"切除，通过各种可能的方法优化术前成像是至关重要的。SPECT/CT比平面淋巴显像更敏感、更准确，尤其是在定位非腋窝前哨淋巴结方面，这可能会影响手术入路。SPECT/CT混合成像优于单纯SPECT成像。

在乳腺癌中，如果考虑与手术直接相关的费用，前哨淋巴结活检不是一种特别节省成本的手术；然而，权衡患者的利益和并发症的减少，获得了有利于前哨淋巴结手术的平衡。

前哨淋巴结活检对患者和医院工作人员来说都是一种安全的手术。尽管对人员的辐射风险较低，但适当的辐射防护指南和手术时间可进一步降低对人员的辐射剂量。

参考文献

[1] Koolen BB, Vrancken Peeters MJTFD, Aukema TS, et al. 18F-FDG PET/CT as staging procedure in pri- mary stage II and III breast cancer: comparison with conventional imaging techniques. Breast Cancer Res Treat. 2012;131:117–126.

[2] Groheux D, Giacchetti S, Espie M, et al. Early moni- toring of response to neoadjuvant chemotherapy in breast can-

cer with 18F-FDG PET/CT: defin- ing a clinical aim. Eur J Nucl Med Mol Imaging. 2011;38:419–425.

[3] Koolen BB, Vogel WV, Vrancken Peeters MJTFD, et al. Molecular imaging of breast cancer: from whole-body PET/CT to dedicated breast PET. J Oncol. 2012;2012:438647.

[4] Pace L, Nicolai E, Luongo A, et al. Comparison of whole body PET/CT and PET/MRI in breast can- cer patients: lesion detection and quatitation of 18F-deoxyglucose uptake in lesions and in normal organ tissues. Eur J Radiol. 2014;83:289–296.

[5] Hoefnagel CA, Sivro-Prndelj F, Valdés Olmos RA. Lymphoscintigraphy and sentinel node proce- dures in breast carcinoma: role, techniques and safety aspects. World J Nucl Med. 2002;1:45–54.

[6] McNeill G, Witte M, Witte C, et al. Whole-body lym- phoscintigraphy: preferred method for initial assess- ment of the peripheral lymphatic system. Radiology. 1989;172:495–502.

[7] Vaqueiro M, Gloviczki P, Fisher J, et al. Lymphoscintigraphy in lymphedema: aid to micro- surgery. J Nucl Med. 1986;27:1125–1130.

[8] Perre CI, Hoefnagel CA, Kroon BBR, et al. Altered lymphatic drainage after lymphadenec- tomy or radiotherapy of the axilla in breast cancer patients: a lymphoscintigraphic study. Br J Surg. 1996;83:1258.

[9] Haagensen CD. Metastasis of carcinoma of the breast to the periphery of the regional lymph node filter. Ann Surg. 1969;169:174–19.

[10] Ege GN. Internal mammary lymphoscintigraphy: a rational adjunct to the staging and management of breast carcinoma. Clin Radiol. 1978;29:453–456.

[11] Hoefnagel CA, Bartelink H, Heidendal Jeune M, Marcuse HR. Internal mammary lymphoscintigraphy for radiation therapy planning in breast carcinoma. J Eur Radiother. 1982;3:35–42.

[12] Ege GN, Elhakim T. The relevance of internal mam- mary lymphoscintigraphy in the management of breast carcinoma. J Clin Oncol. 1984;7:774–781.

[13] Bourgeois P, Frühling J. Lymphoscintigraphy in adult malig- nancy. In: Murray IPC, Ell PJ, editors. Nuclear medicine in clinical diagnosis and treat- ment. 2nd ed. Edinburgh: Churchill Livingstone; 1998. p. 783–790.

[14] Cabanas RM. An approach to the treatment of penile carci- noma. Cancer. 1977;39:456–466.

[15] Morton DL, Wen DR, Wong JH, et al. Technical details of intraoperative lymphatic mapping for early stage melanoma. Arch Surg. 1992;127:392–399.

[16] Reintgen D, Cruse CW, Wells K, et al. The orderly pro- gression of melanoma nodal metastases. Ann Surg. 1994;220:759–767.

[17] Nieweg OE, Valdés Olmos RA, Jansen L, et al. Cutaneous lymphoscintigraphy. In: Nieweg E, Reintgen T, editors. Lymphatic mapping and probe applications in cancer. New York: Marcel Dekker; 2000. p. 43–70.

[18] Rutgers EJT, Muller SH, Hoefnagel CA. The use of intra- operative probes in surgical oncology. In: Murray IPC, Ell PJ, editors. Nuclear medicine in clinical diagnosis and treatment. 2nd ed. London: Churchill Livingstone; 1998. p. 1025–1036.

[19] Van Diest PJ, Peterse HJ, Borgstein PJ, et al. Pathological investigation of sentinel lymph nodes. Eur J Nucl Med.

1999;26(suppl):S43–49.

[20] Giuliano AE, Kirgan DM, Guenther JM, Morton DL. Lymphatic mapping and sentinel lymphadenec- tomy for breast cancer. Ann Surg. 1994;220:391–398.

[21] Guenther JM, Krishnamoorthy M, Tan LR. Sentinel lymph- adenectomy for breast cancer in a com- munity managed care setting. Cancer J Sci Am. 1997;3:336–340.

[22] Flett MM, Going JJ, Stanton PD, Cooke TG. Sentinel node localization in patients with breast cancer. Br J Surg. 1998;85:991–993.

[23] Crossin JA, Johnson AC, Stewart PB, Turner WW Jr. Gamma-probe-guided resection of the sentinel node in breast cancer. Am Surg. 1998;64:666–668.

[24] Krag D, Weaver D, Ashikaga T, et al. The sentinel node in breast cancer—a multicenter validation study. N Engl J Med. 1998;339:941–946.

[25] Doting MH, Jansen L, Nieweg OE, et al. Lymphatic map- ping with intralesional tracer administration in breast carci- noma patients. Cancer. 2000;88:2546–2552.

[26] Cox CE, Pendas S, Cox JM, et al. Guidelines for sen- tinel node biopsy and lymphatic mapping of patients with breast cancer. Ann Surg. 1998;227:645–651.

[27] Chatterjee S, Menon M, Drew PJ, et al. Sentinel node biopsy in primary breast cancer: a prospective assess- ment of two complementary techniques. Eur J Surg Oncol. 1998;24:615–616.

[28] Van de Ent FWC, Kengen RAM, Van der Poll HAG, Hoofwijk AGM. Sentinel node biopsy in 70 unselected patients with breast cancer: increased feasibility by using 10 mCi radiocolloid in combination with a blue dye tracer. Eur J Surg Oncol. 1999;25:24–29.

[29] Uren RF, Hoefnagel CA. Lymphoscintigraphy. In: Thompson JF, Morton DL, Kroon BBR, editors. Melanoma. London: Martin Dunitz; 2004. p. 339–364.

[30] Alazraki NP, Grant S, Styblo T, et al. Peritumoral (PT) vs subdermal (SD) injection methods for sen- tinel lymph node (SLN) imaging and intraoperative localization using 2 filtra- tion sizes. J Nucl Med. 2000;41:71. (abstr).

[31] Tanis PJ, Nieweg OE, Valdés Olmos RA, et al. Impact of non-axillary sentinel node biopsy on staging and treatment of breast cancer patients. Br J Cancer. 2002;87:705–710.

[32] Estourgie SH, Valdés Olmos RA, Nieweg OE, et al. Lymphatic drainage patterns from the breast. Ann Surg. 2004;239:232–237.

[33] Valdés Olmos RA, Jansen L, Hoefnagel CA, et al. Evaluation of mammary lymphoscintigraphy by sin- gle intratumoral injection for sentinel node identifica- tion. J Nucl Med. 2000;41:1500–1506.

[34] Valdés Olmos RA, Tanis PJ, Hoefnagel CA, et al. Improved sentinel node visualization in breast cancer by optimizing the colloid particle concentration and tracer dose. Nucl Med Commun. 2001;22:579–586.

[35] Tanis PJ, Deurloo EE, Valdés Olmos RA, et al. Single intral- esional tracer dose for radioguided excision of clinically occult breast cancer and sentinel node. Ann Surg Oncol. 2001;8:850–855.

[36] Feggi L, Basaglia E, Corcione S, et al. An original approach in the diagnosis of early breast cancer: use of the same radio- pharmaceutical for both non-palpa- ble lesions and sentinel node localisation. Eur J Nucl Med. 2001;28:1589–1596.

[37] Luini A, Zurrida S, Paganelli G, et al. Comparison of

radioguided excision with wire localization in occult breast lesion. Br J Surg. 1999;86:522–525.

[38] Veit-Haibach P, Beyer T. State-of-the-art SPECT/ CT: technology, methodology and applications. Eur J Nucl Med Mol Imaging. 2014;41(Suppl 1):S1–S149.

[39] Van der Ploeg IMC, Valdes Olmos RA, Nieweg OE, et al. The additional value of SPECT/CT in lymphatic mapping in breast cancer and melanoma. J Nucl Med. 2007;48:1756–1760.

[40] Reintgen D, Albertini J, Milliotes G, et al. Investment in new technology research can save future health care dollars. J Fla Med Assoc. 1997;84:175–181.

[41] Gemignani ML, Cody HS 3rd, Fey JV, et al. Impact of senti-nel lymph node mapping on relative charges in patients with early-stage breast cancer. Ann Surg Oncol. 2000;7:575–580.

[42] Jansen L, Muller SH, Nieweg OE, et al Uptake of radiocolloid in sentinel lymph nodes. In: Jansen L. Sentinel Node Biopsy, evolving from melanoma to breast cancer, Thesis, University of Amsterdam 1999. pp 151–168.

[43] Miner TJ, Shriver CD, Flicek PR, et al. Guidelines for the safe use of radioactive materials during localiza- tion and resection of the sentinel lymph node. Ann Surg Oncol. 1999;6:75–82.

[44] Persijn K, de Geest E. Sentinel node method: radiolog- ical protection. Tijdschr Nucl Geneesk. 2000;20:62. (abstract).

第12章 乳腺超声图像上的非肿块性病变

Non-mass Lesions on Breast Ultrasound Images

Ei Ueno

乳腺病变分为两类：超声图像中的有肿块的异常和非肿块的异常。肿块是指其成分与周围组织不同的包块；非肿块异常是指在超声图像上难以识别为肿块的病变（图12.1）。

为了了解非肿块异常影像，必须了解乳腺癌的发生与进展。

12.1 乳腺癌的起源与进展

多步骤致癌是指乳腺癌进行性发生，而新生癌变是指突然发生的癌变。

乳腺癌一般情况下是进行性发生，正常→导管增生→不典型增生→导管原位癌（DCIS），最后是多步骤致癌的浸润性导管癌。新生型突然发展为浸润性癌是由正常乳腺组织→DCIS→浸润性导管癌。

多步骤致癌的类型在很长时间内不形成肿块，在这一时期通过钼靶或超声对乳腺检查发现的这种癌变并不罕见。

癌细胞在最初主要在终末导管小叶单位（TDLU）–小叶间导管和导管内增殖。随着癌的发展，导管扩张，小叶膨大，继而癌沿着乳腺导管扩散，在超声图像上可观察到癌细胞由乳腺小叶继续通过乳腺导管扩散。此外，癌在乳腺导管中增殖并相互融合，最后DCIS的一部分发生突变，并发展为浸润性癌（图12.2）。另一方面，新生型突然发展为侵袭性癌，而没有经过多个步骤（图12.3）。非肿块性病变按顺序可在多步骤中间被影像检测到，大多数为DCIS。

乳腺超声检查中的非肿块异常又细分为4种情况：

（1）导管的异常。

（2）乳腺内的低回声区。

（3）多发性小囊肿。

（4）结构异常。

基于这些异常的特征和分布，尤其是微钙化，可用于评估非肿块病变的类别。我将解释如何评估这些由日本乳腺及甲状腺超声协会权威认可的病变。

12.2 对于非肿块病变弹性评分

Tsukuba弹性评分是根据低回声区域中的颜色来判断的。硬度沿色谱显示：软组织为红色，硬组织为蓝色。低回声且弹性色谱表现为红–绿色的

E. Ueno, M.D.
Tsukuba International Breast Clinic,
Tsukuba, Ibaraki, Japan
e-mail: ueno@tsukuba-breast.jp

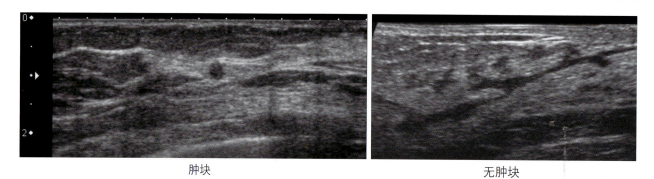

肿块　　　　　　　　　　　　　　　　　　　　　　无肿块

图12.1　肿块和非肿块异常：两者均为癌

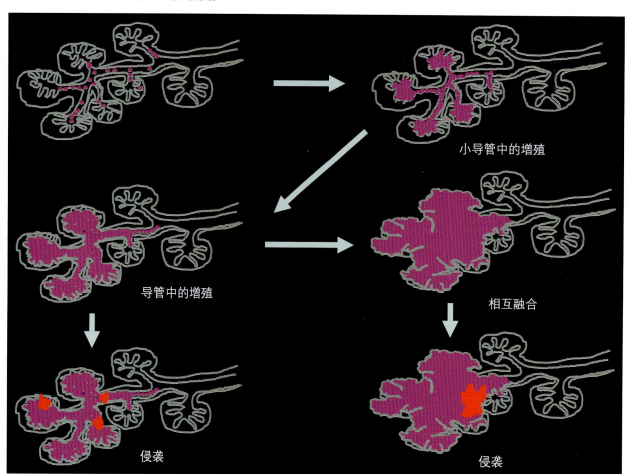

小导管中的增殖

导管中的增殖　　　　　　相互融合

侵袭　　　　　　　　　　侵袭

图12.2　腺癌序列

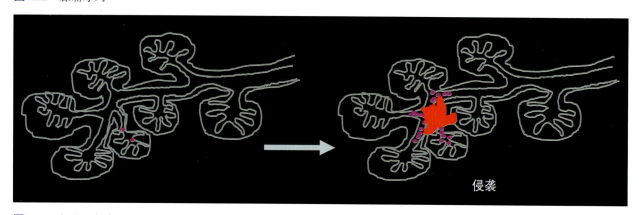

侵袭

图12.3　新生型的发展

病变得分为1分，蓝色与绿色混合的病变得分为2分，蓝色多的病变得分为3分，整个低回声区显示为蓝色的病变得分为4分，超出低回声区范围显示为蓝色的病例为5分（图12.4）。在评分为1的情况下，恶性病变是罕见的。

此方法对非肿块性病变的弹性评分尚未得到日本甲状腺乳腺超声协会（JABTS）的批准。

12.2.1　导管异常

12.2.1.1　定义

导管异常是指导管、管腔和管壁厚度不同于正常乳腺导管的病变。

这种异常是由导管内增生或伴随病变的分泌物滞留所引起的（图12.5）。大多数病变发生于TDLU，但少数发生在扩张的乳腺导管。

由TDLU发生的病变包括DCIS、非典型导管增生（ADH）和导管增生（DH），并有导管内乳头状瘤和导管内乳头状瘤病。异常发现包括：

（1）导管扩张。

（2）具有内部回声的导管，包括：

- 实性回声。
- 浮动回声。
- 灶性回声（图12.6）。
- 多发囊肿。
- 线性高回声。

（3）导管壁增厚。

（4）超声波将导管外的乳腺间质视为乳腺壁。

（5）导管管径不规则。

（6）弹性成像。

12.2.1.2　诊断

首先，导管扩张被认为是乳腺导管的异常。这种判断的分级分类如图12.7所示。当乳腺导管扩张延伸到多个叶时，需要考虑正常发育和退化的畸变（ANDI），但对于局限于节段区域或局部

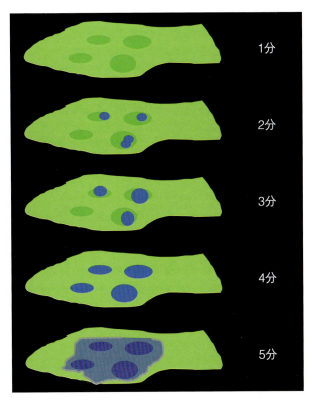

图12.4　非肿块性病变的弹性评分

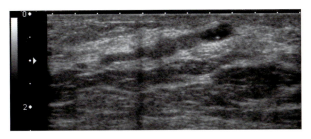

图12.5　49岁女性，导管扩张

的异常，必须考虑某种病变的存在。

接下来将观察导管内回声的特性。当在乳腺导管中观察到实体部分时，导管内存在着上皮细胞增殖。当回声具有流动性时，导管内可能存在出血。在实性部分如果出现微钙化，更有可能是恶性。

因为在应变弹性成像中，微钙化显示为绿色，这些结果优先于弹性评分（图12.8）。如果病变没有钙化，并显示为蓝色，则很可能是恶性的。在管状低回声的内部有时可以看到"双线征"（图12.9）。这一现象表现为乳腺导管周围

图12.6 女性，65岁，DCIS，扩张导管内的微钙化

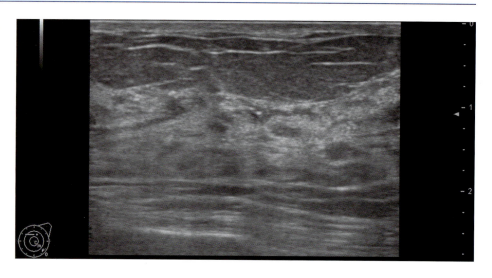

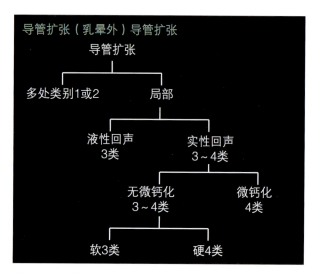

图12.7 导管异常的类别

的实质组织呈低回声，乳腺导管内壁表现为强回声线。这些并不是钙化。

12.2.2 乳腺低回声病变

12.2.2.1 定义

回声水平通常是基于脂肪来评估的，但这里是基于乳腺腺体的回声水平。当该水平低于乳腺，高于脂肪组织的回声时，该部分表现为"低回声"。

大多数乳腺疾病发生在TDLU中，并根据细胞增殖数量表现为各种形式。导管增生、不典型导管增生、导管原位癌就是这种类型，根据浸润程度分为以下3种类型：

（1）斑驳的低回声病变（图12.10）表现为乳腺内散在分布的小低回声灶。病变仍保留在TDLU中。

（2）局灶性低回声病变（图12.11）这是一种TDLU的低回声聚集，形成的局域性病灶模式。其形式类似于日本或菲律宾的地图。

（3）模糊的低回声病变（图12.12）这是一种表明低回声区的模式，小的低回声区域融合在一起。

12.2.2.2 诊断

据认为，进展顺序是斑点状、局灶性的和模糊的低回声病变。由多个TDLU引起的增生、不典型导管增生和DCIS在导管中增殖，形成小的多发性低回声区。DCIS在导管内逐渐扩散，并使导管扩张，形成一种区域性格局。此外，当癌细胞增多时，小叶相互黏附，以相同的顺序密集形成一个大面积的低回声区域。

我们可以根据上述病变过程对病变进行影像诊断。由于在区域性低回声病灶中，有大量的粉刺癌，钙化灶成为一个重要因素（图12.13）。判断过程如图12.14所示。

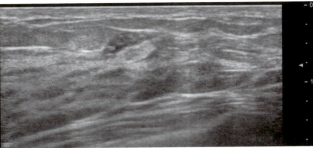

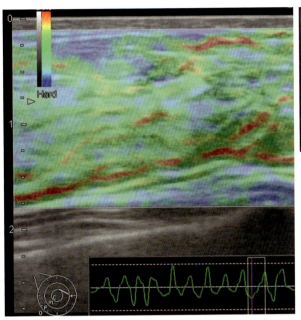

图12.8 导管癌伴有微钙化和微浸润

图12.9 27岁女性，双线征

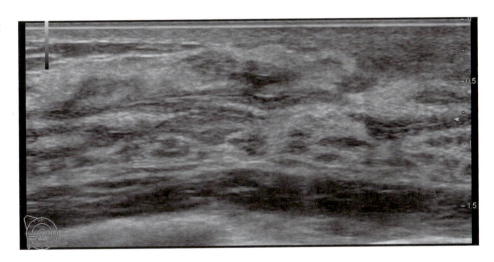

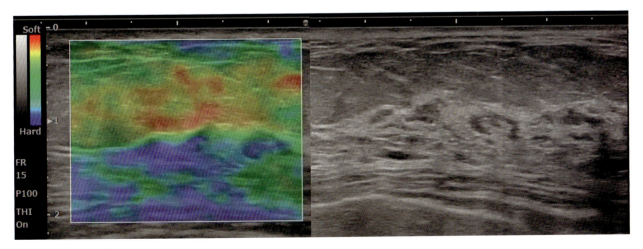

图12.10 斑驳图像：DCIS

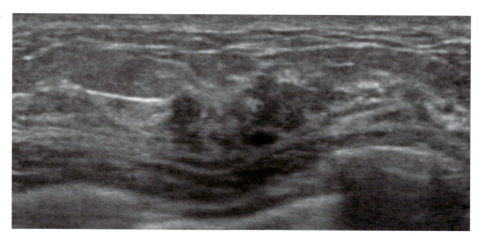

图12.11 局灶性低回声，病变：DCIS

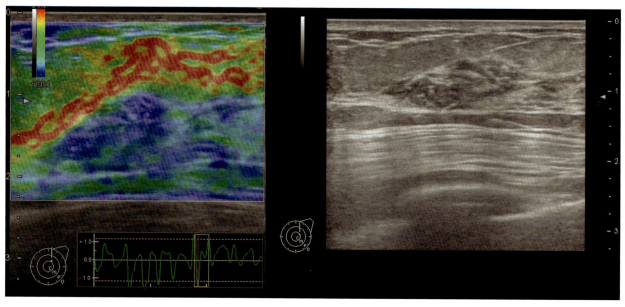

图12.12 模糊的低回声病变：68岁女性，DCIS

12.2.3 结构变形

病变组织的胶原生成牵引腺周组织并形成扭曲。良性的结构变形包括硬化性腺病、放射状瘢痕、手术瘢痕等。恶性病变有DCIS、小叶癌和硬癌。我们必须谨慎不要过度诊断，因为在一个20多岁的女性乳腺开始萎缩时，乳腺也可以出现扭曲变形。

在彩色多普勒方法中，结构畸变的疾病的多普勒血流信号比实体瘤更少。因为如果几乎不存在低回声区域，它的弹性评分会是1分（图12.15）或5分。弹性评分为5分表示癌（图12.16），它不伴有钙化。这种判断的级联反应如图12.17所示。

图12.13　局灶性的低回声伴微钙化：DCIS伴微侵袭（粉刺型），女性，47岁

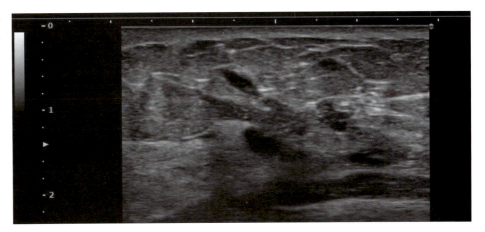

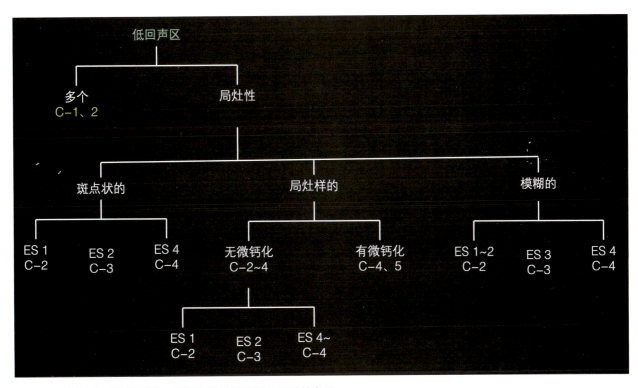

图12.14　低回声区类别评估，微钙化是低回声区最重要的发现

12.2.4　聚集性微囊肿

小囊肿聚集在一起，看起来像一簇葡萄的图案。大多数是良性疾病，但有时也可以是低恶性度的DCIS和乳头状癌。DCIS在弹性成像中表现为5分（图12.18）。

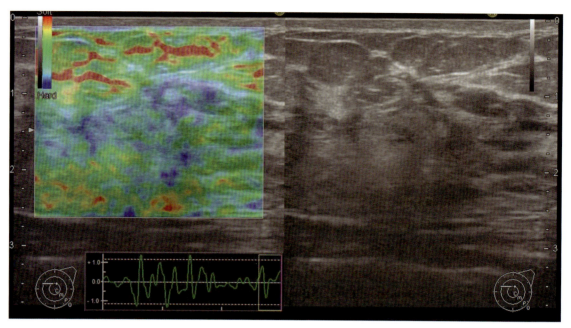

图12.15 良性改变，女性，25岁

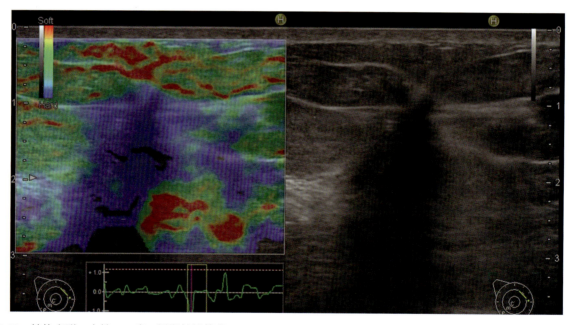

图12.16 结构变形：女性，52岁，浸润性导管癌

图12.17 结构变形的类别评估

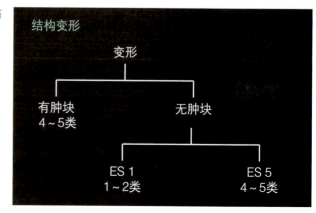

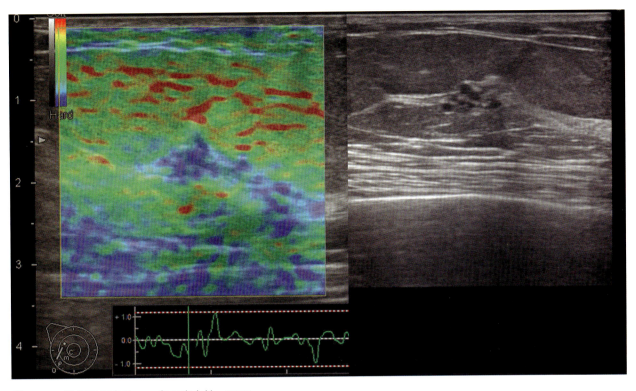

图12.18 聚集性微囊肿：一名65岁女性，DCIS

参考文献

[1] Ueno E. Real-time breast ultrasound. Tokyo: Nankodo; 1991. p. 60–63.

[2] Endo T, Kubota M, Konishi Y, et al. Draft diagnostic guidelines for non-mass image-forming lesions by the Japan Association of Breast and Thyroid Sonology (JABTS) and the Japan Society of Ultrasonics in Medicine. Springer: Research and Development of Breast Ultrasound; 2005. p. 89–100.

[3] Japan Association of Breast and Thyroid Sonology. Guideline for breast ultrasound/management and diagnosis. 3rd ed. Tokyo: Nankodo, Co., Ltd.; 2014.

[4] Ueno E. Standpoint of the surgeon in diagnosis and treatment for breast—conserving therapy. Japanese Journal of Clinical Radiology. 1996;41:945–52.

[5] Ueno E. Utility of breast ultrasound for breast con- serving therapy—mainly intraductal components. Mamma. 1998;(30):1–4.

[6] Itoh A, Ueno E, Tohno E, et al. Breast disease: clini- cal application of US elastography for diagnosis. Radiology. 2006;231:341–350.

[7] Michel Teboul and Michael Halliwell: Atlas of ultra- sound and ductal echography of the breast. Blackwell Science Ltd,1995

[8] Izumori A, Horii R, Akiyama F, et al. Proposal of a novel method for observing the breast by high- resolution ultrasound imaging: understanding the normal breast structure and its application in an observational method for detecting deviations. Breast Cancer. 2013;20:83–91.

第13章 超声检查乳腺钼靶阴性癌

Mammographic Negative Cancer Detected by Ultrasound

Vedrana Buljević

13.1 引言

用Tibor Tot的《乳腺癌：一种腺叶性疾病》中的几句话作为本章节的引言，随后将介绍几种通过钼靶看不到并通过超声检测到的早期乳腺癌的病例。通过上述病例的介绍，我将证明资料中所有的理论，即乳腺癌是一种腺叶性疾病，即使早期阶段也是如此。

资料来源：

第一章：腺叶病变理论——Tibor Tot（2007）

1.3 假设

1.3.2 生物时钟理论

"……恶性转化可能出现在病叶内的单个位点，也可在同一时间或有相当大的时差出现在一个以上的位点，或者在大量的位点上出现……"

1.3.3 类似概念Ewing

DCIS相当大的一部分生长在扩张的乳腺导管中。

Gallagher和Martin

"人类乳腺癌不是一个局限性的过程，而是一种影响乳腺上皮的弥漫性疾病。"

Teboul and Halliwell

"……乳腺癌为一种恶性弥漫性疾病，涉及受影响腺叶的整个上皮细胞……"

1.4 佐证

1.4.2 遗传证据Clarck等

"……他们发现，在形态正常的腺组织中，肿瘤周围可能存在一个因基因缺失而会发生肿瘤遗传不稳定区域，它可能在肿瘤发展之前就已经存在。通过DNA甲基化变化绘制原发乳腺癌相邻的"正常"乳腺组织的区域图，证明这些变化的区域延伸至原发性病变的4cm。这些发现与病叶的平均大小一致。"

1.5 早期乳腺癌

1.5.1 作为腺叶性疾病，乳腺癌的诊断条件

Tot

乳腺癌起源于腺叶结构，但在晚期大面积明显浸润时，会增殖到病变腺叶边界以外的附近组织。我们将早期乳腺癌定义为纯原位肿瘤和浸润区域<15mm的肿瘤。这些肿瘤10年疾病特异性生存率超过90%。

1.5.3 早期乳腺癌并不一定是"小的"

Anderson等、Hland等、Faverly等、Foschini等

"乳腺癌在其发展的早期阶段并不一定很小；相反，它在大多数病例中是广泛分布和多病

V. Buljević, M.D.
Spinčićeva 2h, Split, Croatia
e-mail: dr.vedranab@gmail.com

© Springer International Publishing AG, part of Springer Nature 2018
D. Amy (ed.), *Lobar Approach to Breast Ultrasound*, https://doi.org/10.1007/978-3-319-61681-0_13

灶的。"

第八章：乳腺腺叶超声——Dominique Amy

8.6 多灶性、多中心性和弥漫性病变

随着导管超声造影技术的应用，对多灶性病变的新定义已经成为可能：多灶性癌现在应该被定义为沿导管轴发展的在同一腺叶内发生的肿瘤，而多中心癌则发生在不同的腺叶内（它们可以是孤立的或多灶性的）。这一定义与组织学研究一致。

13.2 诊断程序

所有患者的诊断程序包括临床检查（视诊和触诊）、钼靶和超声检查。

通过超声检测到的病变，应在超声引导下进行细胞学验证，然后在术前进行超声引导下穿刺，再进行开放式组织活检。

所有病变都是触诊不到的，乳腺钼靶检测不到，但在超声检查中可长达10mm。

病理组织学分析可以证实超声检测到的病变的恶性程度，也可以证实在原发病灶周围存在其他的恶性显微病变，这需要再次手术–象限切除术。

通过象限切除术的组织中如发现显微原位病灶或微浸润癌以外的病理组织（多灶性或扩散性），提示需全乳房切除术和一期重建。

超声检查前，从视诊、触诊到仔细分析钼靶图像，对超声检查来说很重要，有助于在超声检查中注意异常情况。

这增加了在早期发现乳腺癌的机会，早期癌通常具有非特异性的形态学特征，相对于恶性病变特征，良性病变特征更常见。

乳腺视诊可以检测到乳房皮肤、乳晕和乳房的变化，这些变化可能表明恶性特征，甚至是早期阶段，如任何筛查方法都无法检测到的Paget病。

触诊是检查中同样重要的一部分，旨在检测出不对称的组织聚集，从而诊断高分化癌。这些癌很难通过筛查方法来观察到，因为它们在形态学上与健康的乳腺组织非常相似。不对称组织聚集要求我们在超声检查中特别注意这些部位，并可能在超声检测到最小的结构变化时，应用额外的诊断程序——这对于小叶癌和管状癌的早期诊断尤为重要。

我建议我的患者每6个月进行一次乳腺超声检查。其原因是，即使检查结果正常，在乳腺组织中也可能出现处于亚临床无法检测阶段的癌。在6个月的时间间隔内，这种癌将在疾病的早期、仍可治愈的阶段被发现，即使它是快速生长、低分化的肿瘤。

超声检查

高质量的超声检查需要受过良好教育和训练有素的专家，配备高质量的超声设备和高频探头——至少10MHz。同样重要的是良好的检查技巧。

就我个人而言，我在3个不同的部分进行超声检查，其中2个部分为定向扫查（纵向、横向），之后我仔细应用导管放射状成像，这项技术能在扫描过程中遵循乳房的解剖结构，不同于纵向和横向扫描。利用这种方法，每个乳房扫描3次，这确保了即使是乳房组织的最小部分也不会被遗漏。

Dominique Amy博士在许多论文中介绍了这项技术，M.Tebule博士和M.Halliwell博士也在《乳腺超声和导管超声造影术》一书中介绍了这种技术。

超声引导下的细胞学检查是一种重要的诊断方法，特别是对于在形态学上不明确的可疑早期癌。超声引导下的细胞学穿刺具有无痛、简单、无害、廉价、高特异性（93%～99%）和高灵敏度（87%~98%）的特点。

早期乳腺癌的检查结果通常是处于临界性的。通过整合既往的数据（家族病史、月经初潮、绝经期、首次分娩和哺乳等相关资料）、视诊结果、触诊、钼靶和超声检查以及细胞学验证分析，可以深入了解组织活检的必要性。

13.3 病例报告

13.3.1 病例1

G.S.，年龄51

患者在最后一次检查后6个月进行常规乳腺超声检查。初期视诊、触诊、超声检查结果均为正常。

目前的视诊和触诊结果是正常的。

超声检查结果：在左乳腺，2点钟方向的腺叶处，两个低回声，轮廓不清晰的不规则病变，每个大小7mm×3mm，没有衰减，与周围组织的结构界限不清（图13.1、图13.2）。

乳腺钼靶：不能区分可疑变化（图13.3）。

细胞学分析的结果：非典型导管上皮增生（C4）（图13.4）。

由于在最后一次检查后的6个月内发生了新的变化所以提示需要进行活检，经过细胞学分析，证实了非典型的导管上皮增生。患者属于高风险人群（姨妈为乳腺癌患者）这一家族史进一步加强了活检的决定。

活检组织病理学分析结果：恶性。

在恶性肿瘤被证实后，需要进行更广泛的外科手术——象限切除术。

象限切除术后的组织病理学分析结果：原位乳腺导管癌，Ⅱ级（图13.5）。

在象限切除术后获得的组织的最终的病理组织学发现，DCIS的大小不能确定，因为切除样本的较大部分，扩散到切除边缘，DCIS存在于多个切除节段中并且聚集在边缘处，肿瘤13个节段中的10个节段到达切除边缘。

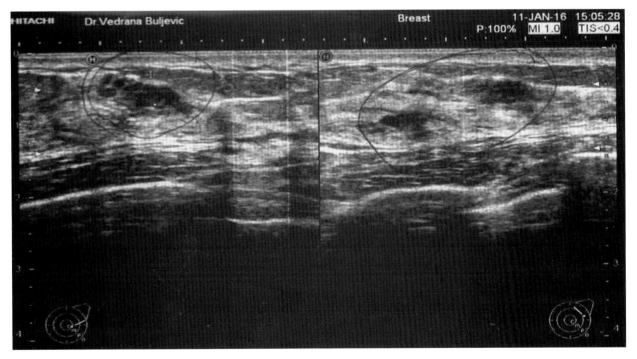

图13.1 超声：在左乳外上象限的两个小的非特异性低回声改变的图像

DCIS：黏附状，筛状，乳头状，伴有腺小叶癌变（图13.6）。

由于原位肿瘤组织浸润，并且切缘呈阳性，提示需行乳腺皮下切除术并进行一期重建。

皮下乳腺切除术PHD：DCIS的一个病灶——

Ⅲ级。

可以清楚地看到，原位癌在左乳2点钟方向占据了整个腺小叶，比术前所见的要广泛得多。

13.3.2 病例2

M.J.，46岁

患者在最后一次检查6个月后才进行常规乳腺超声检查。

既往视诊、触诊、超声检查均正常，10个月前的乳钼靶也正常。目前的触诊和视诊均为正常。

目前的超声波检查结果：在右侧乳房11点钟方向距乳晕3cm处，有一个明显不规则的低回声，大小为6mm×6mm。在同一乳房中，8点钟

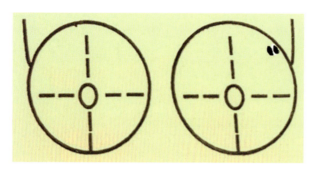

图13.2 超声发现左乳上外象限有两个病变。2点钟方向在同一叶发生多灶性病变的例子

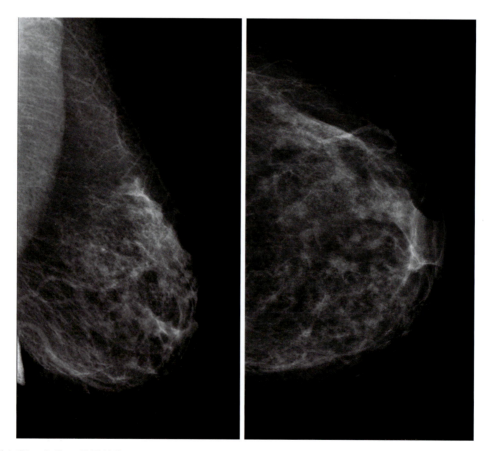

图13.3 乳腺钼靶：左乳CC投影处的MLO

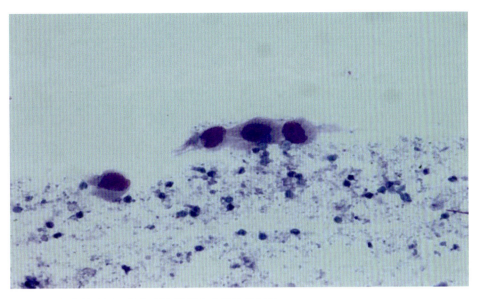

图13.4　细胞学验证：非典型性导管上皮细胞的图像

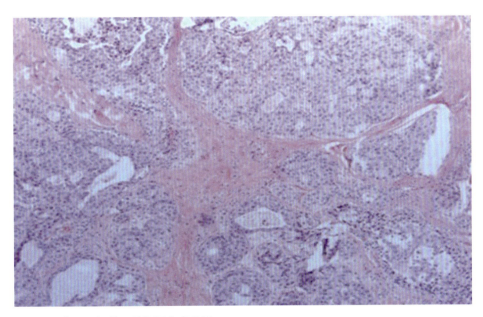

图13.5　病理组织学：导管原位癌Ⅱ级

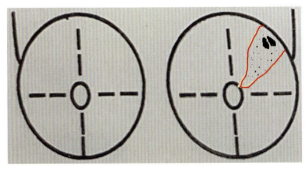

图13.6　超声发现的两个病灶，通过组织病理学研究，象限切除的组织病理学检测与腺叶平均表面相对应

方向的腺叶的边缘也有类似的变化，大小也为6mm×6mm（图13.7、图13.8）。

再次行乳腺钼靶检查未见可疑变化（图13.9）。

乳腺MRI描述为可疑特征的改变，大小约7mm×6mm和9mm×7mm。

建议在超声引导下进行细胞学穿刺。

两个病变的细胞学分析。

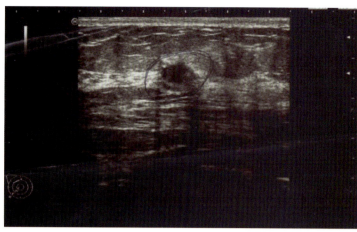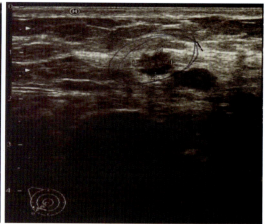

图13.7 不同叶内两个小恶性病灶的图像

图13.8 超声检测右乳两个不同叶的两个恶性病灶——多中心癌

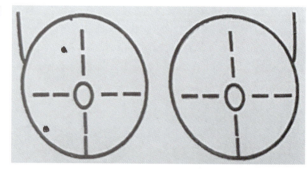

图13.9 乳腺钼靶：右乳腺——MLO和CC投影

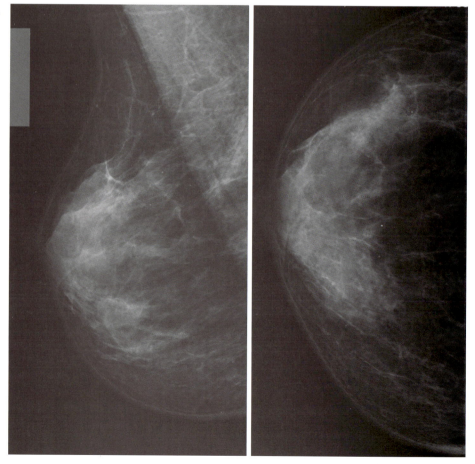

结果：腺癌（图13.10）。

患者术前超声引导下定位，进行外科手术组织活检。

对两个活检病变的组织病理学结果进行分析：

恶性（这两个病变都是恶性的，这意味着这是一个多病灶的，因此建议进行右乳房皮下切除术和一期重建）。

皮下乳房切除术的组织病理学分析结果：多中心浸润性乳腺癌、淋巴结癌。

术后组织病理学发现在外上象限有两个恶性病灶（超声检查和磁共振成像检查均发现一个9mm大小的病灶）。术后病理显微镜下最大的病灶是2.5cm×1.5cm×2cm大小，并在其周围检测到另一个0.7cm大小的病灶。

术后病理显微镜下的癌细胞在11点钟方向已经扩散到腺叶的大部分组织，并且所覆盖面积比用视觉方法检测到的面积要大得多。

这是一个髓样癌伴腺小叶癌变，靠近乳头基底部，并扩散到内下象限。

在外下象限，病理组织学分析显示有一个直径为0.7mm的病灶，这与超声和磁共振的结果一致（图13.11）。

本案例证明了导言部分提到的书中的陈述，其中作者声称：

多灶性癌现在应该被定义为沿着导管轴发展在同一腺叶内的癌，而多中心癌发展在不同的腺叶内（也可以是孤立的或多灶性的）。（乳腺腺叶超声检查）

13.3.3　病例3

VV.Đ.，46岁

患者在最后一次检查6个月后才进行常规乳腺超声检查。

既往视诊、触诊、超声检查结果均为正常

目前的触诊和视诊均为正常。

目前的超声波检查显示：左乳外上象限2点钟方向处出现低回声改变，大小为8mm×5mm，离散不规则，呈分叶状，轻度衰减。这是一个之前没有描述过的新变化（图13.12）。

乳腺钼靶：未提示可疑变化（图13.13）。

建议在超声引导下进行细胞学穿刺。细胞学研究分析的结果：高分化乳腺腺癌（图13.14）。

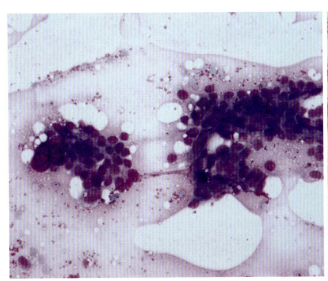
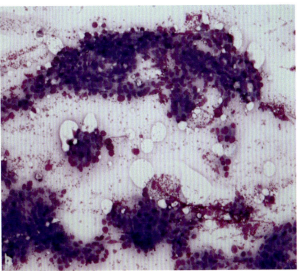

图13.10　细胞学验证：右乳腺多中心癌的两个恶性病灶的图像

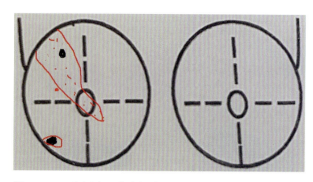

图13.11 示意图：乳腺超声及乳腺MRI检测到2个恶性病灶，乳腺皮下切除术组织病理学检测到外上象限病灶周围原位癌的分布，象限切除的组织病理学检测与腺叶平均表面相对应

需要进行活检。

活检组织病理学分析结果：恶性。

因此需要再次手术。

手术：象限切除术。

象限切除术的组织病理学分析结果：导管微浸润癌——广泛筛状和微乳头状生长的原位癌，有多个病灶，中等、偶尔高分化，伴粉刺癌，微浸润病灶小于1mm，距切除缘2mm，呈扁平不典型（图13.15）。超声检查发现了一个8mm大小的癌，而病理组织学分析证实早期癌面积较大，跨

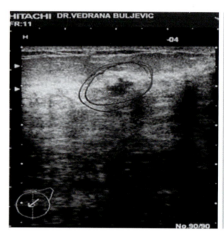
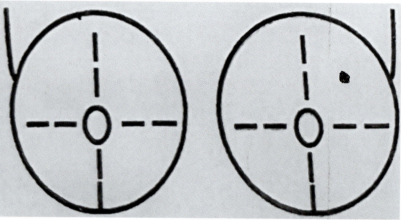

图13.12 超声：左乳小恶性病灶的图像及位置示意图

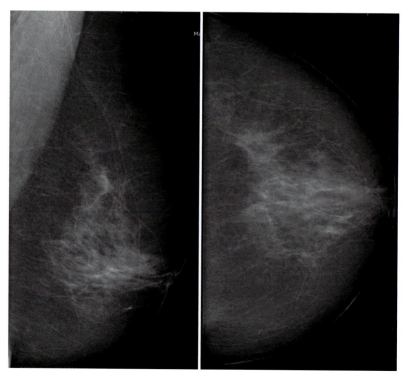

图13.13 乳腺钼靶：左乳腺——MLO和CC投影

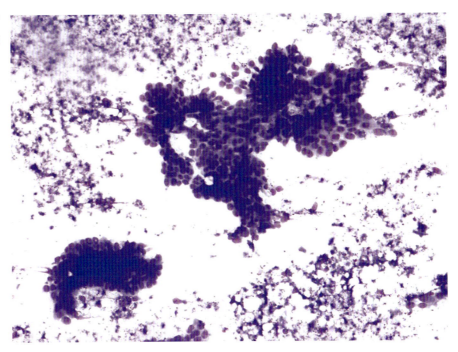

图13.14　细胞学验证：通过超声引导下抽吸左侧乳腺外上象限病变获得的恶性肿瘤图像

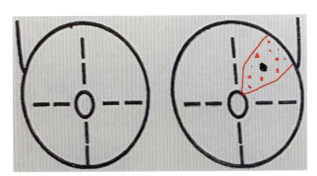

图13.15　示意图：左乳外上象限有小的恶性病灶及其周围的原位癌区域，象限切除的组织病理学检测与腺叶平均表面相对应

越了一个腺叶。

对于在显微镜下发现的广泛恶性病变，建议进行皮下乳房切除术，并进行一期植入重建。

皮下乳房切除术的组织病理学分析结果：无肿瘤残留。

13.3.4　病例4

P.A.，39岁

患者在最后一次检查6个月后进行常规乳腺超声检查。

6个月前的触诊、视诊、超声检查结果均为正常。

目前的触诊和视诊结果均为正常。目前的超声检查显示在左乳房外上象限2点钟方向处，有一个大小为11mm×7mm的低回声良性改变（图13.16）。

乳腺钼靶检查：提示可疑的变化（图13.17）。

建议对新变化进行细胞学穿刺。细胞学研究分析结果：导管上皮增生。

考虑到以下事实：细胞学发现新的典型增殖变化，这个变化发生在6个月间隔内，患者属于危险人群（外祖母和两个姑姑患有乳腺癌），提示在超声引导下进行术前定位，外科手术切除该病变活检的病理组织学分析结果：纤维腺瘤，在切除的边缘有高级别的DCIS（在切除的边缘，检测到几个覆盖着不规则上皮细胞的小通道）（图13.18、图13.19）。

通过病理学分析，超声检测到新的变化，细胞学证实为导管上皮增生-纤维腺瘤。除良性肿瘤外，还发现了一个高分化的导管原位癌病灶，并扩散到切除边缘。由于切缘阳性，需要再次手术-

图**13.16** ULTRASOUND：左乳外上象限小恶性病灶声像图及示意图

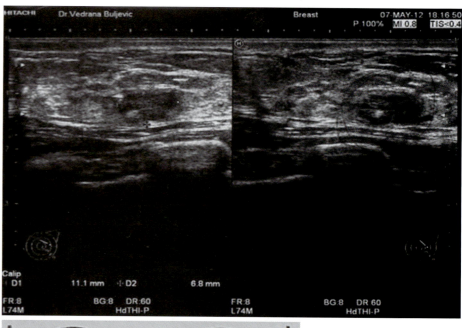

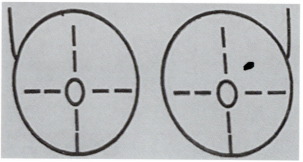

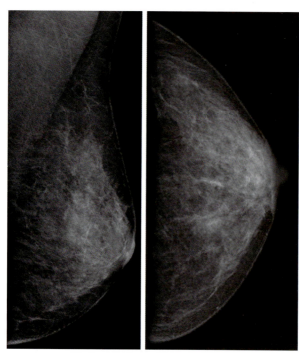

图**13.17** 乳腺钼靶：左乳房的MLO和CC投影

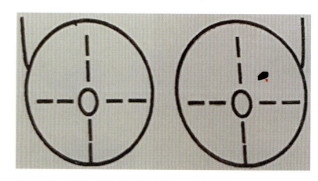

图**13.18** 纤维腺瘤旁原位癌微小病灶的位置（红点）

象限切除术。

　　手术：象限切除术。

　　象限切除术的病理组织学分析结果：DCIS（局灶DCIS，非常靠近切除边缘，分散在4cm区域范围）（图13.20）。

　　病理组织学分析表明显微镜下4cm宽DCIS病

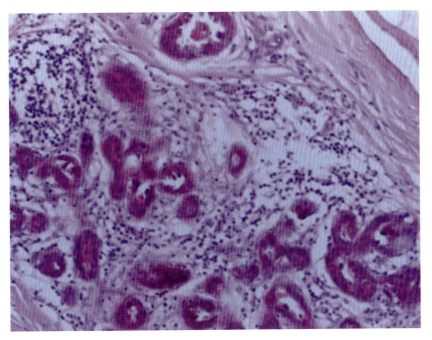

图13.19 病理组织学：高级别原位导管癌病灶的图像

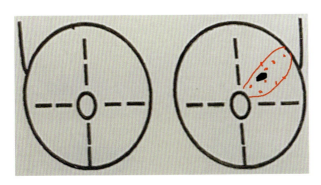

图13.20 超声检测到纤维腺瘤的位置和经象限切除的病理组织学分析检测到原位癌的分布，与腺叶的平均表面相对应

灶范围，这与腺叶的平均表面相对应。当它再次扩散到切除边缘时，需要进行新的手术——皮下乳房切除术。

皮下乳房切除术病理组织学分析结果：高级别DCIS（在节段中部，皮下大约1cm，有一个高级别DCIS微小病灶，未到达切除边缘）。

得出结论，这些病例中的恶性疾病无法通过可视测量方法检测到其真实比例，很明显，显微镜分析能检测到大面积的恶性病变，其形式为分散在一个腺叶区域周围多个微小恶性病灶，或者以更原位癌的形式，或者是更加微浸润的单个恶性病变。

单个病灶或恶性组织遍布整个腺叶。

结论

由于治愈率很高（治愈率90%～98%），乳腺癌早期诊断是整个乳腺疾病诊断的基本目标。早期乳腺癌包括高达1cm的浸润性癌（腋窝无转移及远处无转移）和任何大小的原位癌。

早期乳腺癌不一定是很小的，但一开始在显微镜水平下，可以侵袭较大乳腺区域——腺叶疾病。然而，尽管它扩散到大面积的腺体组织，但并没有降低其较高的存活率和治愈率。

本章介绍的所有患者都定期进行触诊、视诊、乳腺放射线摄影和超声检查。所述检查的结果与早期检查的结果进行了比较，因此发现新的异常是至关重要的——异常是超声检查中发现的（以前没有出现的小病变和离散的结构紊乱等）。

所有的乳腺癌都有其自身的亚临床阶段，在

此期间，任何检查方法都无法检测到它们。

在下一个发展阶段，许多癌通常没有形成恶性肿瘤的典型形态学特征：超声形态学大多是非特异性的或具有边缘性特征。

在早期阶段，病理性新生血管通常尚未形成，甚至尚未浸润到周围组织的。彩色多普勒分析和弹性成像的结果往往是非特异性的和假阴性的。

非常小的癌，乳腺钼靶通常为阴性。

在早期阶段，即使是通过磁共振成像得到的结果也不具有特异性，或者产生良性结果。

然而，如果一些离散的非特异性甚至是良性的异常出现在检测区域，则需要进一步的治疗。在本章中描述的病例中，在超声引导下进行了细胞学穿刺，可以发现不同类型乳腺癌具有不同病理形态学特征以及将这些特征与超声和乳腺钼靶形态联系起来是极其重要的。

我想特别强调超声诊断的重要性，这对于本章中提出的病例的早期诊断至关重要。

一种带有高频线性探头（10~18MHz）的高质量超声设备，以及由受过良好教育的专家实施良好的检查技术（导管超声成像），可以检测到非常离散的变化，这些变化可能是在最早的可检测到隐匿癌阶段的变化。

在将所有诊断程序的结果纳入一个统一的系统后，就可以决定是否需要进行活检。对于早期乳腺癌的诊断，由于其尺寸小，更倾向于术前超声下定位后切开活检，而不是针吸活检。

上述例子不仅仅证实了乳腺癌作为一种腺叶性疾病的理论，也证实了早期癌可通过超声发现微小病变在更多不同的腺叶中同步出现的理论，显微镜下检测到最初始的恶性病变通过邻近腺叶扩散。

为了避免使早期诊断无效的局部复发，有必要调整手术入路技术来适应与早期乳腺癌腺叶性质相关的新思路。

我们呼吁以负责任的态度来改进有关早期乳腺癌诊断的检查技术和知识，因为每一个早期乳腺癌诊断都可能挽救一个生命。

参考文献

[1] Tot T. Breast cancer, a lobar disease. London: Springer; 2011.

[2] Ewing J. Neoplastic diseases: a treatise of tumors. 4th ed. Philadelphia: Saunders WB; 1940. p. 568.

[3] Gallagher HS, Martin JE. Early phases in the develop- ment of breast cancer. Cancer. 1969;24:1170–1178.

[4] Teboul M, Halliwell M. Atlas of ultrasound and ductal echography of the breast. Oxford: Blackwell Science; 1995.

[5] Clarke MF, Dick JE, Dirks PB, Eaves CJ, Jammison CH, Jones DL, Visvader J, Weissman IL, Wahl GM. Cacer stem cells—prespectives on cur- rent status and future durectins. Cancer Res. 2006;66:9339–9344.

[6] Yan PS, Venkataramu C, Ibrahim A, Liu JC, Shen RZ, Diaz NM, Centeno B, Webel F, Lez UW, Shapiro CL, Eng C, Yeatman TJ, Huang TH. Mapping geo- graphic zones of cancer risk with epigenetic bio- markers in normal breast tissue. Clin Cancer Res. 2006;12:6626–6636.

[7] Tot T. The theory of the sick breast lobe and the possible consequences. Int J Surg Pathol. 2007;1: 68–71.

[8] Anderson JA, Blichert-Toft M, Dyreborg U. In situ carci- nomas of the breast. Types, growth pat- tern, diagnosis and treatment. Eur J Surg Oncol. 1987;13:105–111.

[9] Holland R, Hendricks JH, Vebeek AL, Mravunac M, Schuurmans Stekhoven JH. Extent, distribu- tion, and mammographic/histological correla- tion of breast ductal carcinoma in situ. Lancet. 1990;335:519–522.

[10] Faverly DRG, Henricks JHCL, Holland R. Breast carci- noma of limited extent. Frequency, radiological- patologic characteristics, and surgical margin require- ments. Cancer. 2001;91:647–659.

[11] Foschini MP, Flamminio F, Miglio R, Calo DG, Cuccu MC, Masetti R, Eusebi V. The impact of large section on the study of in situ and invasive duct carcinoma of the breast. Hum Pathol. 2007;38:1736–1743.

[12] Amy D. Breast cancer a lobar disease. London: Springer; 2011. p. 153–162.

[13] Amy D (2005) Millimetric breast carcinoma ultra- sonic detection. In: Leading edge conference Pr. Goldberg B. USA.

[14] Durante E. Multimodality imaging and interventional techniques. Ferarra, Italy: IBUS Course Abstracts; 2006.

第14章　乳房植入物

Breast Implants

Jose Parada

首先，在谈到乳房植入物的超声评估之前，必须知道有不同种类的材料、形状、内容物等。

例如，随着硅胶假体在世界其他地区的盛行，在美国则由于医学相关的法律问题而更广泛地使用含生理盐水的填充假体。

很多时候，如果是乳房切除术后的乳房重建，则在假体放置之前，需要使用扩张器。扩张器有几种，均装有阀门，允许生理盐水逐步充注，以"创造"必要的空间放置最终的植入物（图14.1）。

一旦达到预期的扩张，整形外科医生将决定哪种类型的假体最适合产生最佳的美学效果。

正如我们提到的，有生理盐水的填充植入物、光面的假体，还有毛面的假体，每一种都有各自的特点。例如，光面的植入物，通常放置在胸肌后面，会更容易形成包膜，产生假体周围积液（称为血清肿）的机会更少，在术后会更容易耐受。

毛面的假体产生血清肿更常见，其位置与假体胸肌之间位置关系无关。

超声检查是评价植入物的首要技术，因为它

让我们知道植入物的性质和它们在胸部的位置；它是一种完全可以耐受和无损伤的技术，它比MRI的成本低得多，能迅速为我们提供了关于乳房和植入物安全状况的详细信息。

人们常听说MRI是研究乳房假体的理想技术，确实对其进行研究非常有用，但临床医生通常是因为选择了一位不懂植入物知识的超声技师，而获得一份充满疑虑和解释不准确的报告后被迫进行MRI检查。

我们想提醒大家，当我们进行钼靶检查乳房植入物时，只要乳房和包膜的弹性允许，我们采用Eklund技术，投照头尾位时，将植入物推向胸壁，获得几乎包括或不包括假体在内的图像（图14.2）。

这样，我们首先评估囊内或囊外的破裂。

顾名思义，钼靶检查更容易确认囊外的破裂（图14.3）。

然而，如果植入物被更换，唯一要考虑的鉴别诊断是先前破裂中，在假体包膜周围是否存在硅胶残留，可能导致混淆。无论哪种情况，如果假体内部回声结构正常，即几乎无回声，假体极不可能受损（图14.4）。

在囊内假体破裂时，我们主要是根据假体内部回声结构的改变而做出诊断。失去了规则的同

J. Parada, M.D.
Clinica por Imagenes Dres. Parada,
Montevideo, Uruguay
e-mail: jparada@clinicaparada.com.uy

© Springer International Publishing AG, part of Springer Nature 2018
D. Amy (ed.), *Lobar Approach to Breast Ultrasound*, https://doi.org/10.1007/978-3-319-61681-0_14

图**14.1** 扩张器和不同种类的植入物

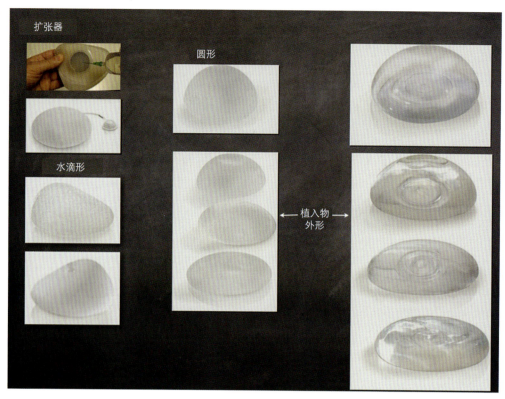

扩张器

圆形

水滴形

←植入物→
外形

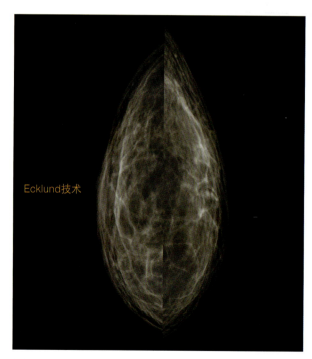

Ecklund技术

图**14.2**

质性，这可以通过一个异质的、结构混乱的图像的存在来检查（图14.5）。

我们经常看到的另一种改变是植入物表面的

褶皱，有时由于无知而被赋予某种意义，特别是当这些褶皱在植入物皮下，甚至在一些重建中，对患者来说很明显时（图14.6）。

考虑到美容植入物的流行程度，我们有义务首先深入了解它们对乳腺组织的影响，并了解植入物本身，正如我们所看到的那样，它们有自己的"病理"。

植入物的存在对放射科医生的诊断会有影响，这就是为什么我们理解，每位植入物的患者每年或者每2年对照钼靶检查也必须接受超声检查，总是以放射线标准进行检查，特别是在影像符号学有点扭曲的情况下。

我们经常发现假体周围有液体，这些液体可以在手术后即刻或数年后显示出来。这种液体经常被忽视，因为它只是薄薄的一层，不会影响美观或引起症状。

当液体量较大时，建议将其引流，为此在超声引导下至关重要（图14.7），以保持植入物的完整性并确保其完全引流。此外，如果我们去掉

图14.3 假体囊外硅胶材料

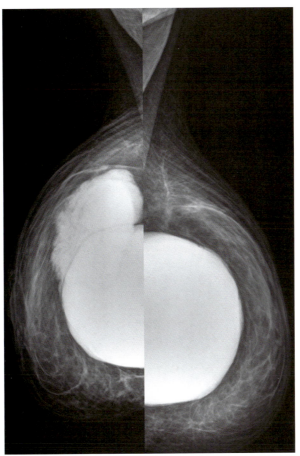

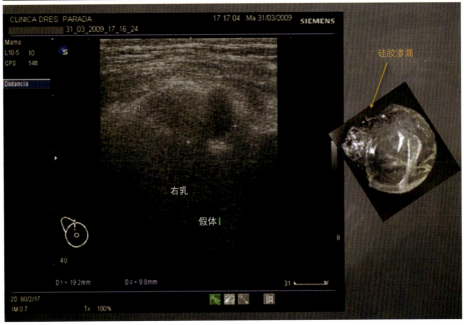

硅胶渗漏

液体，它是透明的，没有污染的迹象（混浊），我们注射皮质类固醇，以设法防止其再次发生。

如果我们怀疑有污染，就进行细菌培养和药敏试验。

关于血清肿的原因人们已经进行了很多讨论，但没有得出任何有效的结论。然而，有一项

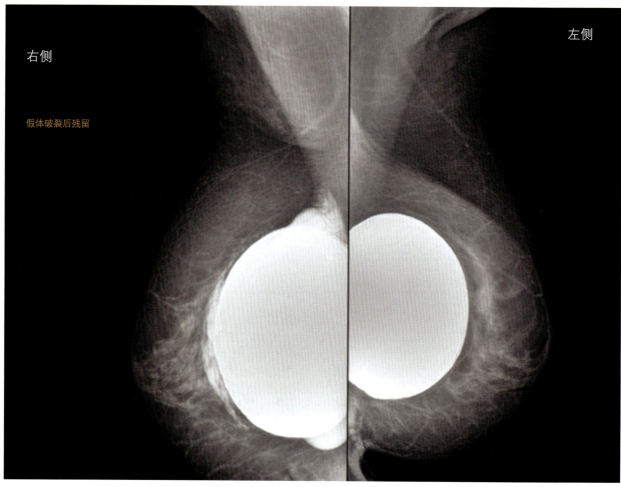

右侧

左侧

假体破裂后残留

图14.4 更换后仍有残留的硅胶

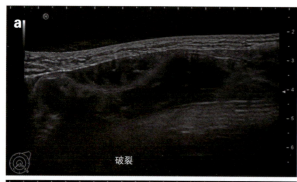

破裂

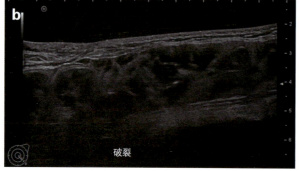

破裂

图14.5 （a、b）囊内假体破裂（Attn. Dr. Amy）

共识是，如果我们在引流穿刺和皮质类固醇注射后控制它的再发，我们将阻止无用而昂贵的新干预。

从临床上看，因血清肿而肿胀的乳房是令人震惊的（图14.8）。

当然，研究带植入物的乳房的首要任务是排除同时发生的病变，就像所有的乳房一样，这种病理性疾病可以是良性的，也可以是恶性的。

我们必须始终牢记，如果我们想要排除多灶性病变，无论是良性的还是恶性的，都要用导管或钼靶技术研究乳房。植入物的存在有时会阻止我们原本更容易看到的病变。由于这个原因，以及我们提到的假体的特点，我们应该始终使用超声来评估乳房假体。

让我们来看看，在这个病例中，即使使用了

图14.6 褶皱

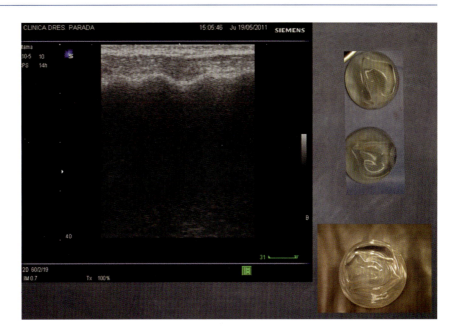

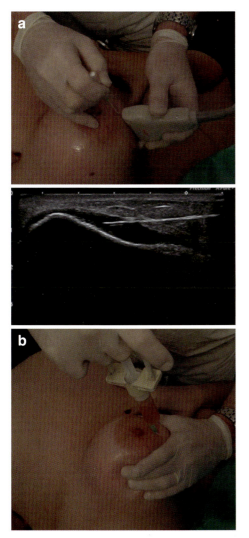

图14.7 （a、b）超声引导导管图。（a）假体周围血清肿，500mL；（b）引流

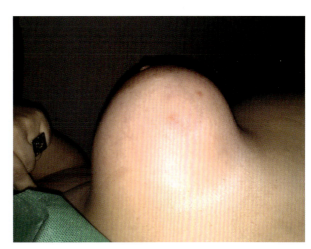

图14.8 假体周围血清肿

Eklund技术，在右边，植入体上的不透明投影是如何阻止诊断的。

当然，超声很容易证明存在一个实性的血管化结节，其主轴垂直于皮肤。然而，当我们用导管技术评估时，我们看到在同一小叶内靠近主结节有两个小图像，我们用细针穿刺排除了这种情况下的多灶性。

本章的主要目的是了解超声是评价植入乳房的首要技术，因为它具有较高的灵敏度和特异性，以及由于其成本和有效性而具有较高的可应用性。

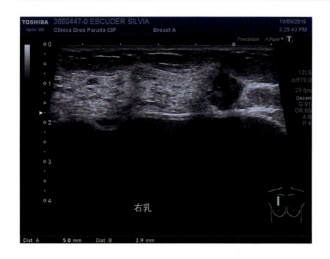

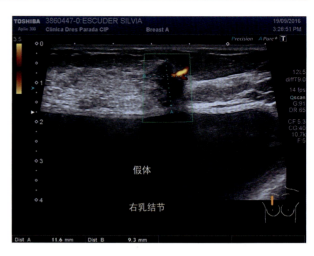

我们作为放射科医生的职责，考虑到植入物的普及，是了解它们的病理特征、假体周围的空间，以及它们的相关病理，并且永远不要忘记，无论是否存在植入物，乳房都应该用导管超声来研究。

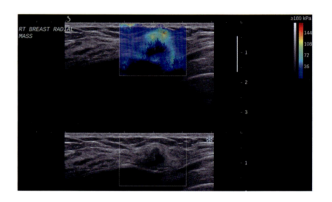

参考文献

[1] Kopans D. La mama en imágenes. Segunda edición, cap 5. España: Editorial Marban; 2003. p. 105.

第15章 超声引导下乳腺介入治疗

Ultrasound-Guided Breast Interventional Procedure

Jose Parada

在乳腺活检的超声指南中有许多不同的说明。

这些包括FNAB和切割针活检，以及空心针活检和真空辅助装置，放置放射外科活检的金属标记，以及需要在新辅助治疗后留下夹子以定位病变。

无论选择什么方法，指南使用的标准都是完全相同的。

我们通常使用双手穿刺活检，也就是说，一手拿着传感器，另一手进行穿刺的活检。一般来说，不熟练的医师手持传感器。

我们在刺穿皮肤时必须做的动作，以及针的内部前进，都是突然而迅速的。这就是为什么适当的训练是必不可少的。

这种方法可以减轻疼痛。

如果我们能用超声探头的长轴来引导我们，那是最好的。

我们必须做的第一件事是，一旦我们使用超声探头定位了病变，就是当我们在屏幕上看到病变时，移动超声探头置于病变上方，这样我们就可以把它推到图像的边缘，在病变和屏幕上的图像边缘之间留下几厘米的距离，以便在刺穿病变之前可视化初始轨迹。第一个动作就是我们上面提到的那个。它必须是突然和几乎没有变化。因为目标是以尽可能小的损伤突破皮肤，之后我们再次"用力"进入病变。

当使用细针穿刺实性肿块时，我们将同时进行多个方向的病灶内穿刺，一旦我们认为针中有足够的组织学材料来代表肿块性质时就停止。

如果我们抽吸的是液体肿块，我们需要抽吸直到囊肿或脓肿的包膜边缘塌陷，再取出针头抽吸以实现全部引流。

如果我们正在处理脓液黏稠脓肿，我们可以使用更大规格的针头，如18号，如果脓液很黏稠甚至可以使用16号针头。为此，我们建议在相同的穿刺点时使用较小规格针（规格越小，针越粗）。

一般来说，如果我们做得足够好，就没有必要事先进行局部麻醉，但这需要经验和技巧，只有通过实践才能获得。

当病灶靠近皮肤时，穿刺更容易。我们穿刺时要与探头的长轴平行，所以我们可以在屏幕上观察到穿刺针进行的轨迹。当病灶越深时，我们穿透皮肤的穿刺点与探头越远，总是要尽可能保持与皮肤平行。

J. Parada, M.D.
Clinica por Imagenes Dres. Parada,
Montevideo, Uruguay
e-mail: jparada@clinicaparada.com.uy

© Springer International Publishing AG, part of Springer Nature 2018
D. Amy (ed.), *Lobar Approach to Breast Ultrasound*, https://doi.org/10.1007/978-3-319-61681-0_15

我们可能需要根据病变的形态稍微调整针的角度。这并无不便，因为通常情况下，平行进针是切实可行的，但只要我们看到针尖，我们就应该用握住它的手来调整它的角度。这可能并不方便，但在我们具备必要的技能和经验之前，这是一种可以使用的策略。一旦我们有了更多的经验，当我们进入时最好不要倾斜针头，以免引起不适。

根据我们的个人经验，并且由于我们与经验丰富的病理科医师一起工作。目前，我们重新定位细针穿刺，始终牢记病变的多灶性以及在做出治疗决定之前对其进行分析的必要性。

我们知道从一个组织样本中比从少量的细胞样本中可以收集到更多的信息，但是这并不总是能够实现，例如当我们处理2~3mm的病变时。

我们已经很好地理解了关于导管超声的关键概念，以及在其他章节中已经介绍过的多焦点或多中心的概念。这些使我们能够理解为什么细针超声引导活检再次在手术前亚临床病变的诊断中发挥关键作用。

我们知道，乳腺癌无法预防，因为它是一种发病率不断增加的多因素疾病，特别是在较贫穷的国家。到目前为止，我们对抗它的唯一武器是早期诊断，最新的技术进步使我们能够在大多数情况下达到亚临床水平，甚至毫米级。由于这个原因，再加上已经证明这种疾病可以影响整个小叶，在50%以上的多中心病例中，细针活检是一项关键技术。

这就解释了为什么我们需要经验丰富细胞病理科医师的帮助来可靠地告诉我们，我们从穿刺的"微癌"中获得的稀有的组织学材料是否是非典型细胞。

当结节很小时，我们通常用细针穿刺，细针穿刺获取的标本携带脂肪组织，很多时候携带代表肿瘤的细胞很稀少。这就解释了为什么具有经验和了解情况的病理科医师的参与是至关重要的。

当然，更好的信息是通过组织学穿刺或空心针活检获得的，当在局部麻醉下进行时，这仍然是一个耐受性良好的操作。但空心针组织活检是10mm或更大结节的关键步骤，通常需要进行病理组织免疫组织化学检测以确保正确的新辅助治疗方案。

为了进行细针穿刺，我们将使用（图15.1）：

针头的长度取决于要刺穿的病灶的深度，但是没有必要使用更粗的针头，因为这会导致更大的刺穿出血，而这种更细的针头在现代超声图像中是完全可见的。

对患者来说，细针损伤更小，也不那么痛苦。

当使用导管超声技术时，我们可以获得多中心的诊断。这是上述的一个很好的例子：

如图15.2所示，图中有3个肿瘤。其中一个明显侵犯了Cooper韧带，另一个更靠内侧，最小的一个最靠近乳晕，总是指同一个导管，即相同的小叶。

重要的是要记住，乳腺癌的起始部位是末端导管小叶单位，Cooper韧带的侵犯是常见的。上面的例子就是一个明显的例子。

图像已被放大，但这些是继发性病变，它们的最大轴不超过4mm。

建议该患者对在不同的健康中心检查出的假

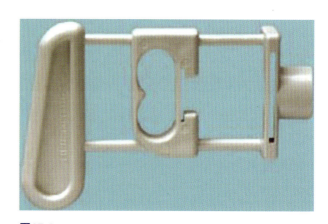

图15.1

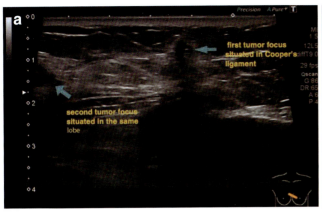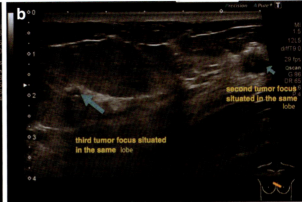

图15.2 （a、b）多灶癌

定的唯一结节进行穿刺。在通常的穿刺之前，我们进行了导管超声检查以丢弃其他较小的结节，证实了其存在。

由于最大的结节大于1cm，我们证明其具有多灶性，除了显示多中心性的较小结节的细针抽吸外，我们需要用组织学穿刺来补充这一点，以了解最大的肿瘤的免疫组织化学，并为此病例确定适当的新辅助治疗方案。

显然，如果我们受过超声引导穿刺的训练，我们将能够既放置金属标志物，又进行FNAB或进行空心针心活检，或者以同样的方式放置金属标志物作为病灶形态的参考，以便在辅助治疗期间进行未来病灶形态的评估。

重要的是要认识到，尽管我们尽了最大的努力，我们不能总是得出一个准确的结论，因为提取的材料可能是不够的。

我们目前可以使用诸如对比乳房造影和/或磁共振成像等技术，这些技术使我们能够确认多灶性诊断，并显示病灶形态以确定病灶的实际尺寸。对比乳房X线摄影是有优势的，因为它允许在同一个工作站中进行搜索，我们可以在其中可视化乳房X线摄影和断层合成。通过这种方式，例如，我们可以精确地重叠微钙化的地形，以查看是否存在相关病变（图15.3）。

为了进行对比增强光谱乳腺摄影术（CESM），将碘非离子造影剂按1.5mL/kg注入乳腺周围静脉，注射泵理论流量为97mL/min。注入完成2min后，相应的图像产生：高能量和低能量采取每个图像。

乳房X线检查必须有必要的硬件和软件。与磁共振成像情况一样，这种技术的关键特征之一是对病变的真实测量（图15.4）和多中心性的评估（图15.5）。

患者必须签署一份同意书，并进行肾功能研究，与任何造影研究一样。

如今，我们几乎拥有所有可能的影像学工具，以便在手术前做出正确和精确的诊断，从而更好地规划必要的新辅助治疗、手术等。

要进行超声引导下的活检，我们需要以下材料：

– 酒精消毒剂。

– 利多卡因+20mL注射器。

– 穿刺系统。

– 手术刀。

– 甲醛固定液。

– 纱布

– 胶布。

图15.3 （a、b）无相关病变的微钙化，低级别原位癌

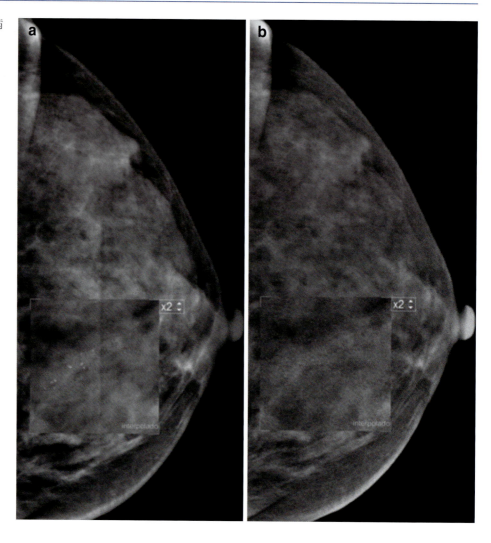

　　患者在穿刺前4h内不得进食或饮水，并且必须提供最近的凝血常规检查，这些检验需在穿刺前30天内完成。

　　作为预防措施，患者在穿刺前1周内不得服用阿司匹林或其他抗凝药物。

　　首先，穿刺区域必须消毒，对此酒精就足够了。然后应用2%利多卡因局部麻醉切开皮肤，引入套管针。我们必须知道第二次切口的距离（通常为2cm），以便取得良好的样本，并避免位于病变远后的气胸风险（图15.6、图15.7）。

　　如果正在检查结节，活检的穿刺可以由超声引导；如果考虑存在微钙化，则可以通过乳房X线片引导，在这种情况下，我们将进行立体定向活检。

　　超声引导下的活组织检查更简单、更快捷，因此这种方法总是首先尝试。

　　立体定向活检用于仅通过乳房X线检查诊断的病变。探查是在一张特殊的桌子上进行的，患者面朝下放置。它有一个用于进行活检的乳房开口，因此患者将无法看到手术过程。

　　在手术过程中，乳房被限制以避免活动。在找到进行活检的位置后，进行不同角度的不同投影，并通过协同计算系统，计算出穿刺针的轨迹。消毒区域后，局部麻醉以防止疼痛，并用粗针穿刺以获组织样本。手术结束后，穿刺区域加压包扎以防止出现血肿。

图15.4 （a、b）病变的真实大小

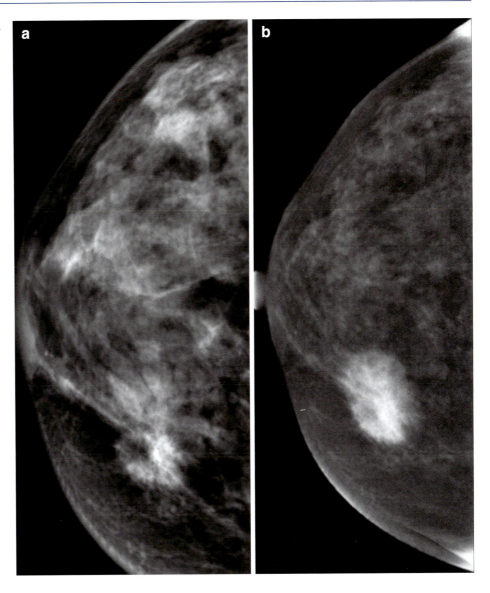

在穿刺取得组织时，重要的是要验证我们的样本中是否包括微钙化。出于这个原因，我们目前有一个高清晰度的封闭系统（图15.8），它允许我们对获得的组织样本进行高清乳腺组织X线检查。

活体组织检查的不同之处在于，在浸泡在甲醛中之前，圆柱形的组织样本被置在设备配备的小塑料托盘中。它们被放置在适当屏蔽的隔室中，接受高清晰度和放大倍数的X线检查，以确定组织碎片中是否存在微钙化。

如果病理学家需要，石蜡块可以记录在案，只要石蜡块很小并且能够放进隔间。

总之，我们可以确定，当用导管超声探查乳房并检测到对应于多中心肿瘤的5mm以下的小图像时，我们建议在这些小结节中进行细针穿刺，其结果必须由经验丰富的病理学家解释。值得注意的是，只要病变的大小允许，建议组织学穿刺活检，因为其将为我们提供更好的信息。它们不仅能确定病变的恶性程度，还能提供病变免疫组织化学的信息。

图15.5

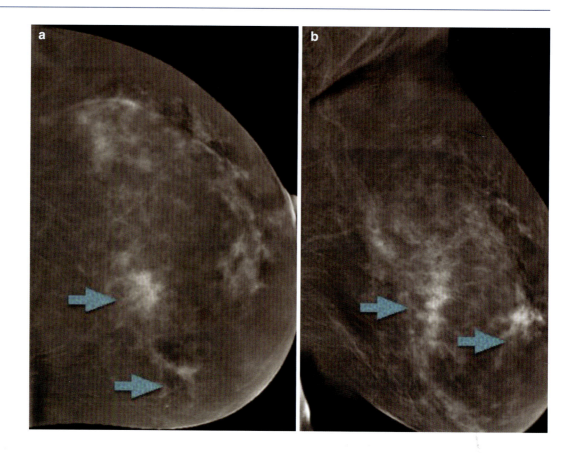

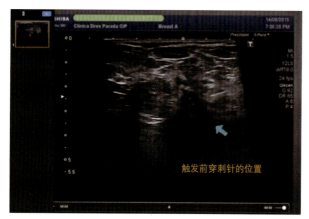

图15.6 触发前穿刺针的位置

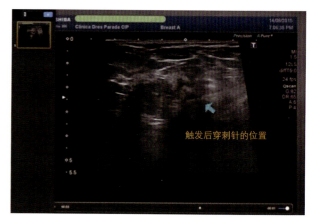

图15.7 触发后穿刺针的位置

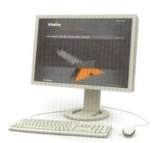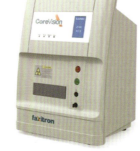

图15.8 穿刺活检系统

第16章 腺叶手术与病理的相关性

Lobar Surgery and Pathological Correlations

Giancarlo Dolfin, Giovanni Botta

本章关键点：

- 乳腺癌不是一种单纯的肿块性疾病，而是一种腺叶性疾病。
- 病变累及的乳腺腺叶常为斑片状或弥漫性改变（多灶性或广泛的DCIS）。
- 保乳手术必须根治性切除整个受累腺叶（沿腺叶走行手术）。
- 腺叶超声是一种能够辅助和指导乳腺外科手术的实用工具。

16.1 简介

对于肿块相对较小的女性乳腺癌患者来说，保乳手术是一种可供选择的手术方式。保乳手术与根治性乳房切除手术相比，患者在远期生存率上是无明显差异的。

对于保乳手术来讲，一个重要问题就是术后肿瘤的局部复发。在早期乳腺癌的治疗中，保乳手术加放疗替代乳房切除术的方案已被大家广泛接受，其远期局部复发率为10%~20%。如果缺少术后放疗，那么术后复发率就要高很多。保乳术后接受放疗的女性患者中，其同侧乳房肿瘤累计发病率为14.3%，而术后未接受放疗的复发率为39.2%（P<0.001）。

在某些病例中，虽然手术切缘被判定为阴性，但仍有相当多的患者会发生肿瘤局部复发。

虽然多项研究已经表明，保乳术后肿瘤复发患者与未复发患者相比，其在远期无病生存期（DFS）上没有显著差异。但局部治疗的失败仍会给患者带来心理创伤。而且，肿瘤切除术后的再次手术往往会导致美容效果不尽如人意。

与其他同事在一起工作是特别有趣和充满挑战的，因为我们每个人都会为了一个共同目的——对抗乳腺肿瘤，采用不同的方式。但我们同时也必须要认识到，无论从谁的相关领域出发，乳房的功能解剖单位必须统一为腺叶。

几十年来，Dolfin教授在其好朋友Michel Teboul教授所在学院的学习中，在进行乳房手术的同时，积极利用超声进行诊断。一直以来，病理学的贡献被证明是必不可少的。事实上，Botta

G. Dolfin, M.D. (✉)
Gynecologist, Oncologist,
c. Cosenza 35, Torino 10137, Torino, Italy
e-mail: giancarlodolfin@gmail.com

G. Botta, M.D.
Department of Pathology, Sant' Anna Hospital,
Torino, Italy
e-mail: giovanni.botta@unito.it

© Springer International Publishing AG, part of Springer Nature 2018
D. Amy (ed.), *Lobar Approach to Breast Ultrasound*, https://doi.org/10.1007/978-3-319-61681-0_16

博士和Dolfin博士一直以来将显微镜、超声或手术相关联数据进行归纳总结。

Botta教授利用Tibor Tot博士提出的腺叶解剖理论深入研究了超声数据和解剖病理学之间的对应关系。同时，Tibor Tot博士也是本卷理论的奠基人。

同时其他的外科手术团队，特别是费拉拉大学的Durante教授团队，他们已经在手术中使用了腺叶手术路径，以获得更好的肿瘤学和美学效果。和我们一样，在病理标准允许条件下，通过限制手术范围，其他一些医疗团队也已经显著降低了乳腺癌患者的复发率。这些成就的取得是基于整个欧洲不同乳腺学专家经验合作汇总的结果。在这些最积极的发起者中，我们想特别提到我们最近去世的西班牙朋友——Javier Amoros Oliveros。

外科手术应同时达到可接受的美容效果和阴性切缘，这需要对病变进行术前研究和定位。

外科医生必须全面了解乳腺的解剖结构和功能变化、肿瘤和肿瘤前的改变、肿瘤的起源和位置；病理学家必须检查外科医生是否已经切除了所有可疑的区域，也要包括周围的正常组织。

今天，我们已经认识到，乳腺癌并不仅仅局限于一个特定的乳腺肿块，而是延伸到该肿块所在的整个乳腺腺叶。

"病变腺叶"在出生时携带了胚胎发育过程中产生的异常基因，存在某种遗传不稳定性，这意味着这种腺叶对内在的和外在的致癌因子的刺激敏感性增加。

变异细胞的数量、它们在病变腺叶中的位置以及它们变异的时间差异决定了每种癌的形态及其生物学功能。

以下参数可能会影响手术方法和患者的预后：

（1）肿瘤多区域性（原位或浸润性）。

（2）肿瘤延伸区域。

（3）腺叶延伸区域。

（4）皮肤、筋膜、乳晕、乳头受累情况。

16.2　肿瘤多区域性

在疾病的早期阶段，几乎所有的乳腺癌仅仅局限在一个患病的腺叶。乳腺癌是一种腺叶性疾病，其肿瘤病灶（同时或不同时发生、原位或浸润性）发生在单个病变腺叶内，并且癌变的组织在疾病早期局限于病变腺叶内。

因此，大多数乳腺癌表现出复杂的亚大体形态和经常出现在多个区域。

既往的一系列研究表明，多中心性（MC）和多灶性（MF）肿瘤的患病率为5%～44%，这取决于对肿瘤的定义、乳房切除术后标本的组织学检查方法和用于诊断的影像学类型。

多灶性肿瘤的不同诊断标准对各种研究的影响重大，这将导致这些研究结果间缺少可比性。

MF乳腺癌的定义是：在乳腺的同一象限内，在<5cm的范围内存在多个浸润性病灶。

MC乳腺癌的定义是：在乳腺的两个不同象限或同一象限内至少存在两个浸润性病灶，而且两个病灶之间至少相距5cm。

与乳腺腺叶解剖和生理学相关，多灶性指单个腺叶内存在多个肿瘤病灶，多中心性指同一乳房内存在两个或多个病变腺叶。

这些定义大多数集中在浸润性肿瘤病灶上，而忽略了肿瘤的原位性成分。

乳房钼靶和超声检查是诊断乳腺癌的标准成像工具，也被用于确定乳房内的病变范围。

磁共振成像的应用也越来越多。然而，乳腺MRI在乳腺癌诊治中的作用还存在争议，因为许多的良性病变也可以被MRI检测到，这可能导致医生做出错误的临床决策。

目前，所采用的组织病理学检测方法也对肿瘤多灶性研究和日常诊疗规范制定有重要的影响。

大切片组织病理学检查显著增加了每个病例中检测到的多个肿瘤灶的比例和数量。在诊断病理中经常使用大切片会发现25%～37%的多灶性肿瘤具有浸润性成分。

将原位成分和浸润性成分结合起来同时检查，我们发现有高达60%～65%的病变都是非单灶性和肉眼无法识别的。这种高水平的多灶性似乎与肿瘤的大小或组织学类型无关，而且在一些病灶<15mm的浸润性癌中都可以观察到这种情况。

大约一半的浸润性病例是单灶性的（在大的切片中只能观察到一个浸润性病灶），这可能包含也可能不包含靠近浸润性病灶的原位成分。

大约1/4的病例存在多灶性浸润性病变，其特点是存在多个边界清晰的浸润性肿瘤病灶，病灶之间由包含正常组织、良性病变或原位癌成分的未受累乳腺组织分隔开来。

剩下1/4的病例显示肿瘤分散在一个大的切片区域，并没有明显的肿块，就像蛛网一样。弥漫性原位或浸润性乳腺癌通常病变广泛，这些因素限制了保乳手术的成功。

16.3 肿瘤和腺叶延伸

腺叶超声检查可以使我们发现病变腺叶导管的树样结构，并绘制出病变部分，这对于指导适当的手术干预至关重要。病灶范围<4cm的乳腺癌，无论是单灶性还是多灶性，都适合保乳手术。对于病变广泛的肿瘤，术前应仔细判断每个病例是否适合保乳手术。

同一乳房内的不同腺叶结构是不同的，具有其独特性。根据为数不多的相关研究显示，最大的腺叶可以占乳房总体积的25%，而最小的仅占乳房总体积的1%。乳房外上象限的腺叶一般较比内侧象限体积大。此外，腺叶的体积也与年龄有关；年轻女性的腺叶体型更大，而在围绝经期和

绝经后腺叶体积都会发生退化。乳房内侧象限的腺叶比外侧象限的腺叶发育更晚，退化得更早。在病变腺叶结构的恶性变过程中，可能会产生新的终末导管小叶单位和腺管，并增加受累的病变腺叶的体积。

无论是否给予放疗，低龄是保乳术后局部复发的高风险因素。这种相关性与病变腺叶的体积有关，病变腺叶的大小是决定保乳手术成功与否的重要因素。

16.4 皮肤/筋膜受累

无论是从肿瘤学的角度还是从手术规划方面来看，肿瘤与皮肤的距离是非常重要的。我们需要仔细研究皮下组织和Cooper韧带区域的关系。事实上，研究已经证明肿瘤细胞可以通过这些韧带扩散到韧带以上区域，这种扩散就会增加肿瘤复发的风险。

乳腺病变的术前细胞组织学检查

术前乳腺病变细胞组织学检查结合术前查体和影像学诊断（超声和放射学），可以减少良性病变切除的比例，并最大限度地提高术前癌症诊出率（表16.1）。

细胞学研究适用于：

- 对乳头分泌物的检查：当乳头分泌物是唯一表现出来的临床体征时，特别是血性分泌物时，

表16.1 乳腺病变术前细胞组织学检查的目的

1. 选择在癌前病变阶段有乳房异常的患者进行手术活检
2. 提高对癌的术前诊出率
3. 降低以诊断为目的的切除活检比例
4. 在疾病进展期获得细胞组织学诊断和预后分析结果来指导新辅助化疗

需要进行细胞学检查。而在分泌物为其他类型和缺乏其他临床证据的前提下，考虑这种情况与癌无关的。

- 对囊肿内囊液的检查：当囊液为血液或浆血性时，需要行细胞学检查。其他类型囊液不考虑与癌相关。

- 病变侵及乳头时获得的脱落细胞：Paget病是一种罕见的病变，在临床或放射学上无明确可见的肿块。考虑该病在乳头有可疑病灶时需要进行细胞学检查。

- 通过细针穿刺（FNA）获得的触诊阳性或触诊阴性的乳腺病变组织。

细胞病理报告（分泌物、刮片或FNA）

可进行描述性诊断。在这种情况下，细胞病理学报告必须清晰简洁。如果可能的话，必须参考相应的组织病理学。必须根据以下公式之一得出诊断性结论：

C1：诊断不充分

必须说明原因：细胞数量不够或没有；由于不适当的取样造成细胞人为破坏；细胞的数量被血液或炎症组织所掩盖。

在任何情况下，只有脂肪组织时都不能被认为是"诊断不充分"，因为在某些情况下这可能就是预期结果。

C2：良性。没有恶性肿瘤的证据

如果有足够的细胞学特征，可以进行特定的诊断（如纤维腺瘤）。

C3：非典型/可能良性

细胞学的基本情况是良性的，但存在以下一个或多个特征：细胞数量增加；多态性细胞核；原始或局灶细胞凝聚力丧失。

C4：可疑/可能为恶性

细胞学特征提示恶性肿瘤，但又不能诊断恶性肿瘤。在这类病变中，可能会出现一些"边缘性"病变或导管低级别型病变（筛状、乳头状、

管状）。该诊断可以在没有足够的恶性病变标准，或仅有少量恶性变的非典型细胞时应用，建议应进行更高级别诊断。

C5：恶性

存在诊断恶性肿瘤的细胞学特征。当有可能时，最好提到核分级（G）和明确是否存在微钙化。

细胞学检查的诊断性能指标（FNA）

在多数主要的治疗中心，FNA癌症诊断的敏感性（阳性+可疑，证据不足被排除）为90%～95%。阳性结果的特异性＜1%，其预测值大于99%。FNA在癌症患者中的诊断证据不足率低于10%。在报告为阳性时，已经验证了FNA具有较高的可预测性，可替代术中活检。在报告为可疑情况下，文献报道显示FNA的预测值范围为40%～80%，这种情况下无论临床证据如何，术中活检是必需的。在报告为阴性的情况下，考虑到假阴性的可能，我们并不拒绝利用其他诊断方式进行再次活检。当FNA的敏感性、特异性和预测值与这些标准结果不一致时，需要对标本收集/标本处理/阅片过程进行全方位审查，并可能与经验丰富的其他治疗中心进行比较。细针穿刺的整体敏感性和特异性取决于该技术本身的技术特点，同时也与病变的影像学、临床和组织学特征相关。

FNA细胞学的取样技术

根据澳大利亚皇家病理学院的指南（WWW.nbcc.org.au），我们推荐一种在临床指导下使用FNA进行细胞学提取组织样本的方法（可触及肿物）：

- 患者处于仰卧位。
- 首先消毒病变部位的皮肤。
- 用一只手的两根手指固定病变，另一只持穿刺

针。根据操作者的偏好，可以使用自带穿刺针或直接使用注射器（及其针管）来穿刺。我们建议使用22G～27G（2～4cm长）的针，并优先选择小口径的针。

- 当感觉针尖到达病变的边缘时，施加负压穿入病变。
- 快速多次进行穿刺取样，并改变取样的角度。
- 如果在穿刺针中看到血液，应停止取样，因为过多的血液会降低样本的质量。
- 当穿刺针仍在病变中时，释放负压。然后取出针头。
- 使用注射器将样本从针头内排出到带有标记的载玻片上。
- 使用另一张干净的载玻片进行拉片，获得一个均匀分布的薄层样品，然后快速固定（95%酒精或甲醇）。这是获得高质量样本（适当且固定良好的涂片）的一个关键点。
- 病理学家应尽可能在快速染色（蓝色甲苯胺）后立即检查切片，以便识别获取的样本量是否足够。如果不能进行快检，则至少要取样3次。通常情况下，多一次的取样也不能取得更多样本量。

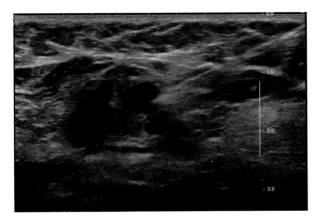

图16.1 超声检查腺叶病理区及显示活检过程中针头（箭头）位置

这些细胞也可以通过虹吸作用进行取样。与抽吸技术相比，该方法具有定性上的优点（细胞变形较少），但通常取材量较少。

最好在超声引导下进行FNA（对于触诊阴性的病变，必须如此）。操作者一只手拿着超声探头，另一只手穿刺。保证穿刺针的长轴与探头的长轴一致。在超声引导下要随时可见包括针尖在内的整个针的长度。穿刺角度应尽可能与探头面和胸壁平行，以保证穿刺过程可视化，减少意外气胸的发生风险。可以利用硬拷贝图像记录针尖在病变内的位置。在触诊阳性的病变中，特别是在那些范围较大且质地不均匀的病变中，应利用超声进行穿刺后检查，以确保针已到达病变中有诊断意义的部分（图16.1）。

特别是在尺寸≥20mm的病变中，钼靶显示其中心区域为低密度灶，这些中心区域组织更像囊性变而不是硬化改变，那么应在病变的边缘区域进行取样（图16.2）。

FNA细胞学检查需要对人员进行提前培训以获得高质量涂片，并储备相当多的细胞学专业知识以进行样本分析。

液基细胞学应用于乳腺病变的FNA中可以减少劣质的样本的数量，改善对细胞核的观察效果。

16.5 经皮显微活检（组织芯活检）（CB）：取样步骤

根据澳大利亚皇家病理学院的指南（www.nbcc.org.au）推荐，下面将描述一种在超声引导下使用空心活检针获取组织样本的方法：

- 患者的体位、皮肤消毒和病变固定与细胞学检查程序相同。对皮肤和病变所在的皮下组织进行局部麻醉。
- 使用手术刀在选定的穿刺点处做一个小切口，

图**16.2** 在超声引导下，针尖必须到达细胞含量较多、无坏死的乳房肿块内

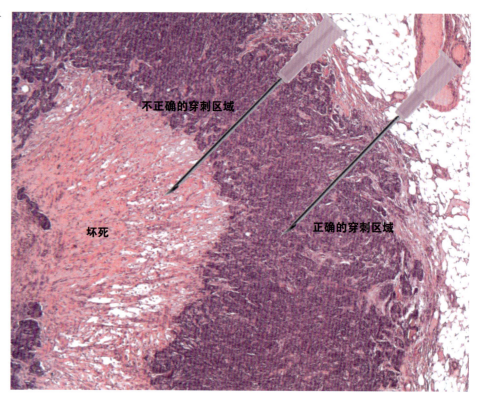

使活检针通过这个切口进入体内。

- 超声引导下进针，使其长轴与探头的长轴一致，并尽可能平行于胸壁。在激发前应观察到针尖以外的区域，以减少发生气胸的风险，因为活检针尖通常是会向前激发15～22mm的。
- 当感觉到针尖到达病变的边缘时，激发活检针并采集样本。
- 取出针头，提取样本。
- 然后重复这个过程。通常应从病变的不同部位取3～5个样本，以确保取样量充足。
- 样本的数量由多种因素决定，包括病变特征、影像学表现、定位准确性、引导方式、患者耐受性和对足量样本的认识程度。所以，一般来说应活检3～5次。
- 样本必须立即固定；甲醛是使用最多的固定剂，但当固定时间超过24h后，其可能导致微钙化物溶解；酒精固定剂没有这个问题，但会导致更大的组织挛缩；卡诺固定液是一种很好的

固定剂，它不溶解钙化，可以稍微缩小样本体积，并可以良好地保存组织抗原以进行免疫细胞化学研究；然而，它不能在放射线下很好的显示样本成分。在组织固定后，应立即制作附加切片，以确定肿瘤可能的生物学特性，以避免在切割操作过程中破坏组织结构。

- 18G的活检针取样长度通常为5mm长，组织量（每针）约6mm^3。而14G活检针取样长度高达10mm，组织量20～35mm^3。目前，大多数发表的研究中都使用的14G针头。

16.5.1 组织病理学报告

我们建议将组织病理学诊断分为与针刺细胞学相似的5种诊断类别；然而，需要强调的是这些类别并没有相同的细胞学意义，并具有不同的临床应用结果。必须将组织学图像与X线片进行比较，以确保活检的准确性。

必须根据下列公式之一得出诊断结论：

- B1：（a）正常组织，（b）仅有基质，或（c）不能用伪影解释。在没有基质上皮的情况下存在营养不良性钙化，并且位置与放射学图像相一致，必须被归类为良性病变。
- B2：良性病变。建议简述。
- B3：良性病变，但生物学行为不确定。这种病变与癌症发病风险增加有关，或与原位癌或浸润性癌相关，如乳头状病变和硬化性病变。我们建议，在情况允许的情况下，对病变进行简述。
- B4：可疑病变。当发现某种病灶可兼容在原位癌病变或浸润性癌内，但最终结论不能对该病灶给出确切证据时，应使用该诊断，我们建议，在情况允许的情况下，对病变进行简述。
- B5：恶性。它表明病变肯定存在恶性肿瘤或浸润性癌成分。在诊断为癌（B5）的情况下，必须表明是否存在浸润癌成分，或者是否有浸润可能。在您怀疑存在转移性癌时，则需要对相应数据进行描述。

对于原位癌，应尽可能地提示组织学类型（导管或小叶）、核分级和相关的钙化情况。

对于浸润性癌，必须明确其组织学类型、组织学分级、是否存在原位癌成分，以及是否存在相关的钙化灶。

对于将接受新辅助化疗的局部晚期病例，通常需要评估病灶的受体状态和c-erb的表达情况（图16.3）。

16.5.2　组织芯活检（CB）的诊断准确性

根据文献报道，CB的敏感性和特异性分别为85%～98%和96%～100%，调查显示这些表达差异可归因于取样质量和乳腺病变类型。CB的标

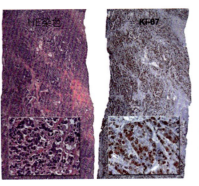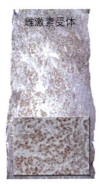

图16.3　不同标本的不同标志物

本不足率低于FNA（0～17%vs5%～24%），特别是在多次取样和使用14G针取样的情况下。CB使50%～64%的良性病变免于手术，并提高术前浸润性癌的诊断率高达92%（只有在多次取样情况下）。

与细针穿刺活检（FNA）相比，组织芯活检（CB）具有更高的敏感性和特异性，且报告的样本不满意率较低，特别是针对影像能检测到的病变。最重要的是，与FNA细胞学相比，组织芯活检可以区分浸润性癌和原位癌，并在非典型导管增生占很高比例的病变中区分出低级别原位癌。然而，组织芯活检需要局部麻醉，可能导致术后更多的不适，而且通常需要更长的时间才能获得报告。进行FNA所需的一次性耗材和检测设备比组织芯活检的更便宜。综合考虑到这两种技术的优缺点（表16.2、表16.3），我们认为CB在乳腺病变的诊断中优于FNA（图16.4）。

真空辅助乳腺活检（VABB）是一项较新的技术。VABB已被证明具有临床应用价值，可用于在超声、乳房X线摄影和磁共振成像的指导下进行操作。使用VABB的主要指征是对具有聚集性微钙化的病灶进行活检，其通常在立体定向指导下进行。VABB已被证明是可靠的活检方法，应该可以用来取代手术活检。对于可能是良性或交界性的肿块，我们尝试完全切除病变，以消除后续影像学随访时的干扰图像。VABB提供了最好的组织

表16.2 FNA与CB的比较

	细针穿刺活检（FNA）	组织芯活检（CB）
假阳性率（特异性）	高（91%～100%）[a]	非常高（96%～100%）[a]
假阴性率（敏感性）	离散的（77%～100%）[a]	高（85%～98%）[a]
标本不足率	目前<25%	低<15%
费用	非常低[a]	高
报告时间	几分钟到几小时	1天
所需病理经验水平	高	一般
技术	不需要麻醉/涂片培训	局麻/仔细挑选活检样本
并发症发生率	低	低

[a]：多种因素可能会影响FNA细胞学检查和组织芯活检的准确性：
- 目标乳腺病变的特征（通过筛查或诊断程序选择的患者）
- 临床医生进行操作的经验
- 是否在超声引导下进行取样
- 是否在细针穿刺后立即检查样品
- 是否具有细胞学经验的病理学家

表16.3 FNA和CB精确度

病变类型	细针穿刺活检（FNA）	组织芯活检（CB）
可触诊病变	高	高
不可触及病变（超声引导）	中至低	高
是否可用于深部组织	可以	不可以（或需特别注意）
浸润前病变的诊断	低	高
微钙化病变区域	低	高
肿瘤分级	低	中～高
ER/PR评估	低	高
HER2评估	低	高
增殖评价	低	高

学样本和帮助患者避免不必要的手术。VABB的并发症包括手术过程中的出血或疼痛，以及术后疼痛、出血和血肿。但是，这些出血可以通过术后压迫和卧床休息来控制住。总的来说，VABB是一种可靠的取样技术，并发症少，使用相对容易，患者耐受性良好。获取组织量越多，取样误差越小。

16.6 腺叶手术入路

外科手术只是乳腺癌整个治疗过程的一部分。各种诊断工具，不同的治疗方案（药物和手术），与病理学家对切除肿物的最终报告这些因素相结合，让我们有战胜乳腺癌的可能，并到达最完美的治疗结果和最小的肿瘤复发率。

乳腺癌对人类的威胁由来已久。历史上第

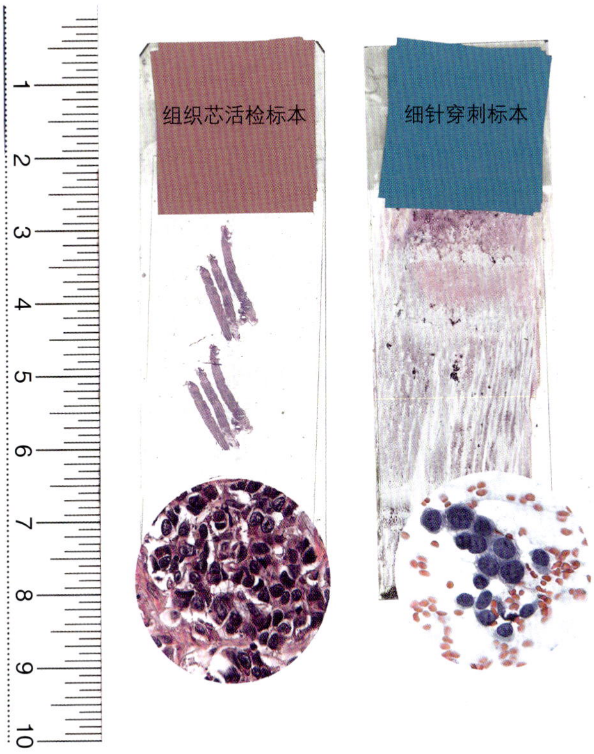

图16.4 利用两种方法对同一乳房肿物进行术前评估的比较：左侧为组织芯活检标本，右侧为细针穿刺标本。圆圈内为400倍镜下的标本图像

一个关于乳腺癌治疗的参考文献出现在古埃及尼尼微时代（公元前2250年）的纸莎草纸中和公元前2000年的古印度（Yajiur Veda）文档中，在那时人们建议用酸燃除肿物而不是用刀切除肿物。从William Stewart Halsted（他描述了1889—1894年他在约翰霍普金斯医院进行一系列乳腺癌患手术的情况）或Urban起乳腺癌进入外科手术时代，传承至Patey或Madden的乳腺癌改良根治术，直至最近几十年，由于米兰大学（Veronesi）的贡献，我们发明了一种切除乳腺1/4的保守性手术入路方式。

手术导致的美容瘢痕问题和治疗效果同样重要，这会引起因手术致残女性患者的共鸣。各种技术方法都取得了良好的结果，包括Tansini在1896年描述的一种非常古老但有效并仍然使用的技术。

今天，在尽可能的情况下，我们应进行腺叶切除术，这种更低限度的手术干预方式，得益于知识的进步和组织病理学对腺叶疾病概念的深入研究，该术式现在已被普遍接受。

我们确信，肿瘤在许多情况下可以沿着乳管发生侵袭，所以我们强烈怀疑"乳房肿瘤切除术"的手术方式的正确性。根据我们的说法，通过小心切除乳管的最中心部分，从而切除病理腺叶后，大多数肿瘤复发将会避免。

早在1988年，Durante就提出了"分节切除术"的概念：换句话说，保守性手术就是基于乳腺的解剖学和病理学知识，将图像诊断和乳腺区域切除相结合的概念（图16.5a）。他根据Langer线选择切口（图16.5b、c）；他继续将腺组织与皮下组织和筋膜离断（只有在可能受到影响时才切除），并切除距离肿瘤至少10mm的正常组织（图16.5d）。

其结果是术后复发率大大降低，甚至低于1%（Durante手术的复发率为0.6%，这就证明腺叶切除术是一个完美的根治性手术）。

采用这种术式，可能会在乳头乳晕复合体上留下令人讨厌的瘢痕。

根据Durante的手术经验，我们采用了一种技术来减少瘢痕和重建手术乳房的形态，使它尽可能同健侧乳房对称，并达到肿瘤学的手术要求。

1975年，Hinderer在乳房手术中引入了"乳晕切口行腺体切除"概念。1989年，Benelli对之前的方法进行了进一步的改进。

随着这种被称为"同心圆法"的技术的引入，在保持乳晕相同的形状和大小的同时，重塑乳房外形变得更加可能。这种术式是在圆冠形去除乳晕周围表皮的后，在乳晕水平周围使用"烟包"缝合，以保证剩余腺体足够补偿被切除腺体组织的区域，这样可以减少切口边缘的张力，防止由于组织过度拉伸导致的乳头明显增大。

这种方法，针对这种特殊的适应证进行了

改进，以获得更良好的手术视野，以便切除肿瘤（和周围组织），并剩余适当的腺体组织重建乳房外形。现在有60%～80%的乳腺癌接受了这种保守术式。要总结这些知识点，这里有一些正确解决问题的关键点。

保守治疗需要将手术治疗与放疗相结合。肿瘤边缘距离切缘应大于10mm。在对切除叶相邻的腺瓣进行分离时，应保证腺体、皮下组织及筋膜层血运保持良好，以实现结构和功能上令人满意的重建。我们总是仔细止血，并限制使用引流管，以免影响美容效果。可吸收材料的使用，皮下组织有效强化的实现，以及具有特定条带形敷料的运用，可以减少区域瘢痕的形成。

为了切除肿瘤的同时保持乳房的正常形态，并将瘢痕减少到最小或几乎看不见的程度，要求我们减少手术切除的副作用，还要求组织对放疗更高的敏感性，选择更好的治疗方法，更好的生活质量，以及患者更积极地参与。

在上述假设之后，在谨慎手术前提下，我们试图寻找一个平衡点，将根治性手术与最小的致残影响联系起来。我们的想法是，要想完全切除可疑区域，必须完整切除受累腺体部分，包括受累叶的导管直达乳头下方，以减少复发的可能性。本章的基本理论是，在仔细选择患者之后，手术要求达到一个满意的肿瘤清除效果，并在此基础上最大限度地使患者在美学和心理上，减少因自身形象改变而产生的负面影响。这使得人们能够更好地接受癌症及其必要的各种疗法。

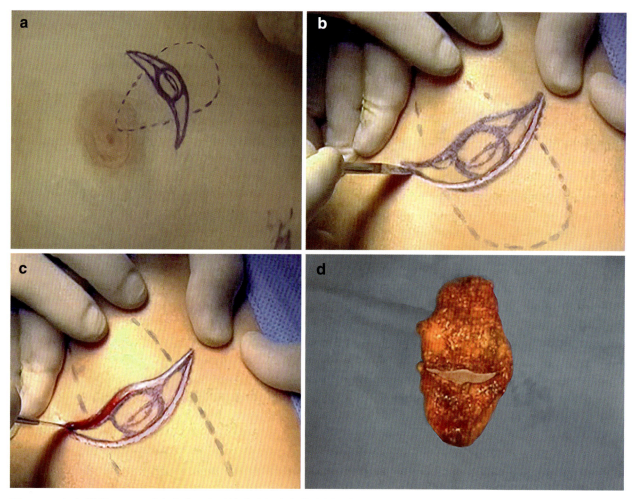

图16.5 （a）根据Durante手术方式，在开始腺叶切除术前绘制手术切口，（b、c）切除远端和近端区域的皮肤，（d）病变腺叶切除后送至病理学检查

在选择手术治疗时，必须考虑以下因素：

– 肿瘤大小。

– 单发肿物还是多发肿物或多中心肿物。

– 测量病变的直径，其与皮肤、筋膜和乳头的距离。

– 淋巴结状况的评估。

– 病变的定位。

– 病变与周围组织的关系，之前没有评估过的病变不能手术。

这就解释了为什么在早期乳腺癌患者中，必须将腺叶根治性手术与良好的美学效果和功能结果相关联。

在处理触及阳性的肿瘤时，外科医生通常根据术前乳房钼靶和触诊结果进行盲目的手术，这就有可能会导致一些问题，特别是在腺体致密的乳房手术时。这种方式意味着手术切除范围往往只达到了病理学手术切缘或为达到足够范围的切缘而过度切除正常组织。

乳腺腺叶结构，通常临床医生和乳房钼靶是无法准确识别的，但利用超声检查可以准确定位。使用导管法可以发现癌变的不规则结构，包括发现病变周围间接的迹象，高亮显示目标区域。

由于影像学技术和筛查项目的进步，触诊阴性乳腺癌的发病率已经增加很多，有多达1/3的确诊乳腺癌为触诊阴性乳腺癌。在这一类病变中，DCIS是保乳手术的一个难题，因为它通常触诊阴性，而且病变范围不连续。目前外科医生采用多种方法来切除触诊阴性肿瘤并获得最佳切缘：导丝引导定位、放射引导定位或术中超声引导定位。我们建议使用超声引导来定位肿瘤所处腺叶的情况。虽然目前关于应用超声引导乳腺癌手术的报道很少，但手术效果很好。

与导丝引导定位相比，超声引导手术是一种准确、更简单、侵入性更小的手术。通过超声检查可以很容易地看到乳房病变。唯一的问题是，超声引导下的手术对于出现微钙化的病变诊断不是很准确。外科医生需要接受超声训练；否则，术前辅助定位的医生必须参与手术。

这种超声引导有助于外科医生定位病变，并明确整个腺叶情况。由于病变所在腺叶可能是乳腺癌发生的风险组织，因此在乳腺癌发生之前切除整个病变腺叶可降低局部复发率。

结合所有不同的诊断方法（乳房钼靶检查、某些情况下的MRI、腺叶超声检查），可以使外科医生能够根据他的知识（解剖学、遗传学、内分泌学等）进行高度精确的手术。

我们非常清楚，乳房与性生活以及家庭幸福有关：经常出现在广告上（在报纸上、在电视上等），乳房已经成为一个在形式和内容上具有特定审美标准的器官。

目前的知识使我们能够缩小手术治疗范围，使乳房避免了几十年前的那种大规模损伤。

术前超声使我们能够确定病变目标区域的位置，并有可能只切除受病变影响的功能单位。解剖病理学家的即时初步诊断将指导我们完全切除病变的所有病理功能单元。

我们要记住你在医学上所能取得的所有进步和改进，都是研究小组的经验总结，是用于疾病诊断和手术室中设备的技术革新。

因此，对于我们这种局限于乳腺癌领域的手术技术，必须重视各个领域的技术进步，并意识到不同技术与乳腺癌手术技术相结合的重要性。

世界各地的许多医生都已证明，超声技术是一种特别精准，并达到了非常先进诊断水平的技术。

由MichelTeboul开始的腺叶叶形态学研究，目前已与弹性成像（评估结构的弹性）和多普勒（通过多普勒法评估血管分布）检测相结合。

16.7 辨证

1990—2010年，我们对425例诊断为乳腺癌的女性进行了腺叶切除术或乳房象限切除术，并在术前对病变进行了超声检测。

5年后，只有5例患者又在术侧乳房中诊断出癌症（可能是复发）。

根据既往文献报道显示，我们发现其他术式的肿瘤复发率更高。

为减少同一乳腺癌复发，需要理解癌是一种腺叶性疾病。而目前所进行肿瘤切除术只关注于肿瘤本身，并没有考虑解剖学、生理学或肿瘤的自然发展过程。

毫无疑问，手术后进行的放疗和化疗可能已经完全清除了乳腺残留的肿瘤细胞，这也与文献报道中其他术式的复发率相关。

另一方面，我们不知道相同区域的新发肿瘤是源于同侧乳房另外一个腺叶的，还是同一个腺叶的异位病灶。

在我们看来，与病理专家的密切联系是必要的，它能够改进必要的外科争论点。通过快速病理和深入分析结果可以证实我们所建议的术式是具备有效性和实用性的。今天，得益于腺叶疾病的知识和组织病理学的验证，我们可以进行腺叶切除术这种限制性手术方式，并且这种观念深入人心。

为了对病人进行准确评估，在手术室内利用超声对相同位置腺叶进行检查是必要的。主导管应该对应腺叶的纵轴；导管从乳头一直延伸到腺叶的末端；通过径向和反径向扫描对肿瘤进行定位和对附近组织进行评估（图16.6）。导管轴的走向和相关的异常病灶用记号笔在皮肤上标记。导管从乳头边缘延伸向远端。

然后对腺叶进行横向评估。标记外侧切缘，要保持与疑似区域10mm的安全距离。要切除的腺体区域被标记为三角形区域。切除腺叶的同时

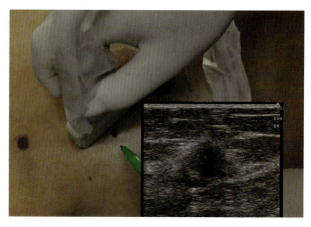

图16.6 术前利用超声检查腺叶内的病变区域

应该切除对应区域上的乳晕表皮（圆形或扇形）是非常重要的。标出乳晕的边界。评估乳晕周围需要切除的皮肤区域。它应该等于一个已经标明内径的环行表皮（见注释）。为了平衡腺叶切除术中腺体组织的缺失，必须切除这部分多余皮肤。这样可以保持乳房正常的圆锥体形状（图16.7a）。

注释：

三角形面积=外圆面积−内圆面积

三角形面积（1/2底×高或1/2B×H）+内圆面积（πr^2）=外圆面积（πR^2）

R=三角形面积与内圆面积之和除以π后的平方根

手术步骤：

在手术床上进行再一次检查后，通常需要对腋窝进行评估。

乳头和乳房必须保持张力，以便轻松去除两圈之间标记区域的上皮条带，并保持血管丛不受损伤（图16.7b）。

这对于乳头乳晕复合体保持良好血供很重要。沿着圆周外缘轮廓切开真皮层，暴露乳房腺体，以便对病变腺叶进行切除。然后对整个腺叶和其附近区域进行皮下解剖。用镊子夹住乳头下2～3mm区域，标记切除中心点（图16.7c）。

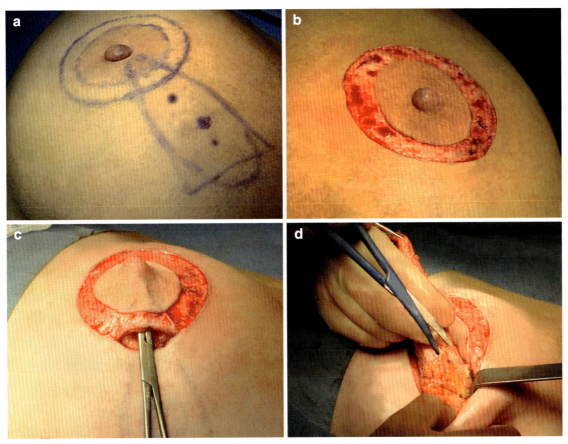

图16.7 （a）确定累及腺体及乳晕区域，（b）切除环状部分上皮，（c）乳头下方放置镊子，（d）解剖腺叶远端

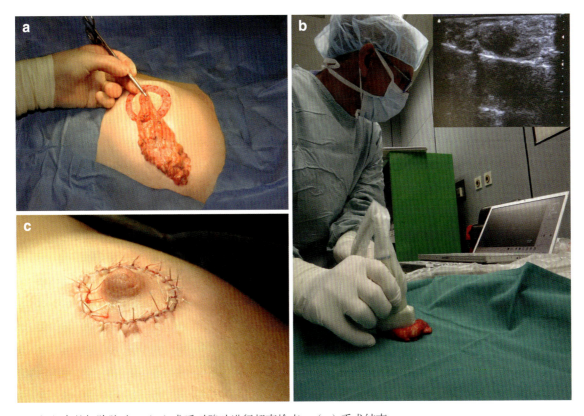

图16.8 （a）完整切除腺叶，（b）术后对腺叶进行超声检查，（c）手术结束

沿着标记线切开腺体直至筋膜。

继续从表面向筋膜深部切开该段（图16.7d）。

提起腺叶顶端，一直切到末端，然后把它完整切除（图16.8a）。

如果肿瘤靠近肌筋膜，则其必须连同标本一起切除。注意止血。

应用实时超声分析解剖标本的纵向和横向方向，以评估癌症边缘（图16.8b）。

将切除后影像与术前影像进行比较。

在肿瘤精确位置的筋膜表面放置1或2个钛夹，有助于术后放疗。

使用肿瘤整形技术，通过剥离和移动靠近切除标本的腺体完成乳房形态的解剖重建。然后"烟袋"缝合乳晕周围，重塑皮肤，并将乳晕黏膜边缘与表皮缝合（图16.8c）。

应尽量避免留置引流管，以确保更好的功能和美学效果。术中使用可吸收材料，注意皮肤吻合和使用压力绷带是增强美容效果的主要因素。

16.8 手术切缘的评估

保乳手术的主要目标是完整切除肿瘤的同时尽量减少对周围健康组织损伤，并保证切缘阴性。切缘阳性或局灶阳性是肿瘤局部复发的高风险因素，在这种情况下，有时需要再次进行乳房肿瘤切除甚至乳房切除来实现切缘阴性。

16.8.1 术中阴性切缘的判断

标本检查的直接目的就是确认病变已完全切除。理想情况下，这应该在术中确定。如果标本中没有病变，或者切缘离肿瘤太近，外科医生可以立即在标本的一侧或两侧重新取切缘。

如果病变超声检测不到，需要在钼靶引导下使用导丝定位病变区域。手术切除后，必须对整个手术标本进行钼靶检查，并与相应的术前乳腺

钼靶片进行比较。病变内的钙化灶可作为一种在临床和钼靶片中显示的标志物。

病理边缘评估需要取一个染色标本内多个垂直于其长轴的切片。

除非肿瘤非常接近切缘，否则不需要进行切缘冷冻切片，术中确认这一点将对治疗产生直接影响。

建议触诊阴性而可被钼靶检测到的乳腺病变应进行石蜡病理检测，仅在某些特殊情况下进行冷冻切片。

尽管术中检测技术有所改进，但没有任何一项评估方法能在术中清晰判定肿瘤切缘。

浸润性乳腺癌和导管原位癌患者保乳术后切缘阳性是患者术后局部复发的危险因素。目前对切缘宽度没有限制，接近切缘组织的意义仍然是有争议的。外科医生在计划保乳手术时需要平衡美观和局部复发风险，以确保预后不受影响。

16.8.2 术后检查标本，确认切缘阴性

理想情况下，完整切除的活检标本应在未固定前及时地送到病理检查室。没有外科医生适当指导，病理学家不可能精准定位活检标本的切缘（最好在腺叶顶端向乳头方向用缝线标记，在深缘向筋膜方向用不同缝线标记）。

因为在制备组织切片的过程中，切片的轮廓和方向可能会发生改变，有必要在切缘对应的表面进行标记，以便在显微镜下能够识别。可以使用各种颜色来确定切缘，小心操作，防止染色液渗入组织表面的缝隙。

目前尚无标准的乳腺标本切缘评估方法，每个切缘表面的组织学切片也没有标准数量。切缘评估可以采用（a）通过放射法、（b）剥除法或（c）剥除肿瘤壁的方法。

所有标本均采用大断面组织病理学检查（图16.9a）。大面积（10cm×8cm）连续组织切片是

判断肿瘤范围和诊断肿瘤的有效方法。这种组织学方法增强了乳腺钼靶与病理相关性，记录病变，以便对疾病的范围和分布进行充分的和可重复的分析，并保留病变彼此之间和与手术切缘的关系（图16.9b）。

在显微镜下评估的切缘情况可能有：广泛阳性切缘、局灶阳性切缘、紧邻切缘和阴性切缘。如前所述，切缘评价的病理方法缺乏诊断标准，怎样才算达到足够的阴性切缘，目前没有形成专家共识。外科医生所能接受的切缘范围和随后病

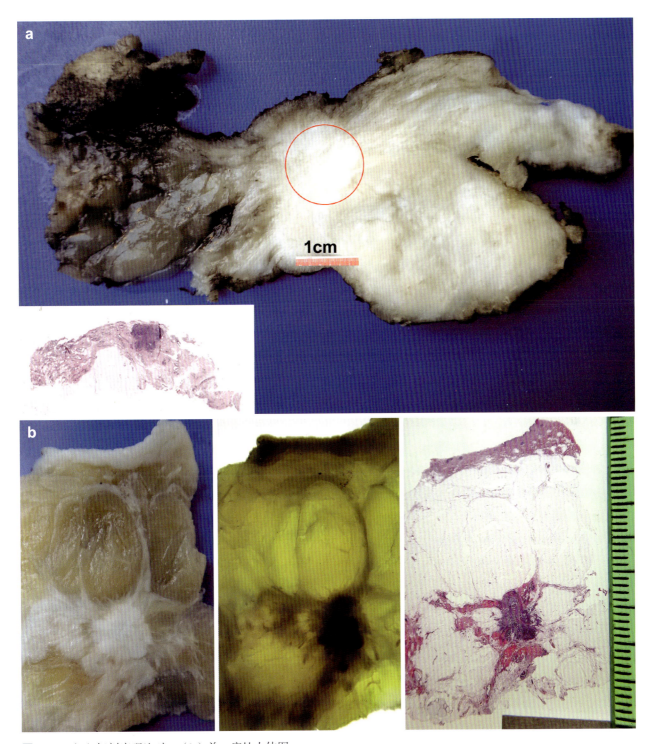

图16.9　（a）解剖病理比对，（b）单一病灶大体图

理检查所需要的切缘范围，二者之间差异范围广泛，这会引起患者治疗方案间的巨大差异。

将无染色作为阴性切缘的诊断标准，有可能明显减少二次切除和大象限切除术的使用，这些手术需要对患侧乳房进行额外手术和对健侧乳房进行整形手术以保持两侧对称（表16.4）。

表16.4　二次手术的时机

切缘阳性
肿瘤分散性生长（见正文）
放射性/超声检查与病理检查测量到的肿瘤大小有显著差异

结论

肿瘤学评估必须基于乳房的解剖学、内分泌学和功能性知识，考虑胚胎学发育以及乳腺癌的自然表现。在做出任何手术决定之前，必须对所涉及的乳房进行全面的影像学分析，包括针对腺管的超声检查。由于腺管超声的使用，现在医生可以更好地对疾病范围进行解剖病理评估。

保乳术后切缘阳性与局部复发密切相关。同时，保乳术后局部复发还与其他危险因素有关，如肿瘤生长方式（单灶、多灶或弥漫性）（图16.10）。

考虑到乳腺癌通常是一种多灶性/弥漫性疾病，阴性切缘并不一定意味着残留的乳腺中没有原位或浸润性肿瘤病灶。这些残留的肿瘤病灶通常位于"病变腺叶"。乳腺癌并不是单一肿瘤，而是一种腺叶疾病。

只有腺叶手术方法能够实现切除整个"病变腺叶"，其中可能包括其他肿瘤的病变，或未来可能发生癌变的风险组织。

乳腺腺叶切除术是一种易于掌握的手术技

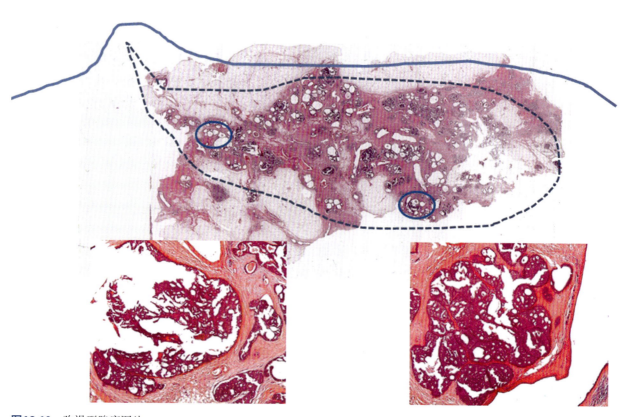

图16.10　弥漫型腺癌图片

术，每个掌握适当超声技术的乳腺外科医生都可以操作。根据Durante和其他外科医生的经验，乳腺腺叶切除术对于我们来说是一种很好（或者说最好）的根治肿瘤方式，且复发率更低。同时也可减少手术瘢痕形成，达到一种美观与功能并存的效果（图16.11）。这种手术方法需要腺叶超声作为辅助工具，在术前的每个步骤来协助和指导乳腺外科医生。在手术过程中，放射成像方法可以更好地显示腺管系统内的解剖结构和病变，以及它们与筋膜和皮肤的关系。术中放射超声检查可以指导外科医生在检查切除标本时明确"病变腺叶"。对切除标本进行超声检查，可以使外科医生和病理医生对比标本中的病变与手术边缘的距离。

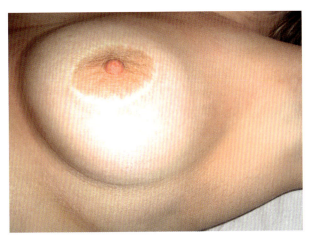

图16.11 术后5年患者术区情况

致谢

感谢Anna Maria Dolfin教授提供的图像和在撰写本章时提供的帮助；感谢外科专家PaoloTagliabue教授和病理专家Riccardo Arisio教授。感谢Silvia Botta教授绘制病理图片。

参考文献

[1] Veronesi U, Mariani L, Greco M, Saccozzi R, Luini A, Aguilar M, Marubini E. Twenty-year follow-up of a randomized study comparing breast-conserving sur- gery with radical mastectomy for early breast cancer. N Engl J Med. 2002;347(16):1227–1232.

[2] Fisher B, Anderson S, Bryant J, Margolese RG, Deutsch M, Fisher ER, Jeong JH, Wolmark N. Twenty-year follow-up of a randomized trial comparing total mastec- tomy, lumpectomy, and lumpectomy plus irradiation for the treatment of invasive breast cancer. N Engl J Med. 2002;347(16):1233–1241.

[3] Dolfin G, Tagliabue P, Dolfin AM, Indelicato S. Chirurgia conservativa: cosa possiamo fare per evi- tare la mutilazione? Riv It Ost Gin. 2007;14:66370.

[4] Teboul M. Practical ductal echography. Madrid, Spain: Medgen. S.A; 2004.

[5] Tot T. The clinical relevance of the distribution of the lesions in 500 consecutive breast cancer cases docu- mented in large-format histological sections. Cancer. 2007;110:2551–2560.

[6] Durante E. Multimodality imaging and interventional techniques. Ferrara, Italy: IBUS Course Abstracts; 2006.

[7] Amoros J, Dolfin G, Teboul M. Atlas de Ecografia de la Mama. Torino: Ananke; 2009.

[8] Hunt KK, Sahin AA. Too much, too little, or just right? Tumor margins in women undergoing breast- conserving surgery. J Clin Oncol. 2014;32:14–18.

[9] Amy D, Durante E, Tot T. The lobar approach to breast ultrasound imaging and surgery. J Med Ultrasound. 2015;42(3):331–339.

[10] Tot T. The theory of the sick breast lobe and the pos- sible consequences. Int J Surg Pathol. 2007;15:369.

[11] Tot T, Gere M, Pekár G, Tarján M, Hofmeyer S, Hellberg D, Lindquist D, Chen TH-H, Yen AM-F, Chiu SY-H, Tabár L. Breast cancer multifocality, disease extent, and survival. Hum Pathol. 2011;42:1761–1769.

[12] Coombs NJ, Boyages J. Multifocal and multicentric breast cancer: does each focus matter? J Clin Oncol. 2005;23:7497–7502.

[13] La Parra RF, De Roos WK, Contant CM, Bavelaar- Croon CD, Barneveld PC, Bosscha K. A prospective validation study of sentinel lymph node biopsy in multicentric breast cancer: SMMaC trial. Eur J Surg Oncol. 2014;40:1250–1255.

[14] Donker M, Straver ME, van Tienhoven G, van de Velde CJ, Mansel RE, Litière S, Werutsky G, Duez NJ, Orzalesi L, Bouma WH, van der Mijle H, Nieuwenhuijzen GA, Veltkamp SC, Helen Westenberg A, Rutgers EJ. Comparison of the sentinel node pro-cedure between patients with multifocal and unifocal breast cancer in the EORTC 10981-22023 AMAROS Trial: identification rate and nodal outcome. Eur J Cancer. 2013;49:2093.

[15] Yerushalmi R, Tyldesley S, Woods R, Kennecke HF, Speers C, Gelmon KA. Is breast-conserving therapy a safe option for patients with tumor multicentricity and multifocality? Ann Oncol. 2012;23:876–881.

[16] Holland R, Veling SH, Mravunac M, Hendriks JH. Histologic multifocality of Tis, T1-2 breast car- cinomas. Implications for clinical trials of breast- conserving surgery. Cancer. 1985;56:979–990.

[17] Turnbull L, Brown S, Harvey I, Olivier C, Drew P, Napp V, Hanby A, Brown J. Comparative effective- ness of MRI in breast cancer (COMICE) trial: a ran- domised controlled

trial. Lancet. 2010;375:563–571.

[18] Peters NH, van Esser S, van den Bosch MA, Storm RK, Plaisier PW, van Dalen T, Diepstraten SC, Weits T, Westenend PJ, Stapper G, Fernandez-Gallardo MA, Borel Rinkes IH, van Hillegersberg R, Mali WP, Peeters PH. Preoperative MRI and surgical manage- ment in patients with nonpalpable breast cancer: the MONET - randomised controlled trial. Eur J Cancer. 2011;47:879–88627.

[19] Biesemier KW, Alexander C. Enhancement of mam-mographic-pathologic correlation utilizing large format histology for malignant breast disease. Semin Breast Dis. 2005;8:152–162.

[20] Tot T. The role of large-format histopathology in assessing subgross morphological prognostic param- eters: a single institution report of 1000 consecutive breast cancer cases. Int J Breast Cancer. 2012;2012: 395–415.

[21] Foschini MP, Flamminio F, Miglio R, et al. The impact of large sections on the study of in situ and invasive duct carci-noma of the breast. Hum Pathol. 2007;38:1736–1743.

[22] Tot T, Pekár G, Hofmeyer S, et al. The distribution of lesions in 1-14-mm invasive breast carcinomas and its rela-tion to metastatic potential. Virchows Arch. 2009;455:109–115.

[23] Tot T. DCIS, cytokeratins, and the theory of the sick lobe. Virchows Arch. 2005;447:1–8.

[24] Osen R, et al. Rosen's breast pathology. 4th ed. Philadelphia: Wolters Kluwer Health; 2015.

[25] Lobar AD. Ultrasound of the breast. In: Tot T, editor. Breast cancer. London: Springer; 2011. p. 153–162.

[26] Lavoué V, Fritel X, Antoine M, Beltjens F, Bendifallah S, Boisserie-Lacroix M, Boulanger L, Canlorbe G, Catteau-Jonard S, Chabbert-Buffet N, Chamming's F, Chéreau E, Chopier J, Coutant C, Demetz J, Guilhen N, Fauvet R, Kerdraon O, Laas E, Legendre G, Mathelin C, Nadeau C, Naggara IT, Ngô C, Ouldamer L, Rafii A, Roedlich MN, Seror J, Séror JY, Touboul C, Uzan C, Daraï E, French College of Gynecologists and Obstetricians (CNGOF). Clinical practice guide- lines from the French College of Gynecologists and Obstetricians (CNGOF): benign breast tumors - short text. Eur J Obstet Gynecol Reprod Biol. 2016;200:16–23.

[27] Mitra S, Dey P. Fine-needle aspiration and core biopsy in the diagnosis of breast lesions: a comparison and review of the literature. Cytojournal. 2016;13:18.

[28] Wesoła M, Jeleń M. The diagnostic efficiency of fine needle aspiration biopsy in breast cancers - review. Adv Clin Exp Med. 2013;22(6):887–892.

[29] National Breast Cancer Centre. Breast fine needle aspira-tion cytology and core biopsy: a guide for practice. 2004. This book can also be downloaded from the National Breast Cancer Centre website www.nbcc.org.au.

[30] Feoli F, Ameye L, Van Eeckhout P, Paesmans M, Marra V, Arisio R. Liquid-based cytology of the breast: pitfalls unrecognized before specific liquid-based cytology training - proposal for a modification of the diagnostic criteria. Acta Cytol. 2013;57(4):369–376.

[31] Willems SM, van Deurzen CH, van Diest PJ. Diagnosis of breast lesions: fine-needle aspira- tion cytology or core nee-dle biopsy? A review. J Clin Pathol. 2012;65(4):287–292.

[32] Nassar A. Core needle biopsy versus fine needle aspi- ration biopsy in breast--a historical perspective and opportunities in the modern era. Diagn Cytopathol. 2011;39(5):380–388.

[33] Rageth CJ, O'Flynn EA, Comstock C, Kurtz C, Kubik R, Madjar H, Lepori D, Kampmann G, Mundinger A, Baege A, Decker T, Hosch S, Tausch C, Delaloye JF, Morris E, Varga Z. First International Consensus Conference on lesions of uncertain malignant poten- tial in the breast (B3 lesions). Breast Cancer Res Treat. 2016;159(2):203–213.

[34] Park HL, Hong J. Vacuum-assisted breast biopsy for breast cancer. Gland Surg. 2014;3(2):120–728.

[35] Tot T, Ibarra JA. Examination of specimens from patients with ductal carcinoma in situ of the breast using large-format histology sections. Arch Pathol Lab Med. 2009;133(9):1361.

[36] Fisher CS, Mushawah FA, Cyr AE, Gao F, Margenthaler JA. Ultrasound-guided lumpectomy for palpable breast cancers. Ann Surg Oncol. 2011;18:3198–3203.

[37] Luini A, Gatti G, Zurrida S, Caldarella P, Viale G, Rosali dos Santos G, Frasson A. The surgi- cal margin status after breast-conserving surgery: discussion of an open issue. Breast Cancer Res Treat. 2009;113(2):397–402.

[38] Dolfin G, Chebib A, Amy D, Tagliabue P. Carcinoma mammarie et Chirurgie Conservatrice. 30° Seminare Franco-Syrien d'Imagerie Médicale. Tartous, Syrie; 2008.

[39] Volders JH, Haloua MH, Krekel NM, Meijer S, van den Tol PM. Current status of ultrasound-guided sur- gery in the treatment of breast cancer. World J Clin Oncol. 2016;7(1):44–53.

[40] Krekel N, Zonderhuis B, Muller S, Bril H, van Slooten HJ, de Lange de Klerk E, van den Tol P, Meijer S. Excessive resections in breast-conserving surgery: a retrospective mul-ticentre study. Breast J. 2011;17:602–609.

[41] Pan H, Wu N, Ding H, Ding Q, Dai J, Ling L, Chen L, Zha X, Liu X, Zhou W, et al. Intraoperative ultra- sound guidance is associated with clear lumpectomy margins for breast cancer: a systematic review and meta-analysis. PLoS One. 2013;8:e74028.

[42] Tot T, Tabár L. Mammographic pathologic correla- tion of ductal carcinoma in situ of the breast using two- and three-dimensional large histologic sections. Semin Breast Dis. 2005;8:144–151.

[43] Tomoka H, Masataka S, Junko I, et al. Impact of intraop-erative specimen mammography on margins in breast- con-serving surgery. Mol Clin Oncol. 2016;5:269–272.

[44] Chiappa C, Rovera F, Corben AD, Fachinetti A, De Berardinis V, Marchionini V, Rausei S, Boni L, Dionigi G, Dionigi R. Surgical margins in breast conservation. Int J Surg. 2013;11(Suppl 1):S69–72.

[45] Houssami N, Morrow M. Margins in breast conserva- tion: a clinician's perspective and what the literature tells us. J Surg Oncol. 2014;110(1):2–7.

[46] Moehrle M, Breuninger H, Röcken M. A confusing world: what to call histology of three-dimensional tumour margins? J Eur Acad Dermatol Venereol. 2007;21(5):591–595.

[47] Dolfin G, et al. The surgical approach to the "sick lobe" in breast cancer: a new era in management. New York: Springer; 2014.

[48] Tot T. Subgross morphology, the sick lobe hypothesis, and the success of breast conservation. Int J Breast Cancer 2011;2011: Article ID 634021.

第17章 超声引导下的腺叶切除术

Lobar Resection Under Ultrasound Guide

Enzo Durante

关键信息

病变腺叶的概念和我们应用于保守性手术的指导方针，也就是说，腺叶切除术与最近传统的乳腺肿瘤切除术有很大的不同。

我们强调，外科医生应考虑这一建议，并完成腺叶和导管解剖，以促进在解剖学和影像学指导基础上的手术创新，并实现多中心前瞻性随机试验，以测试这些概念和从根本上改变局部治疗的手术方法的有效性。由于技术的进步，美国的使用在每一种设备上都在不断发展。同样，医生也应该能够提高他们使用具有放大适应证和突出原理的新设备的能力。我们应该知道，我们应该在一个真正的金标准下使用成像技术，以便为每个病例制订最佳的方案。

超声是对乳腺进行分期的第一线和最经济有效的方法，对指导适当的手术治疗越来越重要。

外科手术在乳腺癌治疗中的作用已经发生了显著的变化，这反映了乳腺成像的创新，同时也产生了这样的问题：为什么不根据腺叶的解剖结构，把病变腺叶的概念和超声结合起来引导外科医生治疗呢？

E. Durante, M.D.
University of Ferrara, Ferrara, Italy
e-mail: enzo.durante@unife.it, edurante@ibus.org

17.1 简介

对器官而不是肿块的手术是指根据疾病所在器官的解剖进行手术，而不是简单地切除肉眼可见的病灶。乳腺癌的治疗随着时间的推移而发展，现在包括了多学科的方法，如手术、放疗和全身治疗，但我们忘记了局部治疗不能忽视解剖，而且乳房解剖是腺叶式的。现在，如果手术是局部治疗的一个重要组成部分，我们不能忽视多病灶的概念和病变腺叶的概念。因此，手术仍然是至关重要的，在许多情况下，手术可以改善生活质量和生存获益的局部控制。依循腺叶解剖和病变腺叶的概念进行充分的手术是一种简单、快速的消除原发部位的肿瘤的技术。超声引导下根据腺叶解剖结构进行图像引导的手术是现代外科手术的一个重点。术中成像技术已成为乳腺外科医生的基本工具，特别是对于最早期的无法察觉的癌。对于这些病变，外科医生：需要术中的影像学引导，以便对病变进行可视化和定位；评估其扩散；测量距皮肤、距筋膜、距乳头的距离；评估肿瘤与乳房的关系，以决定时候可行保守手术；根据Langer线选择最佳切口部位；选择切缘切除；并对切除标本进行评估。术中超声由于操作方便，似乎是指导上述所有手术的首选方法；此外，在手术室进行所有这些手术时，患者处于仰卧位并在麻醉状态下，具有更大的手术自主权。

17.2 理论原理

回看过去，Townsend和Craig在1980年描述了腺叶解剖的概念，我们不仅从解剖学和诊断的角度，而且从病理和手术的角度，采用了腺叶解剖的原理和病变腺叶的概念，因此我们开始将超声图像与手术标本的大切面进行比较（图17.1）。另一个明确的概念是，乳房由15～20个与导管数量相当的叶组成，每个叶为一个扇区或一段，主要的导管从外周到乳头，并且乳腺疾病是TDLU的上皮细胞疾病。出于这个原因，我们使用Langer线以顺时针的方式排列了腺叶分割的图像表示与

图17.1 超声图像（a），扫描草图（b），标本大切面切片（c）

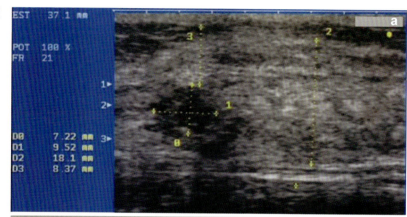
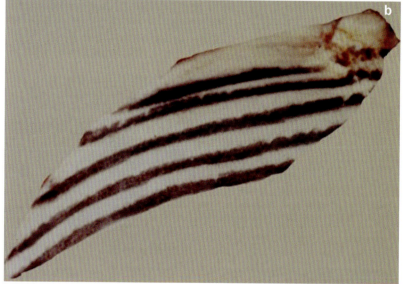
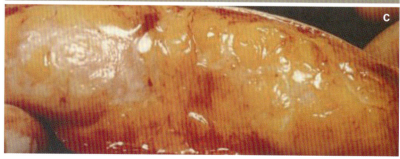

图17.2 按顺时针方向展示的叶瓣分割

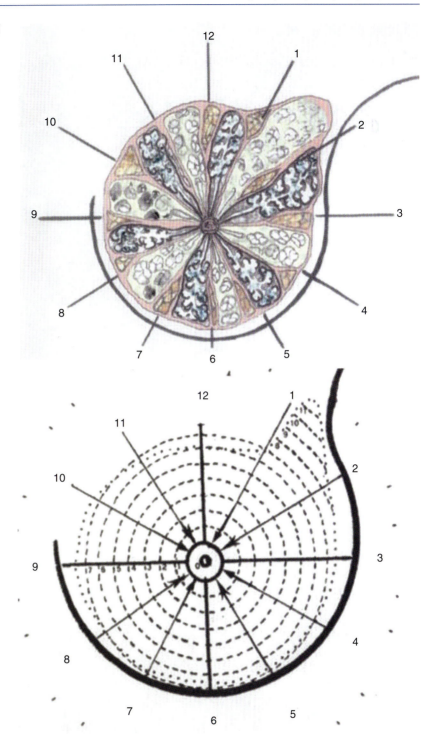

乳头的距离（图17.2）。在Holland发表了《Tis，T1–2组织学多灶性乳腺癌对保乳手术临床试验的影响》的论文后，我们意识到放射扫描是最适合的技术，可以清晰显示解剖结构。后来我们开始沿长轴系统性地进行径向及反径向超声检查，来观察导管系统（图17.3）。

每一次扫描的指征均使用特殊绘图按顺时针方向进行（图17.4），显示出病变及与乳头、皮肤和筋膜的距离、多灶性和多中心性。考虑到人类乳房是一个完全位于胸浅筋膜浅层和深层的

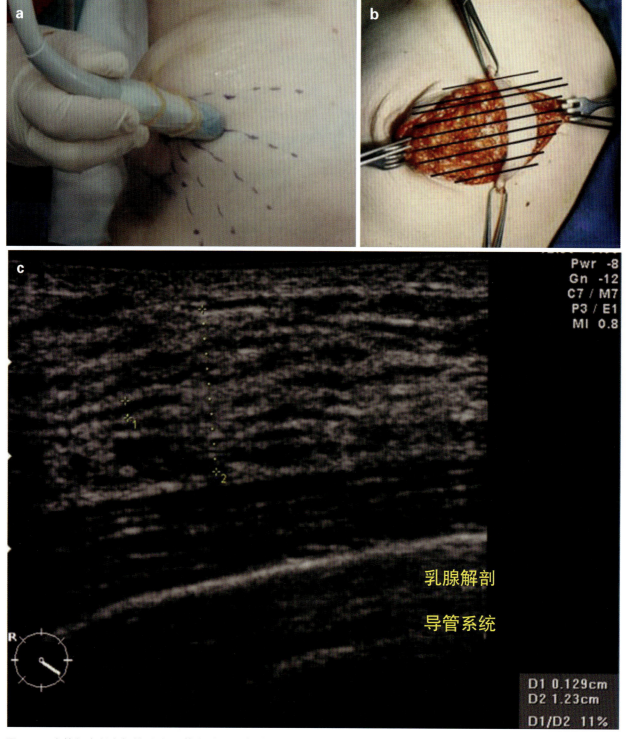

图17.3 小管超声径向扫描（c），体内（a）和标本（b）切片

皮下器官，只有当我们有一个清晰和持续的可视化解剖结构，我们才有可能有肿瘤根除性切除方法。有了这些概念，我们决定对它们应用外科技术。考虑到大约40%的病例存在多病灶病变，因此在超声引导下计划行腺叶切除；手术失败可能会导致局部复发，这对患者来说是一个情绪上毁灭性的事件，是一个与不良结果相关的独立因素。

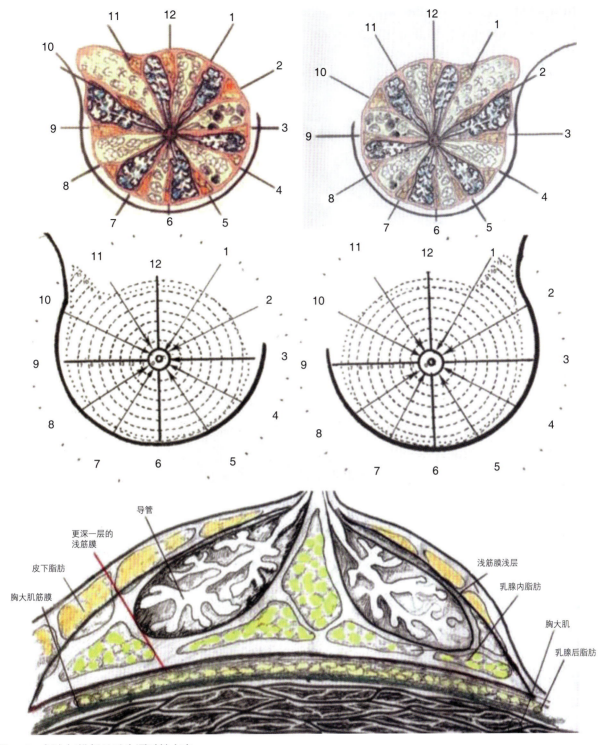

图17.4 每次扫描都显示为顺时针方向

17.3 患者选择

在诊断出癌后，仔细的术前评估是至关重要的，以对个别患者规划最佳的治疗方案。乳腺癌的分期涉及病灶的大小、范围、导管延伸、多灶性、多中心性、淋巴结、血管以及每一个显示病灶的微创病理诊断。在描述表中，病灶按顺时针方向显示，3D显示大小为毫米级，有扩散

（多灶、多中心），导管沿长轴延伸，与皮肤、筋膜、乳头、淋巴结以及双侧淋巴管的关系（图17.4）。保守手术、肿瘤根治手术、美容手术的次要参数是病灶离皮肤和胸肌筋膜的距离。离皮肤的距离是决定是否切除及评估是否接近、是否涉及皮肤的重要因素。需要考虑的是，靠近皮肤，特别是靠近真皮下丰富淋巴丛的肿瘤，与一般的淋巴管有一个弥漫性的网络，这会导致淋巴扩散的风险增加。

与胸大肌筋膜的距离也是评估深部肿瘤受累程度的一个重要参数。我们必须记住，与包裹着乳房组织的更深一层的浅筋膜相比，胸肌筋膜是一个不同的解剖实体。在这后面，是乳腺后脂肪层，然后是胸肌筋膜。变形或明显累及的，要求在筋膜下定位钛夹。

从肿瘤学的角度来看，考虑到该部位多灶性、多中心性癌以及淋巴管扩散的可能性更大，因此离乳头的距离是决定切除是否足够的重要因素。适当的最小距离为1cm。如果肿瘤在乳头后面，我们不行保守治疗。目前外科医生面临的最大难题之一是切缘，但目前对于阴性切缘还没有一个标准的定义，考虑到癌的起源，我们强烈支持腺叶切除。

超声检测的所有参数均是采用垂直于皮肤的传感器，无压缩，采用顺时针定位，以径向和反径向的三维方式系统地获得。参数总是记录在乳腺超声检查存档软件中。报告方案与本章中提到的草案一起交付给患者。该软件于1988年完成，并于1989年6月在巴黎举行的第六届国际乳腺超声检查大会上展出（图17.5）。

17.4 手术意义

术中超声使外科医生能够在解剖的直接视野下进行手术，评估手术位置致密组织内病变的三维形状。乳腺外科医生的主要目的是切除病变的足够边缘，而且是以一种激进的方式，并保留患者的美观。外科医生的另一个目标是在单一确定的手术中进行手术干预和腋窝分期。术中定位的优点之一是，外科医生能在手术位亲自观察病变，评估乳房内病变的三维形态，仰卧位缩短了皮肤与病变之间的距离（图17.6）。在此过程中，根据腺叶解剖，采用放射入路是合适的。术中超声定位使患者更舒适，这既省时又经济。我们预先进行了导丝定位，这在术中标本超声和数字X线检查以及病理检查中更有用且更可视化。

17.5 外科腺叶切除术

手术计划基于病变和邻近组织的超声

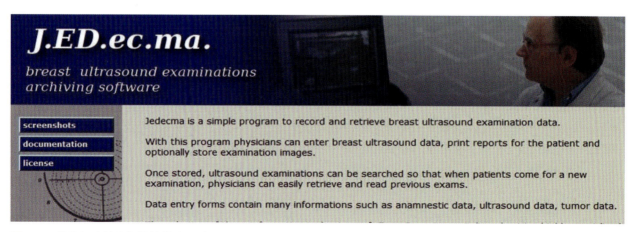

图17.5 乳腺超声检查归档软件录入页面

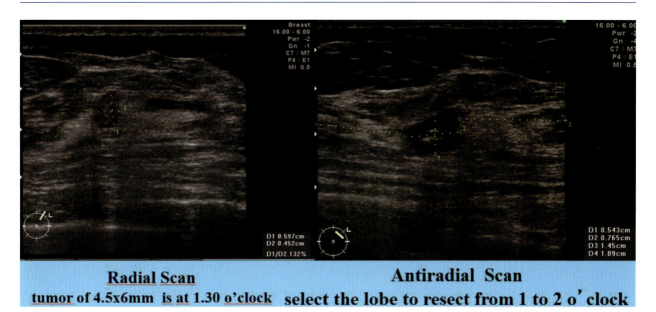

图17.6 进行径向和反径向扫描，以确定要切除的组织的数量

评估，在径向扫描中使用多频传感器，频率为8～18MHz，在3D-4D扫描中使用频率为7～14MHz的传感器。反径向扫描为决定切除组织的范围提供了可能。

我们在皮肤上绘制腺叶的放射状节段延伸，并始终根据Langer线规划最有利的切口，并根据腺叶解剖结构切除乳腺组织（图17.7）。单或双曲线切口取决于肿瘤与皮肤的距离。如果肿瘤离皮肤的距离超过5mm，并且浅筋膜的浅层没有变形或破裂，我们不切除皮肤；相反，我们进行单一曲线切口（图17.8），并且在可能的情况下，我们始终进行乳晕周围切口，即使这需要更多时间来解剖组织直到乳晕周围（图17.9）。当皮肤非常靠近肿瘤时，我们依据Langer线（图17.10），主要使用双曲线切口移除肿瘤前面的皮肤。

全方位的乳腺实质广泛解剖是有必要进行的。纤维腺组织从周边到乳头以及两侧的活动化比切除的区域更宽，因此便于乳房实质的重建。在皮下脂肪层表面进行活动化（图17.11），同时在乳腺后脂肪层的浅筋膜深层后面进行深层剥离。小乳房像下象限一样需要更多的组织活动化。如果肿瘤非常靠近胸大肌筋膜，则将其切除。

根据肿瘤大小，乳腺组织切除可涉及一个或多个叶，从周围向乳头后区域行切除，乳头内弯后用2/0号可吸收线闭合大导管，以切除叶内所有导管支（图17.12）。

切除标本后，用一次性无菌罩包裹的8～8MHz的传感器检查乳腺组织的手术切缘。切除标本的超声图像可立即使外科医生看到病变的存在，以及足够的侧切缘，这最终可能得益于立即再次切除（图17.13）。

标本的精确定位至关重要，根据病理学家的协议，按顺时针方向用多个夹子标记边缘，从乳晕后区开始1个夹子，下2个夹子，侧3个夹子，上4个夹子，深层5个夹子，浅层6个夹子。在末端导管上放置一针（图17.14）。

如果需要X线扫描，标本就被放置在一个透明的方形盒子里。术中对每个含有微钙化的标本进行数字化X线检查，以确保正确的目标和切缘情况（图17.15）。

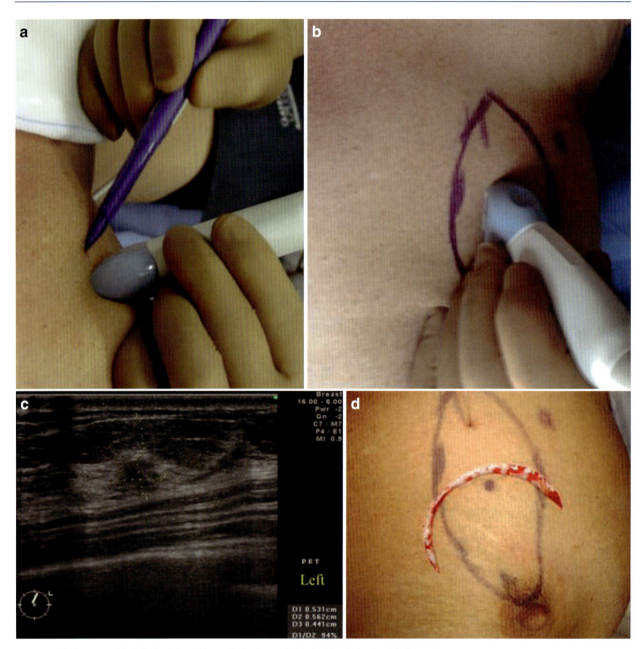

图17.7　根据Langer线进行皮肤切口的T1b肿瘤（c、d）的腺叶切除术平面图（a、b）

　　为了避免损伤剩余组织的血液供应，两个边缘的移动，它们的前进，旋转和转位必须充分，而不要太广泛。乳房组织重建采用0/1可吸收线；从乳头后部向周围连续进行深浅平面缝合（图17.16a、b）。

　　皮内缝合采用4/0可吸收线连续缝合（图17.16c、d）。

　　为了避免乳头-乳晕复合体在美观上不理想的移位，在保守手术的相反区域，去除乳晕周围的一层薄薄的皮肤，像半个甜甜圈一样去上皮化，然后用4/0皮内可吸收线缝合真皮层，来重新定位同一复合体。如果在下象限切除，则该技术将非常有用，因为下象限可能因缺乏组织而导致不美观（图17.17）。

图17.8 T1a肿瘤离皮肤6mm、离筋膜8mm的超声图像（a）及皮肤上画的扇形区（b）

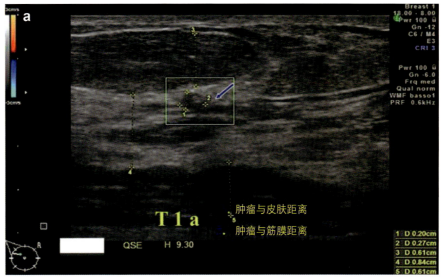

肿瘤与皮肤距离
肿瘤与筋膜距离

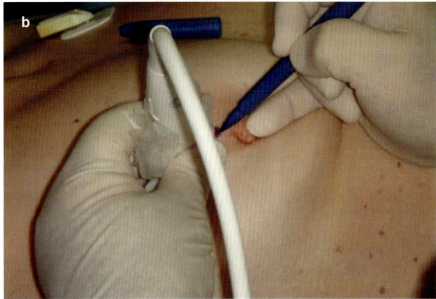

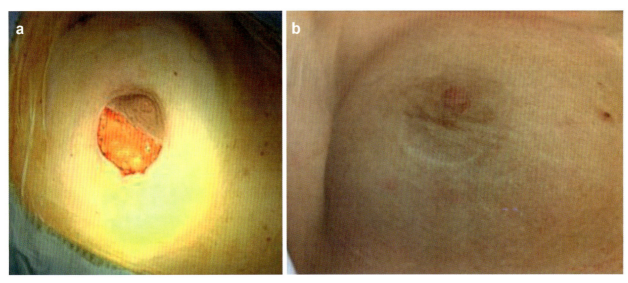

图17.9 乳晕周围切口（a）和远期预后（b）

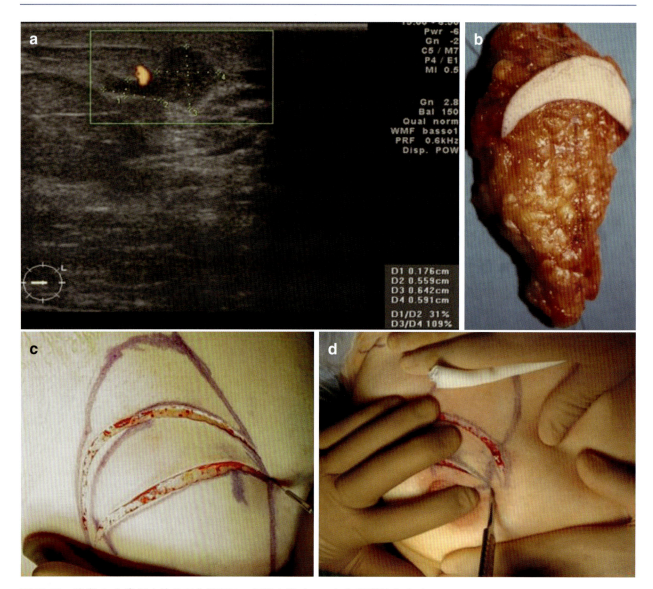

图17.10 肿瘤（a）靠近皮肤的双曲线切口，切除皮肤（b、c）和扇形标本（d）

17.6 并发症

术后并发症之一可能是脂肪组织，皮下或乳腺后组织的活动化引起的脂肪坏死，但只要保留足够的血管，避免粗略处理组织，我们就可以避免这种情况。

另一个并发症可能是皮肤收缩。这可能是由于薄壁组织活动化不足或真皮与皮下脂肪粘连所致。如果不重新干预，第一种情况是无法克服的。第二种情况可以进行适当的皮肤脱离按摩来避免。

超声引导下的抽吸可以消除血清肿的形成。

最后一个术后并发症可能是皮肤和皮下组织水肿，特别是在放疗期间。为此，使用一种特殊的胸罩去保持乳房悬空是非常有帮助的，最后的结果是非常令人满意的。

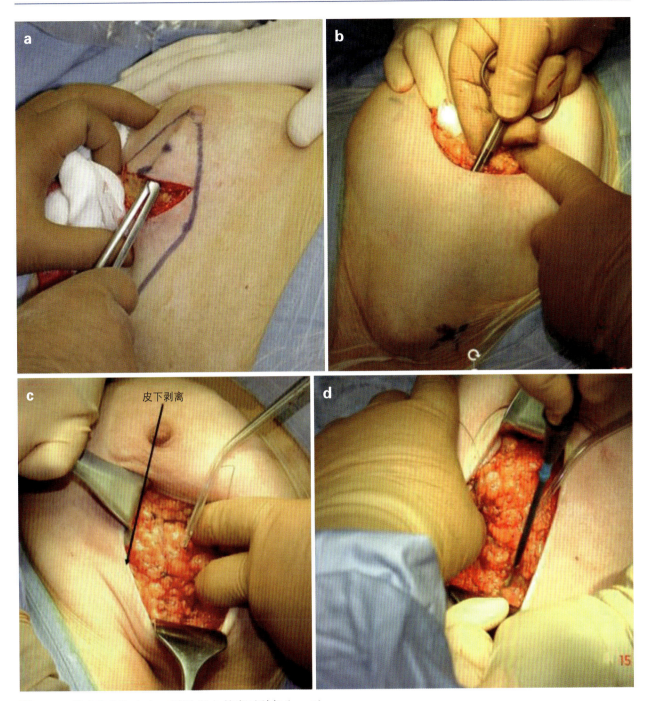

图17.11　乳房中乳头（a）、周围（b）的皮下剥离（c、d）

17.7　经验与讨论

1988年初，我们开始在"扇区切除术"的定义下常规使用腺叶切除术，起初使用7.5MHz的传感器，很快发展到13MHz，最后发展到8～18MHz宽频传感器。我们的经验是基于1988—2010年的

1582例病例，并随访6～28年。对于第一次手术后1～6年的复发，我们认为是真正的复发，并考虑在此间隔后，我们可以将不同象限的所有肿瘤视为新发肿瘤。我们在2～5.8年的时间间隔内观察到11例复发，占0.7%。同一象限的复发患者有5例分别是：

图17.12 皮下剥离（a、b），闭合乳头后末端导管（c、d），切除腺叶（e、f）

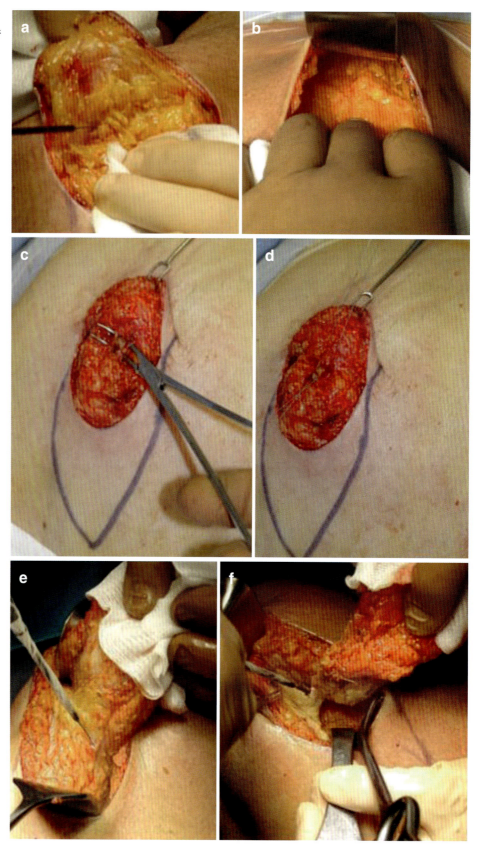

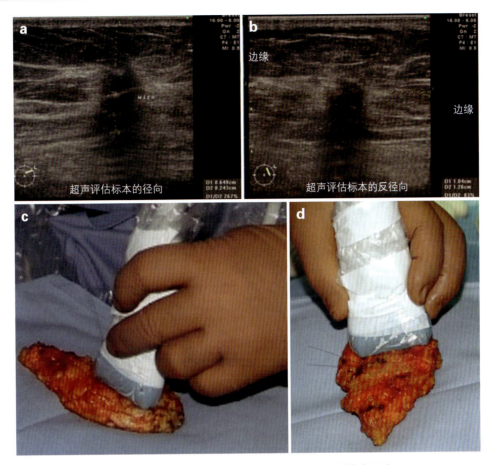

图17.13 超声扫描标本的径向（a、c）和反径向（b、d），以获得病变和边缘的精确尺寸

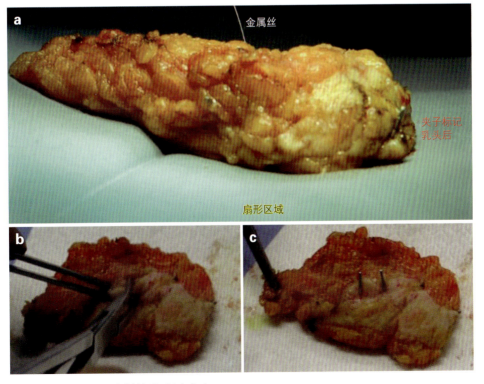

图17.14 （a～c）病理学家用夹子顺时针标记标本方向

图17.15 微钙化标本（a）引入盒内（b）进行数字X线检查（c）

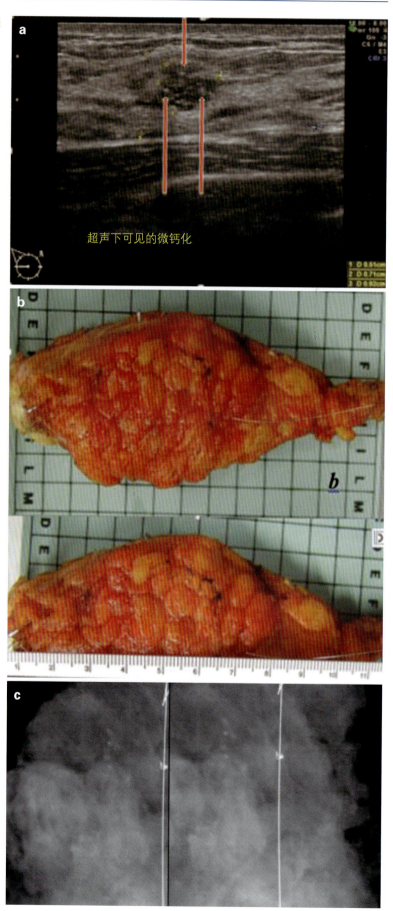

超声下可见的微钙化

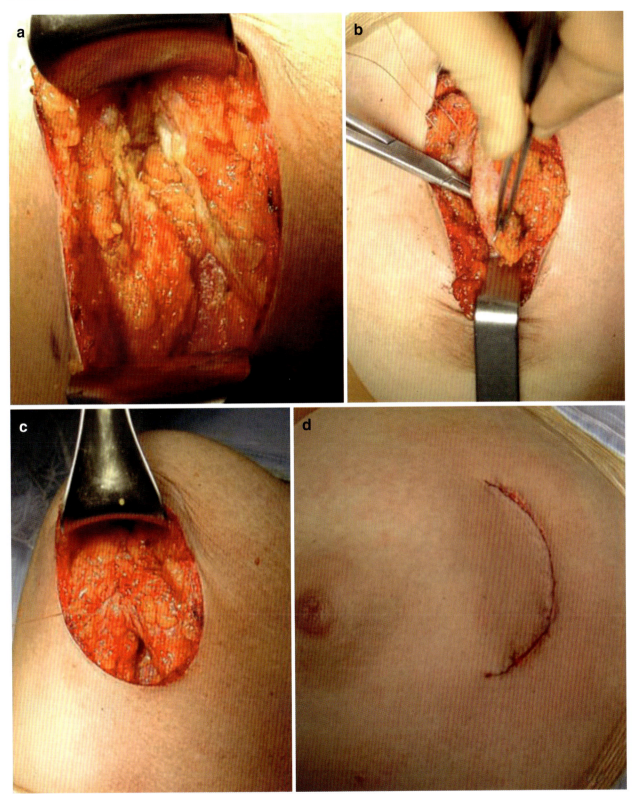

图17.16 乳房组织重建（a～c）和皮内缝合（d）

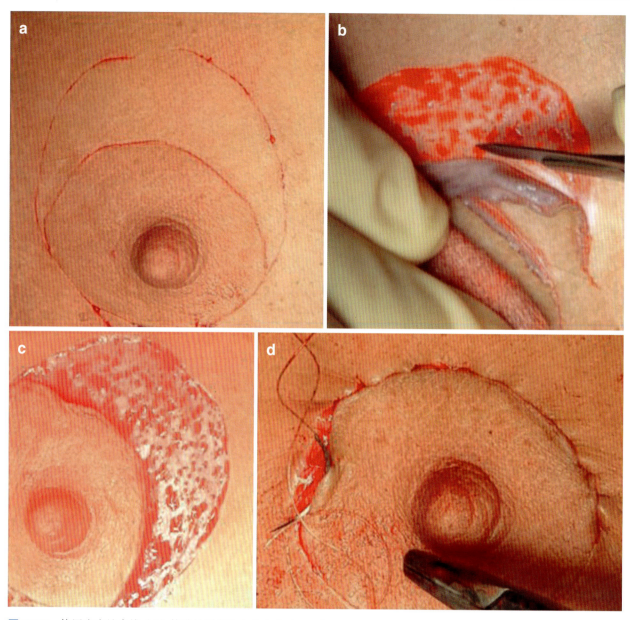

图17.17 使用皮内缝合线（d）使乳晕周皮肤去上皮化（a~c）

- 1.3年，53岁时在9点钟方向发现第一个导管内乳头状原位癌，54岁时在11点钟方向发现第二个导管浸润性T1b + DCIS；第一次发现后没有放疗。边缘干净。存活10年。

- 2.3年，76岁时在12:30方向发现第一个乳头状囊内原位癌，78岁时在2点钟方向发现第二个乳头状浸润性癌T1a。边缘干净。并发心肺衰竭，未放疗。死于并发症。

- 3.8年，第1个为9点钟方向T1b导管浸润性癌，第2个为瘢痕部位导管浸润性癌T1a；封闭一处边缘；50岁。存活50年。

- 5.8年，第一个在12点钟方向发现导管浸润癌T1b，第二个导管浸润癌浸润皮下；侵及一处边缘。45岁。活了15年。

- 5.8岁，83岁时在12点钟方向发现导管浸润癌T1c，89岁时在瘢痕部位发现导管浸润癌。边缘干净。7年后死于心力衰竭。

- 另一名患者，39岁，在化疗期间出现炎性乳癌，并在第4年因该疾病死亡。
- 其他5例复发患者均存活，随访时间最长为20年。

超声引导下手术的优点是：

- 仰卧位，根据腺叶解剖独立规划手术。
- 术中定位采用针的径向插入方式，对于病理学家来说尤其有用，他们可以沿着导丝的方向找到致密组织中的病变，考虑到定位是在手术开始前进行的，不存在针脱位。
- 我们的方案以切口位置和距离为标志，精确规划切口。
- 按顺时针方向采用更好的解剖方向。
- 反径向切片切除乳房健康组织较少。
- 减少每一位患者的住院时间，即第1天早上7点入院，第2天出院，住院时间约为24h。
- 患者能够更快地恢复正常生活方式。
- 美观度提高，具有很大的心理优势。
- 全面管理每个患者，有更优的成本/效益比，减少了再次干预的需要。

对于术中定位，优势之一是外科医生能在手术位置亲自观察病变，并评估乳房内病变的三维形状。在此过程中，根据腺叶解剖，采用放射状入路是合适的。另一个优点是，它对患者来说更舒适，且具有更好的时间和成本效益。

与文献报道的一些缺点相反，该手术在技术上并不困难，特别是在致密的乳房，可以使用20号针插入；导丝不会移位，因为它的放置是在术前立即完成的；考虑到患者处于麻醉状态，手术过程不痛苦；由于是超声引导下的导丝切除，手术在技术上并不困难；根据病变部位和组织厚度的不同，采用径向入路和适当的针倾斜，完全避

免了气胸的风险。在已发布的系列文章中，导丝引导定位后的阳性切缘率为14%～47%，这不取决于导丝，而取决于外科医生。

在我们最近的915个超声导丝定位中，753个癌（Tis和T1）和162个良性病变都没有任何这些不便。

术中标本数字X线扫描使外科医生能够在手术室中立即评估切除的标本和边缘，在手术时间和直接解释图像方面具有很大优势。

17.8 评论

癌症的手术治疗已经从经典的1/4切除发展到乳房肿瘤切除术或扩大切除，这些手术都被认为是"保守手术"，但在许多情况下完全不同，没有人记得63%的乳房切除术标本显示在同一乳房内有额外的病变部位，20%在原发肿瘤在2cm内，43%的病变超过2cm。多灶性病变的患者，被定义为乳房同一象限内存在两个或多个恶性病灶，可进行保乳术，但不能行乳房肿瘤切除术。大部分肿瘤可以切除且美容效果良好，但在进行第一次肿瘤根治性切除术及术中超声检查时，必须遵循腺叶解剖的原则，避免在受累腺叶长轴上留下小的肿瘤病灶。如果我们进行术中放疗（IORT），也要如此（图17.18）。术中超声引导下的腺叶切除术不仅能显著改善美观，而且要以圆形的、在遵循腺叶导管解剖的基础上进行正确的解剖切除。解剖切除可以在不影响重建的情况下减少并更精确的切除组织（图17.19）。

我们认为，按照腺叶解剖进行切除，即使我们沿着包含病变的导管长轴切除更多的组织，我们也不会失去乳腺实质的广泛剥离和乳腺实质的前移、旋转、移位，从而获得足够的体积替代的可能性。术中超声引导手术的另一个优点是有机会立即评估手术标本，并识别肿瘤或证实肿瘤在手术过程中处于可见的切除标本的中间。随着新

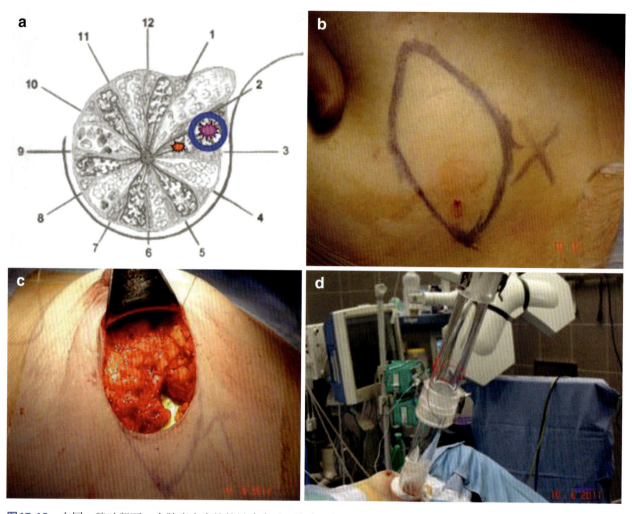

图17.18 在同一腺叶留下一个肿瘤小病灶的风险表示，该病灶仅在肿瘤周围未被切除（a），术中放疗成为唯一可能的治疗（b~d）

一代高频传感器的问世，高频高分辨率传感器在离体测量指引病变与边缘的距离和边缘纹理的可视化上具有重要意义，并越来越有效。通过超声对标本进行评估，大大减少了第二次尝试时再次干预的需要。

切缘状况是评估切除是否充分的关键因素。但乳腺癌切除的最佳切缘距离仍然是一个有争议的领域，特别是在对最大化局部控制重新产生兴趣的情况下。只有当外科医生切除了足够的组织才能获得阴性切缘，但仅仅是肿瘤周围的一块，而没有导管的解剖部分，那么导管的上皮细胞足以引起肿瘤吗？肿瘤切除术后的局部复发率为

26%~39.2%，而在切缘阴性的情况下，通过术后放疗，其风险降低到7%~14.3%。从解剖学的角度来看，少切除组织真的是足够的和正确的吗？文献中很多因素被认为是导致复发的原因，而切除的类型没有被考虑到。但是数据显示局部复发的最高风险发生在同一象限，靠近肿瘤原发部位，靠近肿瘤切除的位置，我们还应该只讨论边缘吗？手术切缘被认为是术后残留病灶的标志，但在许多情况下，切缘阴性的患者发生快速的局部复发，其发生率为0~13%。近年来，在没有任何解剖学参考的情况下，根据放射治疗是否可以减少的测试，人们对切除的体积和导

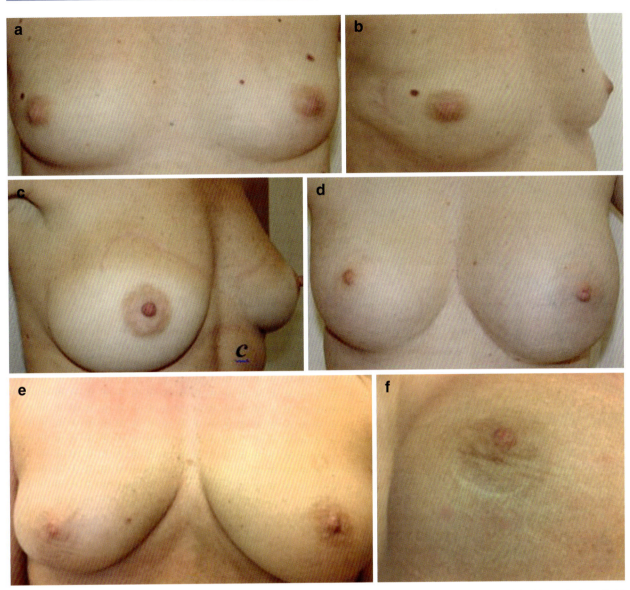

图17.19　不同体积乳房的远期美容效果。小乳房切口（a、b），中乳房Langer线切口（c），乳晕周围切口（d），乳晕周围下切口（e、f）

致复发的原因给予了高度的关注。Waljee（714份病例中41.9%的患者进行了2次切除，6.6%行3次切除，10.8%行切除术）接受保守性手术"乳房肿瘤切除术"的患者中，高达60%的患者需要再次切除以获得清晰的切缘，与再次切除相关的因素有多灶或多中心的存在、乳腺肿瘤的位置、组织学分型等；所有这些都应该促使外科医生考虑肿瘤切除术的替代技术。对于外科医生来说，在将其他治疗程序交给当地护理之前，研究一下自己的工作是有用的。从肿瘤学的角度来看，通过腺叶切除术移除整个病变的腺叶并不是一种更激进的手术，而是一种解剖学上的切除。如果我们进行这种类型的手术，也许我们可以设想一个没有后续积极治疗的试验，这些试验有重要的远期副作用，这在文献中很明显。

图像引导手术应被视为现代外科诊断、分期、制订方案以及术中和术后控制的关键手段。外科医生应有最大限度的自主权，并掌握该技

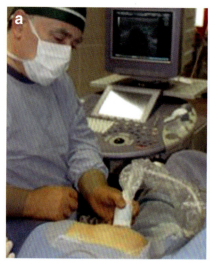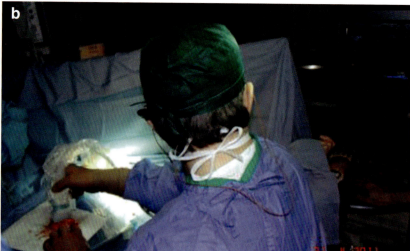

图17.20 乳腺手术中超声引导

术。在Gentofte医院的Hans Holm那里，我很幸运地在1974年尽早开始使用美国指导的手术方式，目的是改善患者的手术管理。之后，我一直鼓励外科医生熟练使用超声引导的手术，不仅用于乳房，还用于甲状腺和腹部器官，我告诉我的同事，超声传感器应该被视为外科医生的第三只手。希望今后所有的外科医生都能够熟练应用术中超声引导下的乳腺手术（图17.20）。

最后，我们必须记住，保守手术、解剖手术和肿瘤根治性手术的成功的基础和强制性的要求是使用大切片的组织病理，它使解剖学与影像学和真实切缘的比较成为可能。

毫无疑问，今天所有的乳腺癌患者都应该由多学科团队来管理，但每个专家都应该发挥自己相关的自主性的作用，而不是将自己的具体职责委托给团队的其他成员，并认识到疾病的局部控制是外科医生的主要目标，而不是以系统性治疗为目标；重新考虑手术与解剖相结合的治疗方法是有必要的。

参考文献

[1] Akashi-Tanaka S, Sato N, Ohsumi S, et al. Evaluation of the usefulness of breast CT imaging in delineat- ing tumor extent and guiding surgical management: a prospective multi-institutional study. Ann Surg. 2012;256(1):157–162.

[2] Akashi-Tanaka S. Preoperative CT evaluation of intraductal spread of breast cancer and surgical treat- ment. Breast Cancer. 2013;20(1):21–25.

[3] Amy D, Durante E, Tot T. The lobar approach to breast ultrasound imaging and surgery. J Med Ultrasonics. 2015;42:331–339.

[4] Amy D. Lobar ultrasound of the breast. In: Tot T, edi- tor. Breast cancer, a lobar disease. New York, NY: Springer; 2011. p. 153–162.

[5] Anscher MS, Jones P, Prosnitz LR, et al. Local fail- ure and margin status in early stage breast carcinoma treated with conservation surgery and radiation ther- apy. Ann Surg. 1993;218:22–28.

[6] Bennett IC, Greenslade J, Chiam H. Intraoperative ultra-sound guided excision of nonpalpable breast lesions. World J Surg. 2005;29:369–374.

[7] Bolger JC, Solon JG, Power C, et al. Analysis of mar- gin index as a method for predicting residual disease after breast-conserving surgery in a European Cancer Center. Ann Surg Oncol. 2012;19:207–211.

[8] Caughran JL, Vicini FA, Kestin LL, et al. Optimal use of re-excision in patients diagnosed with early- stage breast cancer by excisional biopsy treated with breast-conserving therapy. Ann Surg Oncol. 2009;16:3020–3027.

[9] Chagpar AB, Martin RCG, Hagendoorn LJ, et al. Lumpectomy margins are affected by tumor size and histologic subtype but not by biopsy technique. Am J Surg. 2004;188:399–402.

[10] Clarke DH, Le MG, Sarrazin D, et al. Analysis of loco-re- gional relapses in patients with early breast cancers treated by excision and radiotherapy: expe- rience of the Institut Goustave-Roussy. Int J Radiat Oncol Biol Phys. 1985;11:137–145.

[11] Dillon MF, Hill ADK, Quinn CM, et al. A patho- logic assessment of adequate margin status in breast-conserving therapy. Ann Surg Oncol. 2006;13(3):333–339.

[12] Durante E, Cavazzini L, et al. Surgical echography as diag- nostic and staging tool in breast pathology. Thoracic surgery. Bologna: Monduzzi Ed; 1988. p. 301–308.

[13] Durante E. Surgery of impalpable disease. In: Jellins J, Rickard M, Madjar H, editors. Breast ultrasound and mammography seminar. International Breast Ultrasound School Book: Mexico; 1993. p. 88–97.

[14] Durante E, Pellegrini F, Carbonell Luna MI. Preoperative local staging of invasive cancer by US. In: Badulescu F, Bondari A, Enachescu V, editors. Syllabus of Euroson School Course Breast Ultrasound (ISBN 973-7757-23-8). Craiova (Romania): Editura Medicala Universitara Craiova; 2004. p. 77–80.

[15] Durante E, Pellegrini F, Carbonell Luna MI. US breast conservative surgery and sentinel node. In: Badulescu F, Bondari A, Enachescu V, editors. Syllabus of Euroson School Course Breast Ultrasound (ISBN 973-7757-23-8). Craiova (Romania): Editura Medicala Universitara Craiova; 2004. p. 90–94.

[16] Early Breast Cancer Trialists' Collaborative Group (EBCTCG). Local recurrence and breast cancer mor- tality. Lancet. 2005;366:2087–2106.

[17] Going JJ, Mohun TJ. Human breast duct anat- omy, the 'sick lobe' hypothesis and intraductal approaches to breast cancer. Breast Cancer Res Treat. 2006;97:285–291.

[18] Haid A, Knauer M, Dunzinger S. Intra-operative sonogra- phy: a valuable aid during breast-conserving surgery for occult breast cancer. Ann Surg Oncol. 2007;14:3090–3101.

[19] Harlow SP, Krag DN, Ames SE. Intraoperative ultrasound localization to guide surgical excision of nonpalpable breast carcinoma. J Am Coll Surg. 1999;189:241–246.

[20] Heimann R, Powers C, Halpem HJ, et al. Breast pres- erva- tion in stage I and II carcinoma of the breast. The University of Chicago experience. Cancer. 1996;78:1722–1730.

[21] Holland R, SHJ V, Mravunac M, Hendriks JH. Histologic multifocality of Tis, T1–2 breast car- cinomas implications for clinical trials of breast- conserving surgery. Cancer. 1985;56(5):979–990.

[22] Huston TL, Simmons RM. Locally recurrent breast cancer after conservation therapy. Am J Surg. 2005;189:229–235.

[23] Jellins J, Kossoff G, Buddee FW, Reeve TS. Ultrasonic visualization of the breast. Med J Aust. 1971;1:305.

[24] Jellins J, Kossoff G, Reeve TS, Barraclough BH. Ultrasonic grey scale visualization of breast dis- ease. Ultrasound Med Biol. 1975;1:393–404.

[25] Jenkinson AD, Al Mufti RA, Mohsen Y, et al. Does intra- ductal breast cancer spread in a segmental distri- bution? An analysis of residual tumour burden follow- ing segmental mastectomy using tumour bed biopsies. Eur J Surg Oncol. 2001;27:21–25.

[26] Khan SA, Eladoumikdachi F. Optimal surgical treat- ment of breast cancer: implications for local control and survival. J Surg Oncol. 2010;101:677–686.

[27] Kaufman CS, Bachman BA, Jacobson L. Intraoperative dig- ital specimen mammography: prompt image review speeds surgery. Am J Surg. 2006;192:513–515.

[28] Kaufman CS, Jacobson L, Bachman BA, et al. Intraoperative ultrasound facilitates surgery for early breast cancer. Ann Surg Oncol. 2002;9(10):988–993.

[29] Kikuchi Y, Tanaka K, Wagai T. Early cancer diag- nosis through ultrasonics. J Acoust Soc Am. 1957;29(7):824–833.

[30] Kobayashi T. Present status of differential diagno- sis of breast cancer by ultrasound. Jpn J Clin Oncol. 1974;4(2):145–158.

[31] Landercasper J, Attai D, Atisha D, et al. Toolbox to reduce lumpectomy reoperations and improve cos- metic out- come in breast cancer patients: the American Society of Breast Surgeons Consensus Conference. Ann Surg Oncol. 2015;22:3174–3183.

[32] Margenthaler J. A: Optimizing conservative breast surgery. J Surg Oncol. 2011;103:306–312.

[33] Merrill AL, Coopey SB, Tang R, et al. Implications of new lumpectomy margin guidelines for breast- conserving surgery: changes in reexcision rates and predicted rates of residual tumor. Ann Surg Oncol. 2016;23:729–734.

[34] Mesurolle B, El-Khoury M, Hori D, et al. Sonography of postexcision specimens of nonpalpable breast lesions: value, limitations and description of a method. AJR Am J Roentgenol. 2006;186:1014–1024.

[35] Mirza NQ, Vlastos G, Meric F, et al. Predictors of locore- gional recurrence among patients with early- stage breast cancer treated with breast-conserving therapy. Ann Surg Oncol. 2002;9(3):256–265.

[36] Moore MM, Whitney LA, Cerilli L, et al. Intraoperative ultrasound is associated with clear lumpectomy margins for palpable infiltrating ductal breast cancer. Ann Surg. 2001;233:761–768.

[37] Mullenix PS, Cuadrado DG, Steele SR, et al. Secondary operations are frequently required to com- plete the surgical phase of therapy in the era of breast conservation and senti- nel lymph node biopsy. Am J Surg. 2004;187:643–646.

[38] Ngo C, Pollet AG, Laperrelle J, et al. Intraoperative ultra- sound localization of nonpalpable breast cancers. Ann Surg Oncol. 2007;14:2485–2489.

[39] Paramo JC, Landeros M, McPhee MD, et al. Intraoperative ultrasound-guided excision of nonpal- pable breast lesions. Breast J. 1999;5(6):389–394.

[40] Park CC, Mitsumori M, Nixon A, et al. Outcome at 8 years after breast-conserving surgery and radiation ther- apy for invasive breast cancer: influence of margin status and systemic therapy on local recurrence. J Clin Oncol. 2000;18:1668–1675.

[41] Pleijhuis RG, Graafland M, de Vries J, et al. Obtaining ade- quate surgical margins in breast-conserving ther- apy for patients with early-stage breast cancer: current modalities and future directions. Ann Surg Oncol. 2009;16:2717–2730.

[42] Potter S, Hovindarajulu S, Cawthorn SJ, et al. Accuracy of sonographic localisation and specimen ultrasound performed by surgeons in impalpable screen-detected breast lesions. Breast. 2007;16:425–428.

[43] Rahusen FD, Bremers AJ, Fabry HF, et al. Ultrasound- guided lumpectomy of nonpalpable breast cancer ver- sus wire-guided resection: a randomized clinical trial. Ann Surg Oncol. 2002;9:994–998.

[44] Sardaro A, Petruzzelli MF, MP D'E, et al. Radiation-induced cardiac damage in early left breast cancer patients: risk factors, biological mechanisms, radio- biology, and dosimetric constraints. Radiother Oncol. 2012;102:133–142.

[45] Sabel M. S: Surgical considerations in early-stage breast cancer: lessons learned and future directions. Semin Radiat Oncol. 2011;21:10–19.

[46] Schwartz GF, Goldberg BB, Rifkin MD, et al. Ultrasonography: an alternative to x-ray guided needle localization of nonpalpable breast masses. Surgery. 1988;104:870–873.

[47] Singletary S. E: Surgical margins in patients with early-stage breast cancer treated with breast conserva- tion therapy. Am J Surg. 2002;184:383–393.

[48] Snider HC, Morrison DG. Intraoperative ultrasound local- ization of nonpalpable breast lesions. Ann Surg Oncol. 1999;6(3):308–314.

[49] Soderstrom CE, Harms SE, Farrel SE, et al. Detection with MR imaging of residual tumor in the breast soon after surgery. Am J Roentgenol. 1997;168:485–488.

[50] Tot T. DCIS, cytokeratins, and the theory of the sick lobe. Virchows Arch. 2005;447:1–8.

[51] Tot T, Tabár L, Dean P. B: The pressing need for bet- ter histologic–mammographic correlation of the many variations in normal breast anatomy. Virchows Arch. 2000;437:338–344.

[52] Tot T. The limited prognostic value of measuring and grading small invasive breast carcinomas: the whole sick lobe versus the details within it. Med Sci Monit. 2006;12(8):RA170–175.

[53] Tot T. The theory of the sick breast lobe and the possi- ble consequences. Int J Surg Pathol. 2007;15:369–375.

[54] Tot T, Gere M. Radiological–pathological correlation in diagnosing breast carcinoma: the role of pathology in the multimodality Era. Pathol Oncol Res. 2008;14:173–178.

[55] Tot T. Subgross morphology, the sick lobe hypoth- esis, and the success of breast conservation. Int J Breast Cancer. 2011;2011:634021. https://doi. org/10.4061/2011/634021.

[56] Tot T. The role of large-format histopathology in assessing subgross morphological prognostic parameters: a single institution report of 1000 con- secutive breast cancer cases. Int J Breast Cancer. 2012;2012:395415.

[57] Tot T. Breast cancer subgross morphological param- eters and their relation to molecular phenotypes and prognosis. J OncoPathol. 2014;2(4):69–76.

[58] Townsend CM, Craig JA. Breast lumps. Clin Symp. 1980;32(2):1–30.

[59] Waljee JF, Hu ES, Newman LA, et al. Predictors of re-ex- cision among women undergoing breast conserving surgery for cancer. Ann Surg Oncol. 2008;15:1297–12303.

[60] Wild JJ, Neal D. Use of high-frequency ultrasonic waves for detecting changes of texture in living tis- sues. Lancet. 1951;1:655–657.

[61] Wild JJ, Reid JM. Further pilot echographic studies on the histologic structure of tumors of the living intact human breast. Am J Pathol. 1952;28:839–861.

[62] Wilke LG, Czechura T, Wang C, et al. Repeat sur- gery after breast conservation for the treatment of stage 0 to II breast carcinoma. A report from the National Cancer Data Base, 2004-2010. JAMA Surg. 2014;149(12):1296–1305.

第18章　乳腺癌患者的腺叶手术

Lobar Surgery for Breast Cancer

Mona Tan

18.1　引言

在过去的40年里，乳腺癌外科治疗已经从以乳腺癌根治术为代表的患者最大耐受性手术发展到以保乳治疗为代表的最小创伤程度的有效治疗。

新证据进一步确定了最佳治疗和个体化治疗的选择标准。"病叶"假说加强了我们对肿瘤发展的理解，为改进个体化外科治疗方案提供了依据。

这种个体化治疗与乳房切除术形成鲜明对比，对于各种类型和大小的乳腺肿瘤，乳房切除术是一种"一刀切"的方法。

亚大体形态或大切片组织病理学，可以显示疾病分布的变化，使人们更深层次的认识乳腺癌发生的细微差别的。众所周知，乳房具有叶状结构，但是其分布具有个体解剖差异。

由于每一种疾病的表现在部位、多样性、分布和组织亚型方面都是独一无二的，所以全方位的乳腺影像术前评估是手术的前提条件。

乳腺癌最小创伤程度的有效手术治疗的概念始于关键的随机对照试验（RCT），这些试验比较了乳房保乳治疗（保乳手术）和乳房切除术。

与乳房切除术相比，病变区域的扇形切除具有相同的存活率。最近的研究表明，保乳手术比乳房切除术有更高的乳腺癌特异性存活率和局部控制率。

因此，包括广泛切除和适当辅助治疗的降级手术并不逊于乳房切除术，而乳房切除术是乳腺癌应用最广泛的手术。这些试验数据证明了提高保乳手术手术率是合理的。

保乳手术的选择标准正在演变，需要在扩大保乳手术的适应证和治疗效果之间取得平衡。

以疾病腺叶分布为前提的外科手术满足了这些目标。

然而，外科手术不是孤立的，而是将其与解剖学、病理学、放射学、内科和放射肿瘤学结合起来，作为乳腺癌整体治疗中的一环。

18.2　疾病的叶状分布

组织学评估和对乳腺癌的仔细检查已经确定了癌分布的3种主要形式：单灶性、多灶性和弥漫性。

M. Tan
MammoCare, Singapore, Singapore
e-mail: jabezhopems@gmail.com

© Springer International Publishing AG, part of Springer Nature 2018
D. Amy (ed.), *Lobar Approach to Breast Ultrasound*, https://doi.org/10.1007/978-3-319-61681-0_18

虽然肿瘤发生在单个腺叶内更常见，但癌可能在另一个腺叶同步发生，无论是远离还是靠近原病灶，从而造成多中心病变。

了解疾病的单灶性、多灶性、弥漫性或多中心性分布的病理基础，为改进临床和外科治疗提供了机会。

影像检查对于手术方案的制订至关重要。

标准的乳房成像结合乳房X线摄影和超声检查，可以识别除典型肿瘤之外的可疑病变。

术前对所有发现的可疑病灶进行活检可能不切实际。

包括放射科医生、外科医生和病理学家在内的多学科联合对于选择最合适的病变进行活检是必不可少的。

由于原发肿瘤以外的继发性恶性肿瘤可能是显性的，也可能是隐匿性的，因此在计划手术时有几种可能的临床情况需要考虑（表18.1）。

虽然应尽一切努力切除所有影像上的可疑病变，但要注意识别影像学的伪影，并采取相应措施以应对这些。

18.3 手术入路

几十年前的乳房切除术在如今临床中仍然使用。

就存活率和局部控制率而言，保乳手术的选择至少等同于（如果不是更好）乳房切除术。

因此，增加接受保乳手术的概率是可行的。

在约30%的女性中，糟糕的保乳手术技术可能导致严重的整容畸形。

在不损害美观的情况下增加保乳手术实用价值使得乳腺肿瘤整形手术（OBS）的技术得到发展。

现在有很多乳腺肿瘤整形手术（OBS）技术，大致可分为容积移位和容积置换两种术式。

容积移位通常涉及缩乳术，伴或不伴有健侧对称。

容积置换术通过置入植入物或自体皮瓣来填补切除造成的空洞。

虽然它们现在被广泛使用，但与标准的保乳手术相比，它们与更长的手术时间和更高的并发症发生率相关，而且没有更好的局部肿瘤控制率。

相比之下，传统的肿块切除术与较低的并发症发生率、较短的手术时间和较高的患者满意度评分相关。

一种建立在传统的肿块切除术的原则上，从技术和美容方面优化了保乳手术，并且不需要考虑隆乳、双乳对称或容积替代。

了解乳房疾病分布有助于使用这种简化的方

表18.1 用于手术和病理评估的肿瘤临床分布分类

疾病的性质	临床/影像	病理	注解	对治疗的影响
单发性	单发性	单发性	放射学与临床病理的一致性	无
显著单发性	单发性	多发性病变	影像隐匿性病变	可能需要额外程序
多发性	多发性	多发性	临床—放射—病理的一致性	无
显著多发性	多发性	单发性/融合性病变	部分肿瘤影像隐匿性	如果在手术切除过程中发现，则无
显著多发性	多发性	单发性	假阳性成像	可能延误治疗或过度治疗
显著多中心	多中心	单发性/多发性	假阳性成像	可能延误治疗或过度治疗
多中心	多中心	多中心	临床—放射—病理的一致性	无

法，即根据病变范围量身定做外科治疗方案。

术前标测病变范围以便准确切除，不仅可以避免过度治疗，还可以节省组织用于修复缺损区，这是将畸形率降至最低的重要部分。

需要将肿瘤切除的3个目标，即切缘阴性、美容效果好和避免过度治疗，三者间取得平衡。

单纯注重单一方面而忽视其他方面，会导致不利的结果。

一些人提出了常规应用乳腺肿瘤整形手术（OBS）的建议，但鉴于缺乏改善的局部控制，可能根据疾病的程度和分布来量身定制手术治疗可能更合适，可以从临床和影像数据中获得这些信息。

一种简化术式旨在充分切除病叶而不造成过多的组织丢失。

这也是保留腺叶完整性以进行放射治疗和加强应用的额外优势。

乳腺肿瘤整形手术（OBS）和乳房整形术的广泛使用可能会导致这种腺叶完整性的破坏，这可能是最近一项研究中复发率较高的原因。

仔细的术前标测和手术计划制订可确保准确切除，同时最大限度地减少对腺叶实质的破坏。

18.4　术前标测与手术入路选择

18.4.1　单发性乳腺恶性肿瘤

单发性恶性肿瘤通常包括单发性原位成分（涉及单个终末导管小叶单位或与相关的亚段或节段性导管密切相关的多个相邻的终末导管小叶单位）和单发性浸润性成分（与原位部分位于同一区域的单个界线清楚的浸润性病灶）。

极少数情况下，只有原位或浸润性成分存在。

真正的病理性单发性癌约占40%的癌。

从临床和外科角度来看，单发性疾病可能是可触及的或显而易见的。

无论如何，手术计划要考虑影像隐匿性疾病的可能，切除方式应符合预期的腺叶分布。

术前影像在确定疾病范围和提供手术切除范围方面是必不可少的。

临床检查、乳房X线检查和超声检查是术前评估的最低要求。

磁共振成像（MRI）是有争议的。

虽然有人主张常规使用磁共振成像，但目前的观点似乎倾向于选择性使用磁共振成像。

对于磁共振成像存在某些疑惑，对这些潜在困难的解决方案如图18.1所示。

由于乳房疾病已确定呈腺叶分布，手术方法也应对应调整。

目前，我们还不能描绘出腺叶树，所以一个指导性原则是计划在肿瘤周围以椭圆形或泪滴状的方式切除，以包含相当大比例的受影响腺叶（图18.2）。

这个椭圆的放射性径尺寸或其长度通常大于其宽度或非放射性径向尺寸。

其长度的轴沿径向指向乳头。肿瘤的放射边缘通常大于非放射边缘，而不是肿瘤周围的等距边缘。

为了容易操作，可以在某些位置使用"回旋镖"切口，因此将其命名为乳晕周围的新月形，而放射状上切口形成类似回旋镖的形状。

18.4.2　多发性乳腺恶性肿瘤

如果术前发现多发性病变，则手术切除范围应包括所有病变累及的腺叶。

对于临床单发性病变，考虑到腺叶解剖，术前标测通常会使用椭圆形或泪滴状切除模式来切除病叶，尽管这样切除的腺体总体积通常略大（图18.3）。

术后形成的空洞允许肿瘤周围组织直接贴

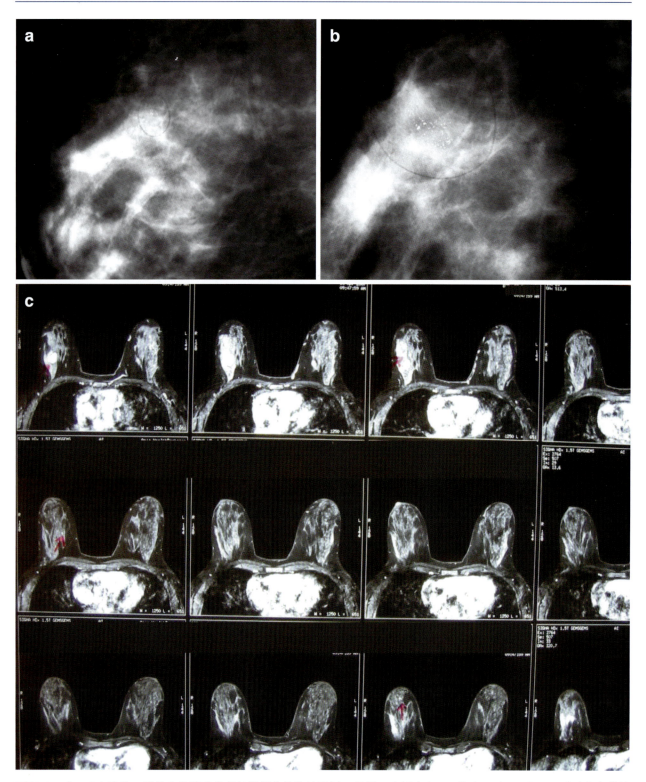

图18.1 （a~k）这位42岁的女性筛查发现的微钙化并快速进展，行进一步超声和MRI检查。（a~c）MRI显示乳房其他区域有一个纯多发性病变，靠近病灶可触及肿瘤和另外两个可疑病灶。患者选择多重MR定位和广泛切除，并进行冷冻切片，以避免延误。她对可能切除乳房做好了准备。（d~i）外上象限的两个病变是通过偏心椭圆形切口切开的。这可以延展瘢痕，避免皱褶。切除一个椭圆形组织，以切除主要的肿瘤。切除方式垂直于胸肌筋膜。另外两个病变分别经不同的切口切开。肿瘤切除后，在缝合皮肤之前，松动实质柱并用缝线固定。外上象限的两个病变是恶性的，但另外两个是良性的。（j~k）治疗4年后患者乳房外观。备注：这是一个磁共振成像假阳性结果的病例，如果她选择接受磁共振成像引导下的活检，可能会延误治疗，或如果根据磁共振成像检查结果进行乳房切除术，可能会过度治疗。如果没有进行磁共振成像，她最终的外科治疗不太可能会有所不同，因为椭圆形组织切除，代表了病变腺叶的很大一部分将被切除，第二个病灶可能为了保证足够的切缘整块切除

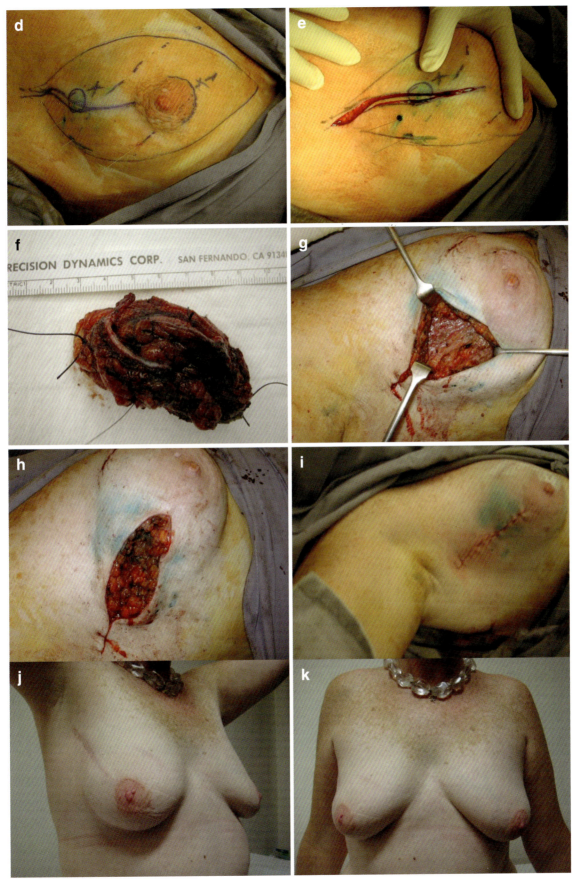

图18.1（续）

293

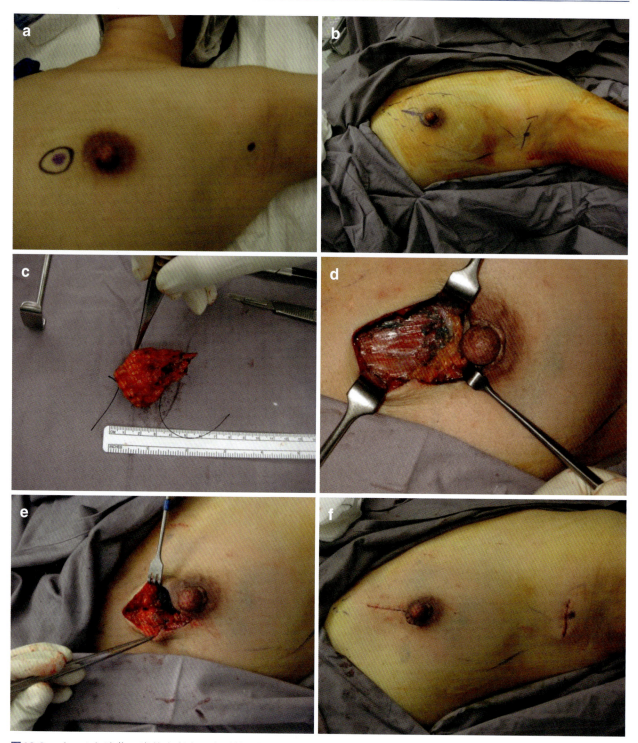

图18.2 （a~h）这位39岁的患者有一个可触及的左乳肿块，图中显示了她仅单发肿瘤（临床—放射—病理的一致性）的手术治疗。使用回旋镖切开，并进行泪滴组织切除，以获得清晰的边缘。在清除到肌肉后，进行组织对接缝合皮肤。（g、h）说明她在术后1年的手术效果。评论：这种方法使外科手术精简到了极致，但实现了对病变腺叶的充分切除，并避免了"鸟嘴"畸形

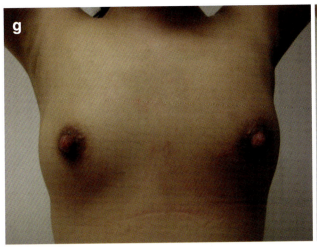
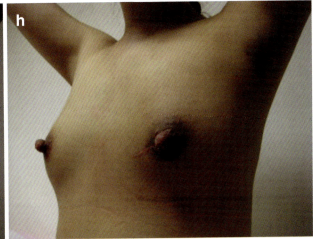

图18.2（续）

合，这是获得良好美容效果的必要条件。这种手术入路还保留了腺叶的完整性，这对放射治疗有意义。

乳腺肿瘤整形手术（OBS）可能适用于多发性肿瘤，因为它们允许更大的切除体积并将畸形降至最低。然而，OBS的目标之一是在肿瘤周围获得较宽的边缘，这可能会导致过度的组织丢失，并导致需要进行体积替换或对侧对称以纠正同侧乳腺体积的显著减少。

OBS技术还与组织的显著动员有关，潜在地扰乱了残留和邻近的导管-小叶解剖。相反将组织损失量减少到最低，有可能减少手术范围、手术时间和可能的并发症。

虽然最初有人担心乳房部分切除术后是否存在隐匿性肿瘤灶，但NSABP-B06试验中保乳手术的局部控制率以及最近的研究表明，放射治疗可以根除微小的肿瘤残留灶。

关于多中心的保乳手术大型研究结果表明，可接受的局部控制方案可支持这一结论。

由于放疗对肿瘤床有局部控制作用，因此保留乳房腺叶解剖完整性就变得至关重要。由于乳腺肿瘤整形手术（OBS）导致的腺叶解剖完整性中断，已引起了放射肿瘤学家的担忧，因

为43%的病例中，标记组织边缘的夹子已经移位到肿瘤象限之外，这可能会影响治疗的准确性。

与常用的OBS切口可能与肿瘤位置无关不同，在主要肿瘤部位进行切口，可有足够的手术空间进行全层切除和实质支柱的放置，最好是直接在瘢痕正下方以保持腺叶的完整性。

如果术腔距离瘢痕超过2cm，可以放置放射线标记夹子来识别术腔的最远点。该方法将适应这样一种可能性，即临床上明显的多发性疾病最终被病理证明为单发性或广泛弥漫性（图18.4）。

18.4.3 多中心乳腺恶性肿瘤

乳房切除术是多中心乳腺癌外科治疗的传统标准，直到大约10年前，几项大型研究的数据表明，保乳手术可以达到局部控制目标。

专家们最近认可了保乳手术在多灶和多中心性乳腺癌（MFMCBC）中的应用，前提是获得了明确的切缘并实施放射治疗。

即便如此，在最佳临床试验结果分析中，多中心性疾病仍被排除在外。

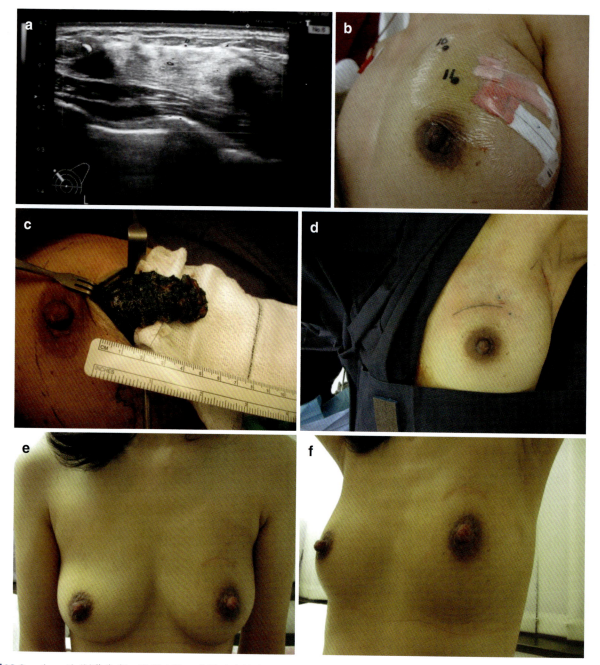

图18.3 （a～f）距乳头有一段距离的一致性或真性多灶性病变可通过皮肤皱纹切开。然而，腺叶或段切除的原则没有改变。组织学显示上方的7mm浸润性导管与下方的15mm浸润导管癌之间，由15mm的正常组织隔开

极端肿瘤成形术是实行多中心癌保乳手术的推荐方法，但报告中用来表示多中心性的术语，实际上可能是指具有宽阔放射状前缘的单个病叶中的多灶性疾病。

到目前为止，还没有关于乳腺肿瘤整形手术

（OBS）用于不同象限或以半球方式分隔的病变报告。

有报道称，非乳腺肿瘤整形手术（OBS）是通过不同的切口进行的，但这种技术可能会违反既定的指南，指南规定无法通过单一切口完整切

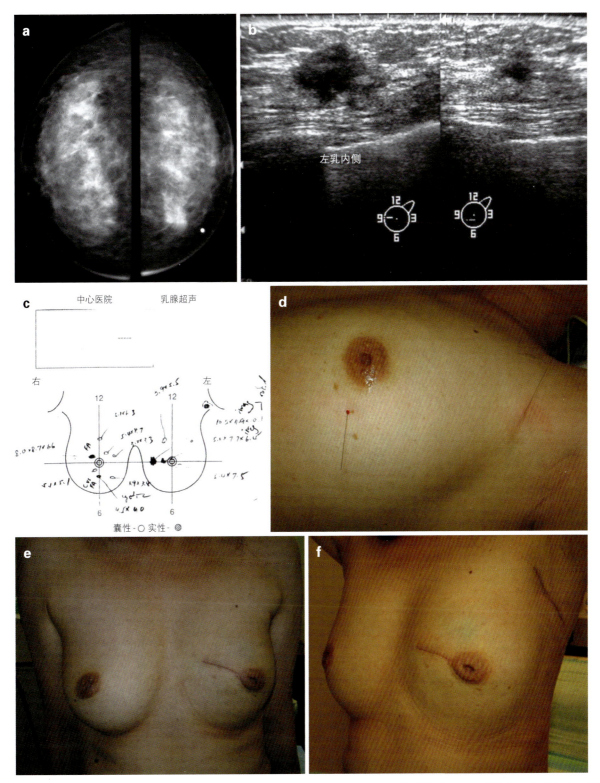

图18.4　（a~f）一位45岁患者在某机构经过空心针活检后被诊断为多灶性浸润性导管癌。由于多灶性疾病的存在，接诊的第一家医院建议她行乳房切除术。参考作者所在机构给出的另一种意见后，她选择了"保乳手术试验"。对无法触及的乳晕周围病变和可疑的腋窝淋巴结进行定位。通过一个回旋镖切口，切除了包括两个左乳病灶在内的大范围切除，同时通过单独的腋窝切口进行腋窝清扫。组织学报告为40mm浸润性导管癌，在临床病变之间没有介入的正常组织。16个腋窝淋巴结中有3个受累。她有一种"明显的"多灶性疾病，在组织学上被证实为广泛性弥漫性疾病。她最终的手术后乳房外观如图e和图f所示

除病变的女性患者不适合接受保乳手术。

为了克服这些多中心性疾病的挑战，提出了一种进行分段分类的方法。

将术前标测与腺叶解剖相结合，并根据病变腺叶进行多小叶或多节段的外科切除。

多灶性和多中心性疾病之间的明确区别有时是不清晰的。然而，无论肿瘤的真实解剖和病理分布如何，只要有最佳的术前标测和手术计划，一次切开即可获得准确的肿瘤切除（图18.5、图18.6）。

其目的是切除预期的病变腺叶内所有临床和影像明显的病灶，并获得足够的边缘，但仍保留

足够的软组织用于组织修复以避免畸形。

施行多中心性病变的切除方式，有2个或3个组织椭圆形中心相连，很像一朵不完整的花的花瓣（图18.5、图18.6）。这种腺叶解剖的类比之前已经描述过了。

由于组织切除的量可能很大，部分患有多中心性疾病的女性将受益于新辅助化疗以降低分期，以便增加接受保乳手术的可能性。

诊断性活检时的标记夹有助于识别原始肿瘤的部位和保证切除的准确性。

事实上有数据表明，在对新辅助化疗有良好反应的患者中，无论是接受保乳手术还是乳

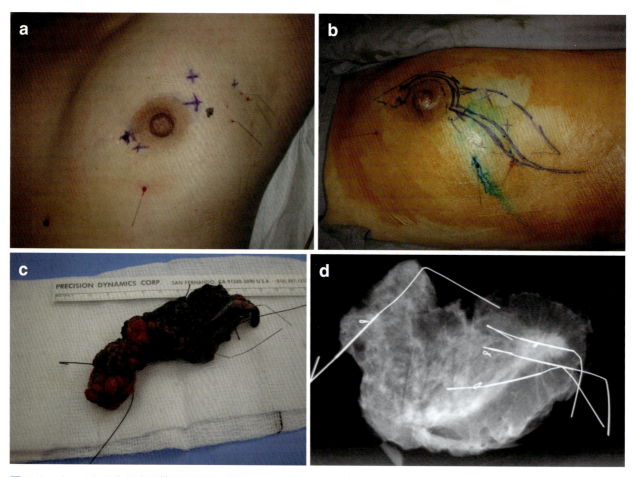

图18.5 （a~h）这位患者在第三肿瘤中心被诊断为多中心性乳腺癌，并建议乳房切除术但被她拒绝了。在接受新辅助化疗后，采用改良的回旋镖切口，进行了中心连接的双管状节段切除（虚线）（b）。对跨乳头乳晕复合体的对侧象限的病变，经单一切口行整块切除。切除所有已确定的残留病变后，松动实质柱，然后用缝线直接对接缝合（f）。她在完成治疗2年后的美容结果如图h所示。评论：使用改良的回旋镖切口允许通过一个单一的切口进行多叶或多段切除，这符合指南的建议

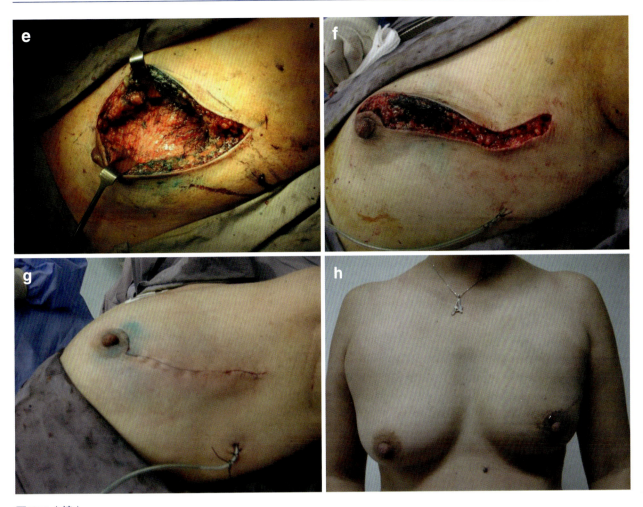

图18.5（续）

房切除术，总体存活率和无瘤存活率都没有显著差异。

这一治疗策略可能会克服之前提到的多中心性限制或肿瘤超过20mm对保乳手术的限制。

18.4.4　乳腺弥漫性恶性疾病

弥漫性原位癌以融合的方式累及较大的导管，并通常以弥漫性肿瘤的形式出现。

这些广泛的肿瘤约占乳腺癌的25%。弥漫浸润性癌约占浸润性癌的5%。

由于非浸润性疾病和浸润性疾病自然发展的不同特点，治疗策略也不同。但一个共同的特征

是，任何一种类型的弥漫性疾病当其超过40mm，就与肿瘤较差的预后相关，这也可能作为适合保乳手术的界限。

目前，DCIS尚无可以进行术前降级的方案，非浸润性病灶手术时需要根据病灶大小确定明确手术切缘。覆盖病灶范围进行放疗可能有助于保乳手术的疗效。

扇形切除原则适用于保乳手术，其目的是切除肿瘤周围的确切切缘，同时获得尽可能多的估计受累的病叶，以达到允许的合理美容效果。

当DCIS几乎涉及病叶的整个径向尺寸（长度）、具有狭窄的反径向尺寸（宽度）（图18.7）时，保乳手术仍然可以实现，但广泛病变

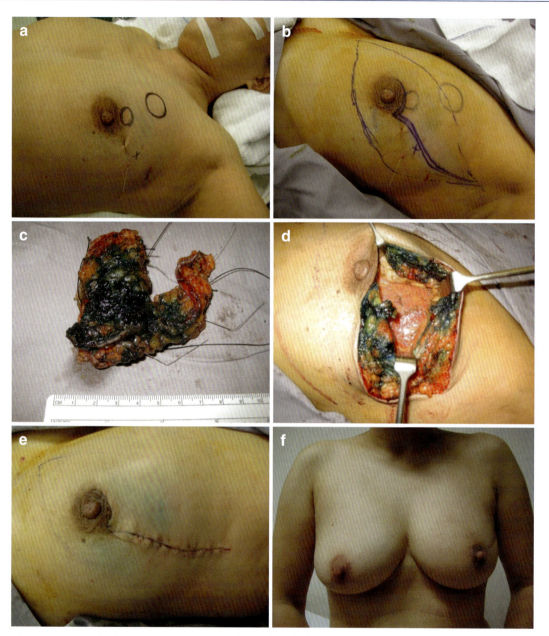

图18.6 （a、b）对于12点钟方向和2点钟方向的位置有多中心病变的患者，可以使用相同的切口。（c）双节段切除标本。通过全厚实质皮瓣的贴合再缝合皮肤（d、e），以此修复皮肤缺损。她治疗1年后的整容结果如图f所示

累及的腺叶具有宽的反径向尺寸可能会无法行保乳手术。

在弥漫性浸润性疾病的大病灶和晚期病例中，浸润范围可能会延伸到病叶的边界之外，使其真正的范围很难确定。

这些病例中有很大一部分需要乳房切除，以获得足够的肿瘤切除和局部疗效。

浸润性疾病相对于非浸润性疾病的一个优势是对新辅助化疗的潜在反应。然而某些组织学亚型，如浸润性小叶癌，新辅助化疗治疗对其无效。

约75%的弥漫性浸润性癌是小叶癌，这可能会达不到为保乳手术进行的降期。针对这一问题，可能需要进一步优化病例选择，以便对40mm

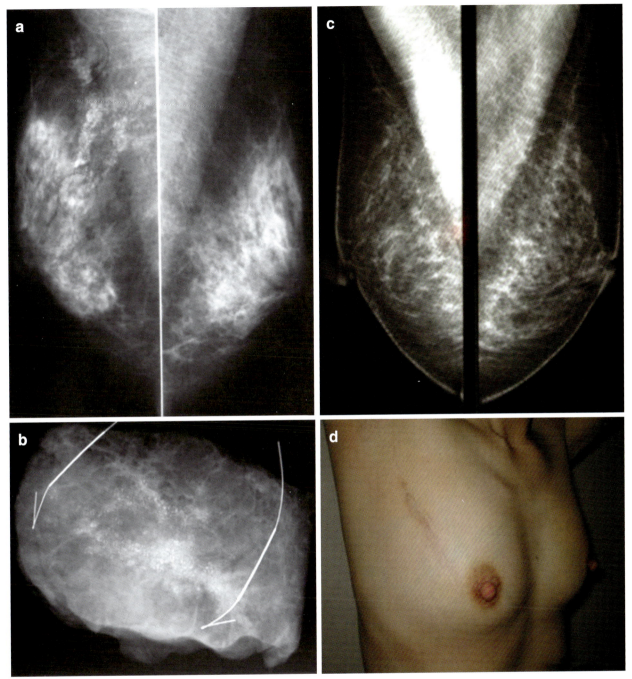

图18.7　本病例为右乳外上象限高级别导管原位癌，最长直径7cm。由于最大范围呈放射状分布，反径向尺寸为2.5cm，因此使用定位技术定位最远分离点后，可以进行保乳手术。采用偏心椭圆形的放射状切口切除，同时使用体积移位技术来解决组织缺损。（a～d）图像包括她的术前乳房X线检查、切缘清晰的标本X线片、术后4年的乳房X线片和术后乳房外观图。该患者已超过12年未复发

或以上的病灶进行最佳的新辅助化疗。

　　总而言之，根据目前的证据新辅助化疗可以作为一种尝试来提高行保乳手术的可能性。

　　基于肿物大小和外科医生的治疗理念差异，导致不同诊疗机构间保乳手术率的差异，对于弥漫性浸润性癌，保乳手术的阈值是肿瘤大小与乳腺体积的比值；前者可能通过新辅助治疗而改变。

与DCIS一样，如果反径向尺寸不超过其周长的20%，则可以通过改变病变腺叶的整个径向长度，而不会影响施行保乳手术。

根据乳房组织体积的不同，40mm可能代表着美容效果可接受的保乳手术"宽度"限制。

在癌的原始病灶不需要切除的基础上，新辅助治疗良好的临床和放射效果可以将手术中的组织损失降至最低，并增加了较大癌的接受保乳手术治疗的可能性。

因此，肿瘤范围为40mm可能是一个与生存负相关的预后指标，并且是保乳手术的相对禁忌证，尤其是在进行腺叶手术时（图18.8）。

然而，在大的弥漫性浸润性癌的情况下，对新辅助药物的不良反应仍然是乳房切除术的适应证。

在所有乳腺癌病例中，无论是单灶性的、多灶性的、多中心性的或弥漫性的，大切片或亚大体组织学检查都是乳腺肿瘤分布和切缘评估的最佳形式。

另一方面，术中冷冻减少了二次手术的发生，减少了患者的焦虑和不满。

对于这些有冲突的要求，一种可能的折中方案是根据上面详细说明进行腺叶切除，保留主要标本用于全面的病理评估，然后是切缘，可用于冷冻或石蜡分析。

如果切缘被评估为广泛或持续阳性，可以直接进行乳房切除术。

这为患者提供了保乳手术的好处和对肿瘤范围的充分组织评估，并最大限度地减少了再次切除可能。

18.5　讨论

正如前面提到的，与乳房切除术相比，保乳手术组的乳腺癌特异性存活率和局部控制率更高，后者的保乳手术率超过50%。

在一项研究中，乳房切除率每增加1个百分点，7年存活率就会减少0.1%。

接受保乳手术和乳房切除术的患者的存活率差异与该研究一致，数据表明，保乳手术率低于30%不会带来任何明显的生存益处。

因此，通过合理的推断，任何提高保乳手术率的策略都会对存活率产生积极影响。

例如最近有报道称，亚洲人群的保乳手术率很低，大约40%或更低，即使Ⅰ期和Ⅱ期的女性乳癌患者也是如此。

在亚洲女性中，尽管乳房体积较小，但进行腺叶手术可以提高保乳手术率，其具有重要的实用价值。

在一项关于0~Ⅳ期乳腺癌妇女的研究中，保乳手术比例低于32%，5年总生存率和无瘤生存率分别为84.3%和76.6%。

据报道，因筛查发现的恶性肿瘤的女性5年无病存活率为83.3%。

相比之下，在接受MFMCBC治疗的Ⅰ~Ⅲ期患者的亚洲队列中，实施腺叶手术获得85%的保乳手术率，5年总存活率和无病存活率分别为95.7%和92.7%。

虽然这些统计数据可能不具有直接可比性，但它确实表明，使用腺叶手术方式提高保乳手术比例可能与较好的存活率有关，这与先前的报道评估一致。

腺叶手术对特定乳腺癌患者存活率的影响是未来研究的一个方向。

在比较保乳手术和乳房切除术的关键随机对照试验开始之前，MFMCBC的存在已被报道过，并提示部分乳房切除术会导致保留的乳房有癌症残留。

然而随机对照试验的结果显示，放射治疗可以根除疾病的隐匿性病灶，使之对生存产生重大影响。

根据早期的研究，高达63%的临床单发癌灶

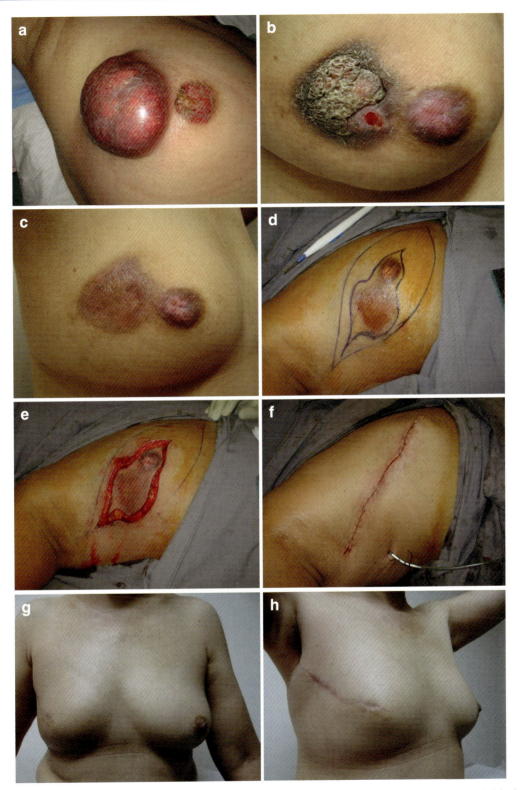

图18.8　（a～h）这位54岁的患者表现为与Paget病相关的T4肿瘤。给予新辅助化疗后实施不保留乳头乳晕复合体的保乳手术。她完成手术后的效果如图e、f所示。她无病生存超过5年。评论：大于40mm的广泛性和弥漫性肿瘤可通过新辅助化疗降低分期且疗效良好，可采用保乳手术治疗

的女性患者在乳房内有其他病变。

然而与乳房切除术相比，现代治疗结合手术、放疗和适当的药物治疗对于临床上单一癌灶来说，具有更高的存活率和更好的局部控制。越来越多的证据表明，MFMCBC的保乳手术不会导致较差的局部控制或生存率。

目前乳腺癌治疗的理念是减少肿瘤负荷，而不是完全手术根除。

乳腺癌治疗的最终目标是优化生存条件和肿瘤局部控制，同时将发病率降至最低。

从哲学观点出发，这是一种倾向简单化的手术方法，提供最低限度的有效治疗，而不是一种导致较高并发症发生率的扩大手术方法。

与肿瘤生物学和分子特征相关的预测因子的进展，可以增加未来个体化手术治疗的机会，而对于需要广泛手术切除以及需要最低限度、简化治疗的患者，他们的选择标准需要更加精细。

参考文献

[1] Tot T. The theory of the sick lobe and the possible consequences. Int J Surg Pathol. 2007;15(4):369–375.

[2] Tot T. Subgross morphology, the sick lobe hypothesis, and the success of breast conservation. Int J Br Cancer. 2011;2011:8. https://doi.org/10.4061/2011/634021.

[3] Amy D, Durante E, Tot T. The lobar approach to breast ultrasound imaging and surgery. J Med Ultrason. 2015;42:331–339.

[4] Veronesi U, Cascinelli N, Nariani L, et al. Twenty-year follow-up of a randomized study comparing breast-conserving surgery with radical mastectomy for early breast cancer. N Engl J Med. 2002;347:1227–1232.

[5] Fisher B, Anderson S, Bryant J, et al. Twenty-year follow-up of a randomised trial comparing mastec- tomy, lumpectomy, and lumpectomy plus irradiation for the treatment of invasive breast cancer. N Engl J Med. 2002;347:1233–1241.

[6] Hwang ES, Lichtensztajn DY, Gomez SL, Foeble B, Clarke CA. Survival after lumpectomy and mas- tectomy for early stage invasive breast cancer: the effect of age and hormone receptor status. Cancer. 2013;119:1402–1411.

[7] Agarwal S, Pappas L, Neumayer L, et al. Effect of breast conservation therapy vs mastectomy on disease-specific survival for early-stage breast can-cer. JAMA Surg. 2014;149(3):267–274. https://doi. org/10.1001/jamasurg2013.3049.

[8] van Hezewijk M, Bastiaannet E, Putter H, et al. Effect of local therapy on locoregional recurrence in postmenopausal women with breast cancer in the Tamoxifen Exemestane adjuvant multinational (TEAM) trial. Radiother Oncol. 2013;108:190–196.

[9] Abdulkarim BS, Cuartero J, Hanson J, Deschenes J, Lesniak D, Sabri S. Increased risk of locoregional recurrence for women with T1-2N0 triple-negative breast cancer treated with modified radical mastec- tomy without adjuvant radiation therapy compared with breast –conserving therapy. J Clin Oncol. 2011;29:2852–2858.

[10] Keating NL, Landrum MB, Brooks JM, et al. Outcomes following local therapy for early-stage breast cancer in non-trial populations. Breast Cancer Res Treat. 2001;125(3):803–813.

[11] Schonberg MA, Marcantonio ER, Li DL, et al. Breast cancer among the oldest old: tumour characteris- tics, treatment choices and survival. J Clin Oncol. 2010;28:2038–2045.

[12] Martin MA, Meyricke R, O'Neill T, Roberts S. Breast-conserving surgery versus mastectomy for survival from breast cancer: the western Australian experience. Ann Surg Oncol. 2007;14:157–164.

[13] Hofvind S, Holen A, Aas T, Roman M, Sebuødegård S, Akslen LA. Women treated with breast conserving surgery do better than those with mastectomy independent of detection mode, prog- nostic and predictive tumour characteristics. Eur J Surg Oncol. 2015;41(10):1417–1422. https://doi. org/10.1016/j.ejso.2015.07.002.

[14] Brooks JM, Chrischilles EA, Landrum MB, et al. Survival implications associated with variation in mastectomy rates for early-staged breast can- cer. Int J Surg Oncol. 2012;2012:9. https://doi. org/10.1155/2012/127854.

[15] van der Heiden-van der Loo M, Siesling S, Wouters MWJM, van Dalen T, Rutgers EJT, Peeters PHM. The value of ipsilateral breast tumour recurrence as a qual- ity indica- tor: hospital variation in the Netherlands. Ann Surg Oncol. 2015;22(Supplement 3):522–528. https://doi.org/10.1245/s10434-015-4626-9.

[16] George WD. Management of early breast cancer. Langenbecks Arch Chir. 1977;345:111–113.

[17] Baildam AD. Oncoplastic surgery of the breast. Br J Surg. 2001;89:532–533.

[18] Eichler C, Kolsch M, Sauerwald A, Bach A, Gluz O, Warm M. Lumpectomy versus mastopexy–a post- surgery patient survey. Anticancer Res. 2013;33: 731–736.

[19] De Lorenzi F, Hubner G, Rotmensz N, et al. Oncological results of oncoplastic breast-conserving surgery: long term follow-up of a large series at a sin- gle institution: a matched-cohort analysis. Eur J Surg Oncol. 2015;42(1):71–77. https://doi.org/10.1016/j. ejso.2015.08.160.

[20] Clough KB, Benyahi D, Nos C, Charles C, Sarfati Oncoplastic surgery: pushing the limits of breast- conserving surgery. Breast J. 2015;21:140–146.

[21] Chatterjee A, Pyfer B, Czerniecki B, Rosenkranz K, Tchou J, Fisher C. Early postoperative outcomes in lumpectomy versus simple mastectomy. J Surg Res. 2015;198:143–148.

[22] Tan M. Toward a reductionist approach to the sur- gical treatment of breast cancer. J Am Coll Surg. 2016;222:967.

[23] Rosen PP, Fracchia AA, Urban JA, Schottenfeld D, Robbins GF. "residual" mammary carcinoma following simulated partial mastectomy. Cancer. 1975;35:739–747.

[24] Lagios MD. Multicentricity of breast carcinoma demonstrated by routine correlated serial subgross and radiographic examination. Cancer. 1977;40:1726–1734.

[25] Holland R, Veling SHJ, Mravunac M, Hendriks JHCL. Histologic multifocality of Tis, T1-2 breast carcinomas: implications for clinical trials of breast- conserving surgery. Cancer. 1985;56:979–990.

[26] Tot T, Gere M. Radiologically unifocal invasive breast carcinomas: large section histopathology correlate and impact on surgical management. J Cancer Sci Ther. 2016;8:050–4. https://doi.org/10.4172/1948-5956. 1000389.

[27] Iacconi C, Galman L, Zheng J, et al. Multicentric can- cer detected at breast MR imaging and not ar mam- mography: important or not? Radiology. 2015;25: 150796.

[28] McLaughlin S, Mittendorf EA, Bleicher RJ, McCready DR, King TA. The 2013 society of surgical oncol- ogy Susan G Komen for the cure symposium: MRI in breast cancer: where are we now? Ann Surg Oncol. 2014;21:28–36.

[29] Menezes GLG, Knuttel FM, Stehouver BL, Pijnappel RM, van den Bosch MSSJ. Magnetic resonance imag- ing in breast cancer: a literature review and future per- spectives. World J Clin Oncol. 2014;5:61–70.

[30] Dershaw DD. Preoperative MRI. Breast J. 2016;22: 141–142.

[31] Tan MP. An algorithm for the integration of breast mag- netic resonance imaging into clinical practice. Am J Surg. 2009;197:691–694.

[32] Tan MP. The boomerang incision for periareolar breast malignancies. Am J Surg. 2007;194:690–693.

[33] Pezner RD. The oncoplastic breast surgery challenge to the local radiation boost. Int J Radiat Oncol Biol Phys. 2011;79:963–964.

[34] Gentilini O, Botteri E, Rotmensz N, et al. Conservative sur- gery in patients with multifocal/multicentric breast cancer. Breast Cancer Res Treat. 2009;113:577–583.

[35] Ustaalioglu BO, Bilici A, Kefeli U, et al. The impor- tance of multifocal/multicentric tumour on the disease-free survival of breast cancer patients. Am J Clin Oncol. 2012;35:580–586.

[36] Lynch SP, Lei XD, Hsu LM, et al. Breast cancer mul- tifo- cality and multicentricity and locoregional recur- rence. Oncologist. 2013;18:1167–1173.

[37] Wolters R, Wockel A, Janni W, et al. Comparing the out- come between multicentric and multifocal breast cancer: what is the impact on survival, and is there a role for guide- line-adherent adjuvant therapy? A ret- rospective multicentre cohort study of 8,935 patients. Breast Cancer Res Treat. 2013;142:579–590.

[38] Ataseven B, Lederer B, Blohmer JU, et al. Impact of mul- tifocal of muliticentric disease on surgery and locoregional. Distant and overall survival of 6.134 breast cancer patients treated with neoadjuvant che- motheraphy. Ann Surg Oncol. 2014;22(4):1118–1127. https://doi.org/10.1245/s10434-014-4122-4127.

[39] Eaton BR, Losken A, Okwan-Diodu D, et al. Local recur- rence patterns in breast cancer patients treated with onco- plastic reduction mammoplasty and radio- therapy. Ann Surg Oncol. 2014;21:93–99.

[40] Coates AS, Winer EP, Goldhirsch A, et al. Tailoring thera- pies–improving the management of early breast cancer: St Gallen international expert consensus on the primary ther- apy of early breast cancer 2015. Ann Oncol. 2015;26:1533–1546.

[41] Nijenhuis MV, Rutgers EJ. Conservative surgery for mul-

[42] Jochelson MS, Lampen-Sachar K, Gibbons G, et al. Do MRI and mammography reliably identify candi- dates for breast conservation after neoadjuvant che- motheraphy? Ann Surg Oncol. 2015;22:1490–1495.

[43] Clough KB, Gouveia PF, Benyahi D, et al. Positive margins after oncoplastic surgery for breast cancer. Ann Surg Oncol. 2015;22:4247–4253.

[44] Dolfin G. The surgical approach to the 'sick lobe'. In: Francescatti DS, Silverstein MJ, editors. Breast can- cer: a new era in management. New York: Springer; 2014. p. 113–132.

[45] Silverstein MJ. Radical mastectomy to radical conser- vation (extreme oncoplasty): a revolutionary change. J Am Coll Surg. 2016;222:1–9.

[46] Savalia NB, Silverstein MJ. Oncoplastic breast recon- struc- tion: patient selection and surgical techniques. J Surg Oncol. 2016;113(8):875–882. doi: 10.1002/ jso.24212.

[47] Kapoor NM, Chung A, Huynh K, Giuliano AE. Preliminary results: double lumpectomies for multicentric breast cancer. Am Surg. 2012;78: 1345–1348.

[48] NCCN. http://www.nccn.org/professionals/physi- cian_gls/ f_guidelines.asp Accessed 25 Feb 2016.

[49] Tan MP. A novel segment classification for multifo- cal and multicentric breast cancer to facilitate breast- conservation treatment. Breast J. 2015;21:410–417.

[50] Amy D. Lobar ultrasound of the breast. In: Tot T, edi- tor. Breast cancer. London: Springer-Verlag; 2011. p. 153–162.

[51] Tot T. Diffuse invasive breast carcinoma of no special type. Virchows Arch. 2016;468:199–206.

[52] Balmativola D, Marchio C, Maule M, et al. Pathological non-response to chemotherapy in a neoadjuvant setting of breast cancer: an inter-insti- tutional study. Breast Cancer Res Treat. 2014;148: 511–523.

[53] Redden MH, Fuhrman GM. Neoadjuvant chemother- apy in the treatment of breast cancer. Surg Clin N Am. 2013;93:493–499.

[54] King TA, Morrow M. Surgical issues in patients with breast cancer receiving neoadjuvant chemotherapy. Nat Rev Clin Oncol. 2015;12:335–343. https://doi. org/10.1038/nrcli-nonc.2015.63.

[55] Golshan M, Cirrincione CT, Sikov WM, et al. Impact of neoadjuvant chemotherapy in stage II-III triple negative breast cancer on eligibility for breast- conserving surgery and breast conservation rates. Ann Surg. 2015;262:434–439.

[56] Bollet MA, Savignoni A, Pierga JY, et al. High rates of breast conservation for large ductal and lobular invasive car- cinomas combining multimodality strate- gies. Br J Cancer. 2008;98:734–741.

[57] Criscitiello C, Azim HA, Agbor-tarh D, et al. Factors asso- ciated with surgical management following neo- adjuvant therapy in patients with primary HER2- positive breast can- cer: results from the NeoALTTO phase III trial. Ann Oncol. 2013;24:1980–1985.

[58] Bleicher RJ, Ruth K, Sigurdson ER, et al. Breast con- ser- vation versus mastectomy for patients with T3 pri- mary tumours (>5 cm): a review of 5685 Medicare patients. Cancer. 2016;122:42–49.

[59] Garcia-Etienne CA, Tomatis M, Heil J, et al. Mastectomy trends for early-stage breast can- cer: a report from the EUSOMA multi-institu- tional European database. Eur J

Cancer. 2012;48: 1947–1956.

[60] Mahmood U, Hanlon AL, Koshy M, et al. Increasing national mastectomy rates for the treat- ment of early stage breast cancer. Ann Surg Oncol. 2013;20:1436–1443.

[61] Arrington AK, Jarosek SL, Virnig BA, Haberman EB, Tuttle TM. Patient and surgeon characteristics associ- ated with increased use of contralateral prophylactic mastectomy in patients with breast cancer. Ann Surg Oncol. 2009;16:2697–2704.

[62] Tan MP, Sitoh NY, Sim AS. Evaluation of eligi- bility and utilisation of breast conservation treat- ment in an Asian context. Asian Pac J Cancer Prev. 2014;15:4683–4688.

[63] Molenaar S, Oort F, Sprangers M, Rutgers E, Luiten E, Mulder J, de Haes H. Predictors of patients' choices for breast-conserving therapy or mastec- tomy: a prospective study. Br J Cancer. 2004;90: 2123–2130.

[64] Esbona K, Li ZH, Wilke LG. Intraoperative imprint cytol- ogy and frozen section pathology for margin assessment in breast conservation surgery: a sys- temic review. Ann Surg Oncol. 2012;19(10):3236–3245. https://doi.org/10.1245/s10434-012-2492-2.

[65] Tan MP, Nadya NY, Sim AS. The value of intraop- erative frozen section analysis for margin status in breast conservation surgery in a non-tertiary institu- tion. Int J Breast Cancer. 2014;2014:7. https://doi.org/10.1155/2014/715404.

[66] Jeevan R, Cromwell DA, Trivella M, Lawrence G, Kearins O, Pereira J, et al. Reoperation rates after breast conserving surgery for breast cancer among women in England: retrospective study of hospi- tal episode statistics. BMJ. 2012;345:e4505. doi: 10.1136bmj.e4505

[67] Woon YY, Chan MYP. Breast conservation surgery- the sur- geon factor. Breast. 2005;14:131–135.

[68] Chan SW, Cheung C, Chan A, Cheung PS. Surgical options for Chinese patients with early invasive breast cancer: data from the Hong Kong breast cancer reg- istry. Asian J Surg. 2016. https://doi.org/10.1016/j. asjsur.2016.02.003.

[69] Yau TK, Soong IS, Sze H, et al. Trends and patterns of breast conservation treatment in Hong Kong: 1994– 2007. Int J Radiat Oncol Biol Phys. 2009;74:98–103.

[70] Wang WV, Tan SM, Chow WL. The impact of mam- mographic breast cancer screening in Singapore: a com- parison between screen-detected and symptomatic women. Asian Pac J Cancer Prev. 2011;12:2735–2740.

[71] Tan MP, Sitoh NY, Sitoh YY. Perspectives of cosmesis following breast conservation for multifocal and mul- ticentric breast cancers. Int J Br Cancer. 2015;2015:9. doi: 10/1155/2015/126793.

[72] Vera-Badillo FE, Napoleone M, Ocana A, et al. Effect of multifocality and multicentricity on out- come in early stage breast cancer: a systematic review and meta-analysis. Breast Cancer Res Treat. 2014;146:235–244.

[73] Neri A, Marellu D, Megha T, et al. Clinical signifi- cance of multifocal and multicentric breast cancers and choice of surgical treatment: a retrospective study on a series of 1158 cases. BMC Surg. 2015;15:1.

[74] Morrow M, Van Zee KJ. Margins in DCIS: does resid- ual disease provide an answer? Ann Surg Oncol. 2016;23(11):3423–3425. https://doi.org/10.1245/ s10434-016-5255-5257.

[75] Marescaux J, Diana M. Inventing the future of sur- gery. World J Surg. 2015;39:615–622.

[76] Morrow M. Progress in the surgical manage- ment of breast cancer: present and future. Breast. 2015;24:s2–5.

[77] Jagsi R, Jiang J, Momoh AO, et al. Complications after mastectomy and immediate breast reconstruc- tion for breast cancer. Ann Surg. 2016;263:219–227.

第19章 自动化乳腺超声扫描检查

Automatic Breast Ultrasound Scanning

Dominique Amy

毫无疑问，未来乳腺超声的发展将与全乳腺扫描自动化设备密切相关（像用CT扫描或者MRI那样）。

1982年10月，澳大利亚超声研究所首次对自动化设备进行研究，成为自动化设备研究的鼻祖，此后世界各地的很多团队都致力于自动化设备的研究。目前，市场上有6种不同技术的自动化设备，它们是Sofia、InveniaAbus、S2000 Abus、Awbus、Softvue和EpisoinicaiAbus。

在对这些设备的简要分析和一些相关临床病例的介绍之后，我们将给大家展现出适合乳腺腺叶解剖的理想型自动化设备。

本文提出了几种主要的技术设备：

俯卧位检查：Sophia、Softvue和Episoinica。

仰卧位检查：Invenia、S2000和Awbus。

3种用于仰卧位患者检查的设备都使用了压缩系统。

3种用于俯卧位患者检查的设备使用两种系统，其中一个系统用于浸没乳腺检查，另外一个系统则用锥形物轻微按压乳腺进行检查。

各种设备的特点：

- 5 ~ 15MHz传感器，具体情况取决于商标名称（品牌）。
- 直线或略微弯曲的线阵探头。
- 传感器的视野从38mm/50mm到200mm。探头宽幅能够冠状面覆盖整个乳房。
- 每个乳腺获取的容积数：俯卧位设备1容积，其他设备2 ~ 5容积。
- 每个乳房的体积采集的时间长度：1 ~ 15min（仅Awbus系统为15min）。
- 每个患者总的检查时间：10 ~ 30min，而Awbus甚至超过45min。
- 每次检查操作人员差异性：仅适用于3台使用仰卧位的机器。
- 放射科医生的分析时间：2 ~ 15min。
- 受影响的切片数：120片或480片，或5000 ~ 15 000片。
- 可能的成像方式：二维或三维MPR（多平面重建），冠状、轴状和矢状面，这些根据设备而定（目前所有设备都不具备以上所有功能）。
- Dicom兼容性：只有Sophia具有Dicom兼容影像。
- 可选的工作站取决于设备的品牌。
- Softvue的设备或有传感器环的超声冠状扫描是

D. Amy
Centre du sein, Aix-en-Provence, France
e-mail: domamy@wanadoo.fr

© Springer International Publishing AG, part of Springer Nature 2018
D. Amy (ed.), *Lobar Approach to Breast Ultrasound*, https://doi.org/10.1007/978-3-319-61681-0_19

专门研究透射、反射和衰减超声束的。

- 有的设备要么与制造商相关联，要么与超声探头有关系（一种除外），它们的价格从最便宜的（EpiSonica）200.000美元到500.000美元（Softvue）。

使用设备时遇到的问题：

- 根据仰卧体位的设备使用时力量和不适程度，患者可能会经历一些疼痛。
- 依赖于选择和调整各种体积采集（俯卧设备除外）的特征操作员。
- 获取和读取数据的时间过长。
- 适应乳腺太小或太大的问题。
- 无法扫描整个乳房，尤其腋窝。
- 用Sophia设备无法给乳头和乳头后面的区域做检查。

- 切片数量太多而不能给每个乳腺都这样检查。
- 设置接触薄膜以确保压缩费用。
- 这种设备的成本太高，以至于很难通过乳腺检查的补充检查来抵销。
- EpiSonica应避免的问题：与任何商业系统和探头兼容，不限制乳房大小，对整个乳房进行双环径向扫描，与乳头位置相关性好，采集或检查时间短，切片数尽量少。此外，他们主张俯卧位检查，这样可以提供更多隐私（害羞的亚洲人群和穆斯林女性），减少压迫（适用于乳房手术、植入物和新辅助化疗后）。
- 介绍俯卧和仰卧进行的一些检查。

A. 一名45岁妇女的乳房钼靶检查（图19.1 ~ 图19.4）。

B. 一名57岁女性的乳房钼靶检查和乳房理论三维成像（图19.5 ~ 图19.12）。

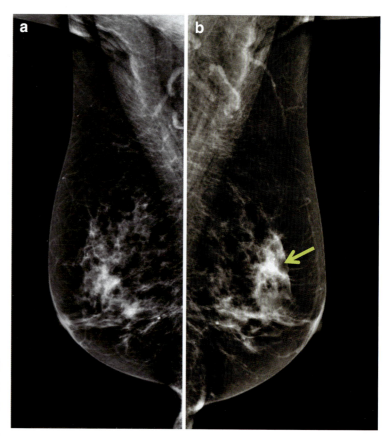

图19.1 中外侧（a、b）和头尾侧的投影平面（c、d）显示仅在左侧乳腺中外侧投影处发现了细微的结构扭曲（箭头）（courtesy of Dr A.Vourtsi Greece）

图.19.1（续）

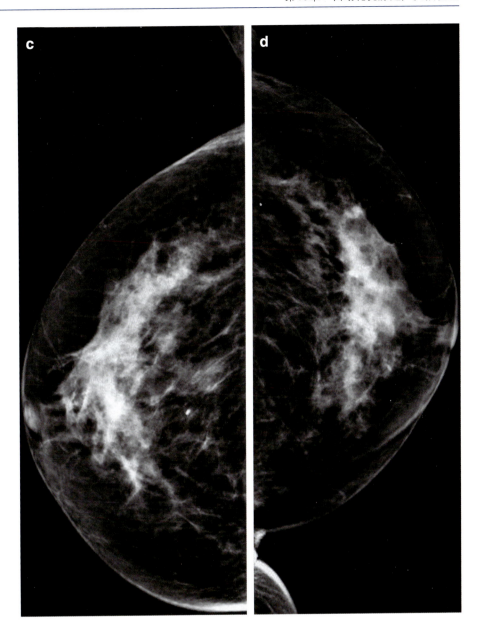

图19.2　自动化乳腺超声（ABUS），左乳腺。在左上和左外侧冠状和横向容积检查中有一个小缺陷，表明存在可疑发现（courtesy of Dr A.Vourtsi Greece）

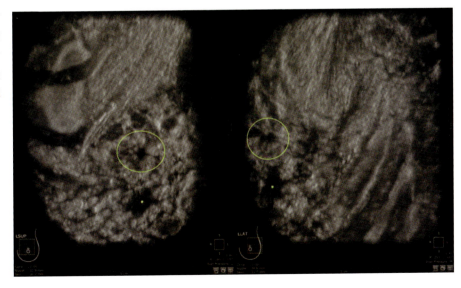

图19.3 （a、b）自动化乳腺超声（ABUS），左乳腺。在冠状面2mm连续切片上，组织缺损被明确识别（courtesy of Dr A.Vourtsi Greece）

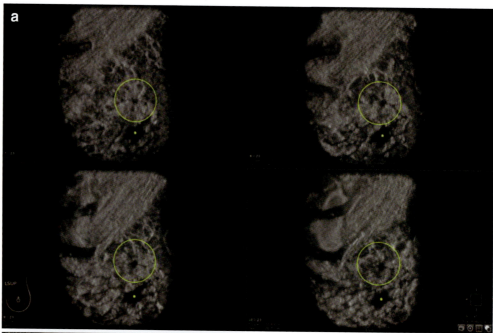

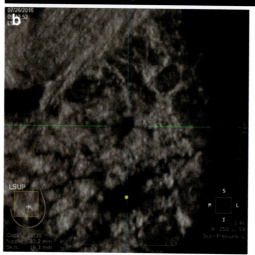

图19.4 便携式乳腺超声显示可疑的病变。组织学显示9mm浸润性导管癌（courtesy of Dr A.Vourtsi Greece）

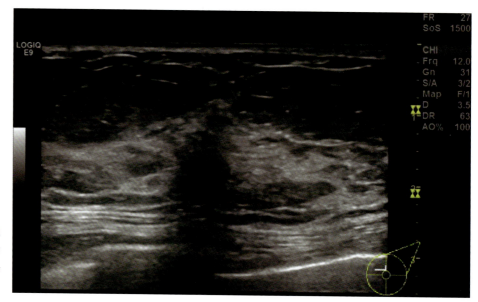

乳腺的理论3D表示（图19.13）：

结果分析：

理想完整检查的必要标准：

（1）尊重乳腺解剖学。

（2）如果可能，使用放射状扫描连接到每个叶的腺泡-导管轴的解剖现实。

（3）直接径向技术非常精确且重复性好。它速度快，不依赖于电子重建。此外，它允许进行2D/3D探测。

（4）由于12%～15%的癌局限于乳头和乳头后方，因此进行彻底的经乳头和乳头后研究是绝对有必要的（数据来自"Perkins等，2004"）。

（5）避免过度压迫皮肤和皮下组织（cf.第三章：解剖学），特别是Cooper韧带。

（6）可直接将超声探头定位并立即重新定位在可疑区域，并避免"用便携式超声再次查看"。

（7）可以快速进行多普勒和弹性成像。

（8）术后处理与重建、存储以及与先前乳房钼靶检查和MRI等检查相比较（这些功能已经由制造商提供）。

（9）限制和制约花费在检查/获得/重新读取上面的持续时间。

（10）最后，该设备的售价低于目前的价格，系统具有独商标，并适用于各种超声图。

目前自动化乳腺超声设备的目标主要是放射学上称为"致密"的乳腺，年轻女性手术和治疗后的乳腺，以及对以前检测到病变的患者进行随访。鉴于放射性透明癌、多灶性和多中心癌症的数量并不稀少，必须更多地使用这种自动化设备。

自动化乳腺超声广泛应用是一种针对无限人群的筛查技术。根据SomoInsight对致密乳腺组织的研究，增加癌症的筛查，同时也会增加假阳性结果的数量。据估计，30%的乳腺癌依赖于乳腺密度，而与BRCA1/2突变相关的乳腺癌不到10%。

根据瑞典的一项研究，40岁时的乳腺密度为74%，50岁时为57%，60岁时为44%，70岁时为36%。致密乳腺（如果超过50%的组织是纤维腺

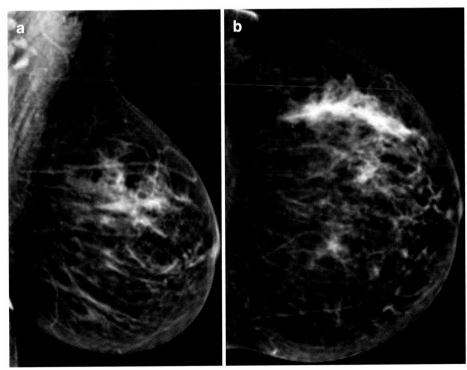

图19.5　（a、b）左侧乳腺的中外侧和头尾侧的投影平面没有显示任何可疑发现（courtesy of Dr A.Vourtsi Greece）

图19.6 （a、b）自动化乳腺超声（ABUS）左侧乳腺，在左侧AP和左侧外侧获取的冠状面和横向体积上发现了一个缺陷，表明有一个可疑的发现（courtesy of Dr A.Vourtsi Greece）

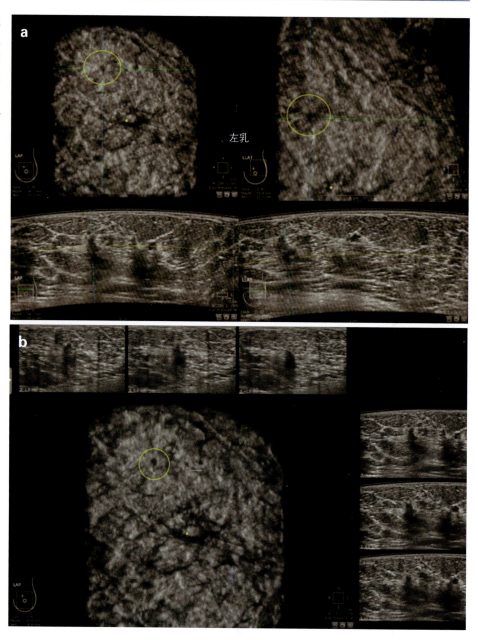

左乳

图19.7 便携式乳腺超声显示可疑的病变。组织学显示为5mm的Ⅰ级管状癌（courtesy of Dr A.Vourtsi Greece）

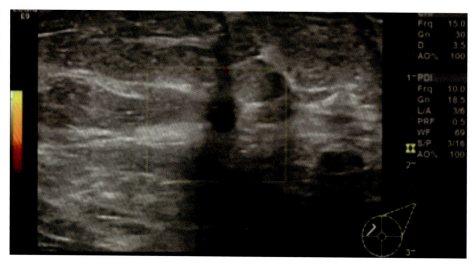

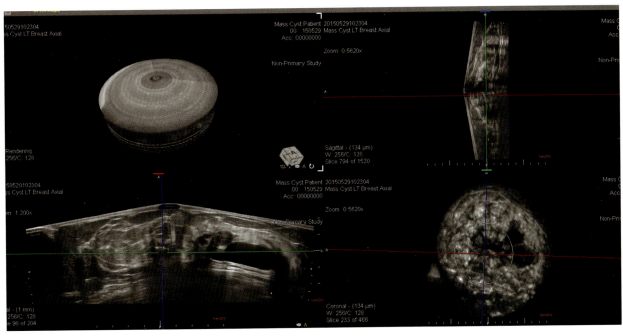

图19.8 左乳腺囊性肿块：轴向、径向和冠状切面（courtesy of iVu imaging Corporation, USA）

图19.9 不同囊肿的切片在径向和冠状面的细节（courtesy of iVu imaging Corporation, USA）

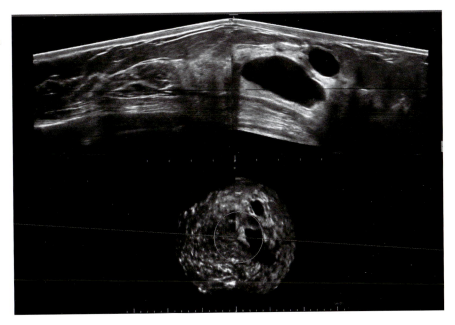

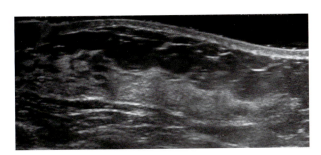

图19.10 详细的径向分析（左上方为乳头，腺叶向图像右侧发展）

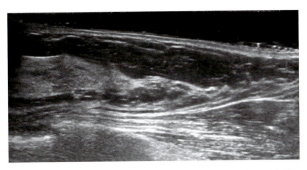

图19.11 详细的径向分析（左上方为乳头，腺叶向图像右侧发展）

图19.12 径向和冠状3D乳腺超声重构：乳晕下的毫米级微囊肿

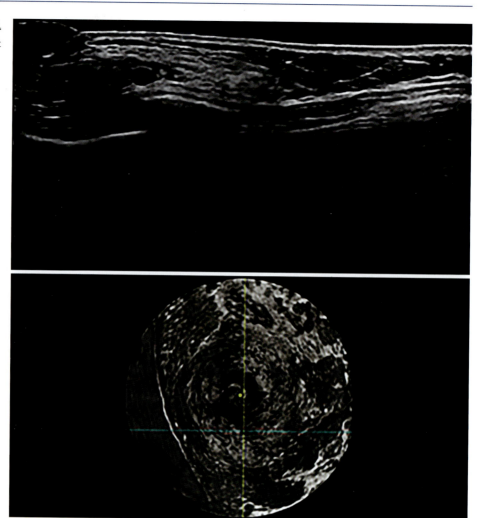

体）可导致患乳腺癌的风险增加4~6倍。通过使用乳房钼靶检查和自动化乳腺超声技术相结合，每1000名接受筛查的妇女中有1.9名被发现患有乳腺癌。其中大多数具有侵袭性，复查率增高。

乳房钼靶检查和自动化乳腺超声的结合提高了检测率，但基本上不影响特异性。在乳腺致密的情况下，1/3乳腺癌患者在癌症的早期阶段没有通过乳房钼靶检查发现。断层合成的优势在于降低假阴性率，但也将增加额外诊断测试的召回检查率（假阳性反馈）；大约有20%的不确定发现率对应于非常致密的乳腺，应该考虑其他的乳腺成像方式。优质超声的技术质量现在是非常令人满意的，分辨率足以诊断小毫米级的病变。已

经提供的重建技术与良好的三维分析相兼容，现在，定义可重复的研究方案变得至关重要。

然而，目前使用的技术并不能完全满足那些要求更严格使用协议的用户，并对诊断标准缺乏标准化和缺乏合适的诊断标准感到遗憾。

一些作者在自动化乳腺设备被广泛的研究验证之前拒绝推荐使用它。

他们要求制定一个在读取时可以自动检测病变的软件程序。

讨论

检查的持续时间也是用户的一个基本标准。图像质量的提高（虽然目前是令人满意的）也必

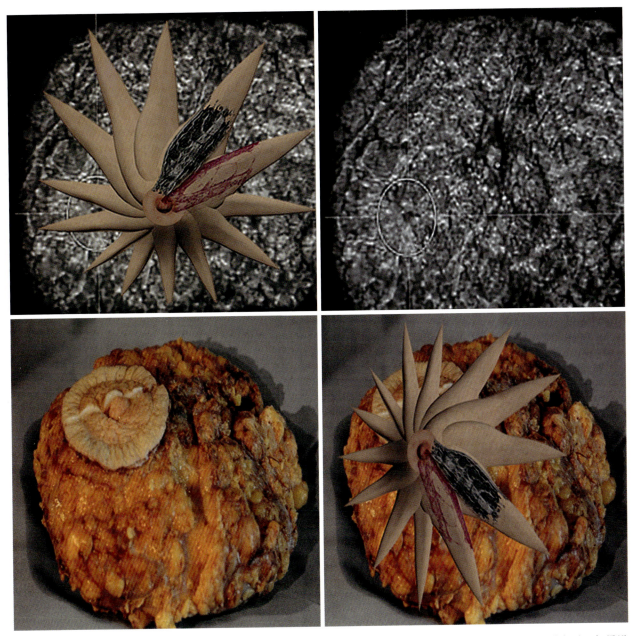

图19.13 乳房切除术肿块内不同叶的理论3D叠加：腺叶被脂肪组织包围，这样腺叶的位置使得在手术室手术时，如果没有超声辅助检查，手术识别非常困难。乳房切除标本外观与冠状ABVS切片非常相似

将是一个改进的因素。

关于自动化设备，理想的选择必须是：

– 由于需要乳腺自动化检查系统化，并且由于乳腺具有明确定义的腺叶组织，因此必须优先选择放射技术。

– 所选的EpiSonica技术似乎足够（在6种不同的设备中），但需要一些改进。

– "仰卧位"可用设备的技术需要太多的压缩，而径向解剖重建必须优先于所有的3D研究。

– 超声探头不能促进乳腺的解剖腺叶研究，未来必须提供配套软件。

- 由于探头的尺寸有限，需要进行双同心径向检查：乳头周围的中心检查和乳房上部（包括腋窝区域）的外围检查。

- 尽可能长的探头，超过7cm，需要使用线阵探头。

- 理想的情况是，设备与不同制造商的各种传感器兼容，从而限制对一种类型的回声成像仪的依赖，以获得更大的适应性。

- 该系统的价格必须更加合理，以便使更大的传播成为可能。

- 阅读站必须包括在设备的成本中。

- 直接放射叶瓣采集大大限制了所需切片的数量，因此限制了放射科医生的时间/获取和时间/阅读的过程。

- 该检查不再依赖于操作者，可以在随访时完美再现。

- 对乳腺辐射显著减少，这是目前筛选特定女性人群的一个敏感问题。

- 理想的设备选择是尊重乳腺腺叶路径（解剖）。

- 已经有一些团队在研究这类设备的自动特定开发，这些设备将很快上市。

- 患者（下一次使用新设备）应处于仰卧位，不受压迫，在检查不同象限时可以有一个良好的定位。

- 因此，自动化全乳超声装置应该完全适合于人群的筛查。

参考文献

[1] Wojcinski S, Farrokh A, Hille U, Wiskirchen J, Gyapong S, Soliman AA, Degenhardt F, Hillemanns P. The automated breast volume scanner (ABVS) ini- tial experiences in lesion detection compared with con- ventional handheld B-mode ultrasound: a pilot study of 50 cases. Int J Womens Health. 2011;3:337–346.

[2] Giger ML, Inciardi MF, Edwards A, Papaioannou J, Drukker K, Jiang Y, Brem R, Brown JB. Automated breast ultra- sound in breast cancer screening of women with dense breasts: reader study of mammography- negative and mammography-positive cancers. AJR Am J Roentgenol. 2016;206:1341–1350.

[3] Berg WA, Bandos AI, Mendelson EB, Lehrer D, Jong RA, Pisano ED. Ultrasound as the primary screening test for breast cancer: analysis from ACRIN 6666. J Natl Cancer Inst. 2016;108:djv367. PMID: 26712110

[4] Brem R, Tabar L, Duffy S, Inciardi M, Guingrich J, Hashimoto B, Lander M, Lapidus R, Petreson M, Rapelyea J, Roux S, Schilling K, Shah B, Torrente J, Wynn R, Miller D. Assessing improvement in detection of breast cancer with three-dimen- sional automated breast US in women with dense breast tissue : the Somolnsight study. Radiology. 2015;274(3):663–673.

[5] Wilczek B, Wilczek Henryk E, Leifland K, Rasouliyan L. Adding 3D automated breast ultrasound to mam- mography screening in women with heteroge- neously and extremely dense breasts. Eur J Radiol. 2016;85:1554–1563.

[6] Duric N, Boyd N, Littrup P, Sak M, Myc L, Li C, West E, Minkin S, Martin L, Yaffe M, Schmidt S, Faiz M, Shen J, Melnichouk O, Li Q, Albrecht T. Breast den- sity measure- ments with ultrasound tomography: a comparison with film and digital mammography. Med Phys. 2013;40:013501. PMID: 23298122.

[7] Chen JH, Lee YW, Chan SW, et al. Breast density analysis with automated whole breast ultrasound: comparison with 3D magnetic resonance imaging. Ultrasound Med Biol. 2016;42:1211.

[8] Chen JH, Chan S, Lu NH, et al. Opportunistic breast density assessment in women receiving low dose chest computed tomography screening. Acad Radiol. 2016;23:1154.

[9] Scheel JR, Lee JM, Sprague BL, Lee CI, Lehman CD. Screening ultrasound ' as an adjunct to mam- mography in women with mammographically dense breasts. Am J Obstet Gynecol. 2015;212:9–17.

[10] Moon WK, Shen Y-W, Huang CS, Chiang LR, Chang RF. Computer-aided diagnosis for the classification of breast masses in automated whole breast ultrasound images. Ultrasound Med Biol. 2011;37:539–548.

[11] Shin HJ, Kim HH, Cha JH, Park JH, Lee KE, Kim JH. Automated ultrasound of the breast for diag- nosis : interobserver agreement on lesion detec- tion and characterization. AJR Am J Roentgenol. 2011;197:474–754.

[12] Shin H, Kim HH, Cha JH. Current status of auto- mated breast ultrasonography. Ultrasonography. 2015;34:165–172. PMID: 25971900

[13] Golatta M, Baggs C, Schweitzer-Martin M, Domschke C, Schott S, Harcos A, Scharf A, Junkermann H, Ranch G, Rom J, Sohn C, Heil J. Evaluation of an automated breast 3D-ultrasound system by comparing it with hand-held ultra- sound (HHUS) and mammogra- phy. Arch Gynecol Obstet. 2015;291:889–895. PMID: 25311201.

[14] Van Zelst JC, Platel B, Karssemeijer N, Mann RM. Multiplanar reconstructions of 3d automated breast ultra- sound improve lesion differentiation by radiologists. Acad Radiol. 2015;22:1489–1496. PMID: 26345538.

[15] Van Zelst JC, Platel B, Karssemeijer N, Mann RM. Multiplanar reconstructions of 3d automated breast ultra- sound improve lesion differentiation by radiologists. Acad Radiol. 2015;22:1489–1496. (PMID: 26345538).

第20章 结论

Conclusion

Dominique Amy

显然，在早期乳腺癌的诊断中应用乳腺腺叶超声技术，将引发新一轮对于良性或恶性乳腺疾病包含诊断、手术方式、治疗策略在内的讨论。

放射状超声的应用，使我们对乳房放射状腺叶组织的解剖结构有了更为精准的认识。这种更为精准的认识，是对乳腺结构进行系统、逻辑和可重现分析的基础，哪怕在某些情况下，精准地识别乳腺腺叶结构对于放射科医生或外科医生也富有一定挑战性。

对于未接受过相关培训的同仁来说，最开始也许难以理解解剖学中腺叶的概念，但我们正努力将腺叶中导管框架的研究变得更简单、精确。超声下进行乳腺腺叶的分析，使我们能够了解乳腺的发育情况、生理改变及良恶性病理情况下的早期改变。

但这项技术需要解剖病理学家、乳腺影像专家（大部分为放射科医生）、手术团队、肿瘤学家以及超声设备的开发设计者之间进行更密切的合作，以便于优化设备使其更加适应乳腺腺叶超声的临床应用。在不久的将来，只有真正理解乳房腺叶解剖和乳腺癌的概念，使用全自动化设备

进行乳腺癌筛查的设想才能变为现实。

对解剖学的理解、上皮组织结构的持续研究和大体切片组织结果的探讨使我们能够实现乳腺病理的早期检测。E.Ueno教授的图（图20.1、图20.2）对于理解乳腺癌的发展至关重要。

当然，在2017年这个阶段，腺叶疾病的概念及其超声分析尚且不能回答所有的质疑及随之而来的争论与反对。尽管如此，我们还是能得出以下结论：

（1）Tot等认为，乳腺癌再也不应当被简单地认定为一种肿瘤，而应将其视为一种乳腺疾病。一些合著者提出应当明确肿瘤和疾病等词的确切定义。其中关键的一点是要理解和接受乳腺癌是一种腺叶疾病，甚至有时是多腺叶性疾病。

（2）超过半数乳腺癌患者的疾病表现为多灶性。至今为止，没有任何乳腺成像技术能够达到这样的检出率（超过50%）。面积较大的组织切片（10cm×10cm的大体切片）证实了乳腺癌细胞的腺叶状扩散：根据Tot等研究表明，约1/3的乳腺癌表现出多灶浸润性，另1/3的乳腺癌则表现为多灶原位性，这意味着30%~40%的乳腺癌具有明显的单灶性。不幸的是，即使导管放射状超声成像也无法显示这样的病变率。

（3）明确乳腺癌的"多中心性"与"多灶

D. Amy, M.D.
Centre du sein, Aix-en-Provence, France
e-mail: domamy@wanadoo.fr

D. Amy (ed.), *Lobar Approach to Breast Ultrasound*, https://doi.org/10.1007/978-3-319-61681-0_20

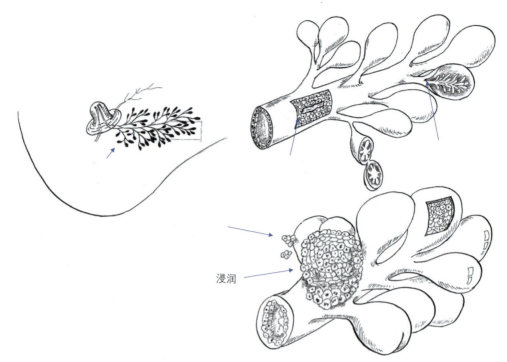

图20.1 终末导管小叶单位与早期乳腺癌发展

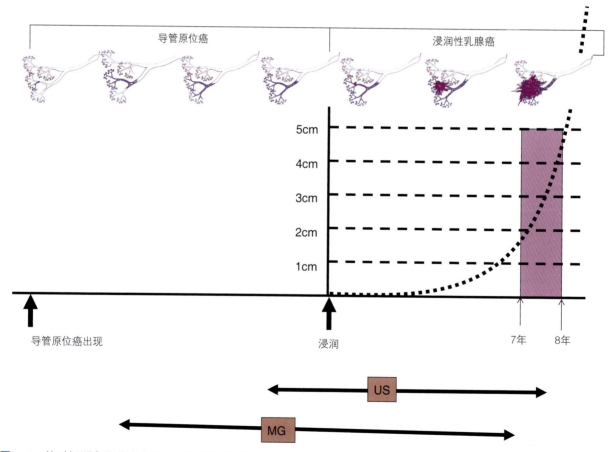

图20.2 按时间顺序的乳腺癌发展：7/8年演变历程

性"的定义是十分必要的。"多灶性"是指局限于单个腺叶的病变，"多中心"是指位于同一象限或不同象限内多个相邻腺叶的病变。因此，我们仍需重新讨论将肿瘤周围区域4cm外作为"萨诺"安全区是否恰当。

（4）超声造影使我们能够区分导管和小叶病变，但是肿瘤发生在终末导管小叶单位（TDLU），使得最终的结果并不绝对准确。不过也正因如此，通过超声造影，我们能够区分导管内乳腺癌和腺叶内乳腺癌，后者可能同时具有导管和腺叶特征。

（5）超声可检测出乳腺导管及乳腺小叶的上皮细胞增生。这种增生改变了乳腺导管和乳腺小叶的体积及声阻抗，因此我们可以在超声造影时识别出来。

（6）目前通过超声区分上皮细胞增生和导管原位癌仍然十分困难。但在未来，随着新一代超声造影及超声弹性成像仪器的技术更新，在某些情况下是可区分以上两者的。当前，乳腺癌不同发展阶段在超声造影上没有明显的区别。唯一好处是，可以确定某一类女性为高风险人群，并对她们进行详细的定期随访。同时，"放射状瘢痕"型病变、硬化性腺病、伴或不伴异型性的增生性病变，黏液性或髓质癌病变往往具有假象，需要进一步检查。

（7）介于乳腺癌早期发展阶段之间的区别并不明显，因此，导管放射状入路的应用毫无疑问会导致该疾病的过度诊断。然而，随着弹性成像或分子生物学及超声造影技术的快速发展，这种风险将被降低。毋庸置疑的是，我们试图分析的病灶越小，分析的难度就越大，与1厘米或数厘米大的大病灶不同，超声造影上的病灶征象确实很难具体化。即便所有的乳腺影像学技术都有可能导致诊断灵敏度过低或过高，但考虑到乳腺癌病灶扩大2倍所需的时间（E.Ueno教授的图），我们最好不要低估病变发展为乳腺癌的风险。因此，在乳腺癌发展最初期对其进行诊断就显得尤为重

要。

（8）对乳腺腺叶解剖入路的熟悉、对形态类型和初始变化的理解，能在辅助改进乳腺癌早期诊断方面起重大决定性作用。

（9）乳腺的诊断影像学结果（结合放射学和MRI，尤其结合导管放射超声造影）是外科干预的最佳指南,解剖病理学和超声造影之间的良好相关性使我们可以更加精确地认识与分析治疗方案，评估预后状况（超声弹性成像），有助于肿瘤治疗的综合管理，这是传统影像学技术无法做到的。

（10）乳腺超声造影术的未来与自动化设备的发展息息相关。现在市面上出现的6种不同的设备也能表明开发设计师和他们的顾问对乳腺超声筛查的兴趣。在这所有的设备中，只有将（超声）腺叶入路、节段的直接获取和二次3D重建相结合，才能够在未来市场中具有竞争力。得益于放射导管解剖学的系统化发展、检查的完美再现性以及I.T.的快速发展，这些机器将彻底改写乳腺癌的筛查历史。

（11）介入超声造影中，细针穿刺活检占据着重要地位。在不否认更传统的病理活检或乳房微创活检术的情况下，作者迫切重申，乳房细针穿刺活检是一种精确、快速、廉价的方法，尤其是在诊断一些小的多中心病变或微小腺病时十分有用。也正因如此，这一便利技术在众多发展中国家得以广泛运用。

最后，仍有许多其他观点需要通过涉及更大统计的研究和分析予以完善。例如，早期发现乳腺疾病是否有利于长期生存？我们并不是要回答所有这些问题。我们只是坚信，接纳并理解乳房腺叶疾病的概念，将是人类抗癌史上一座重要的丰碑。另外，请允许我们再次重申，理解我们所观察到的乳腺癌表现、界定高风险女性、减少不必要的临床干预是十分重要的。我们诚挚希望，本书提出的概念将得到更多热情的支持和专业的肯定，而非谴责与枯燥的批评。